普通高等教育"十一五"国家级规划教材

现代美容技术

（修订版）

主　编：杜　莉
副主编：白　丽
参　编：耿　怡
绘　图：阚笑雯

中国轻工业出版社

图书在版编目（CIP）数据

现代美容技术 / 杜莉主编. —修订版. —北京：中国轻工业出版社，2025.8

普通高等教育"十一五"国家级规划教材
ISBN 978-7-5019-8155-7

Ⅰ.①现… Ⅱ.①杜… Ⅲ.①美容术—高等学校教材 Ⅳ.①R622

中国版本图书馆CIP数据核字（2011）第077978号

责任编辑：毛旭林　　责任终审：张乃柬
整体设计：锋尚设计　　责任监印：张京华

出版发行：中国轻工业出版社（北京鲁谷东街5号，邮编：100040）

印　　刷：艺堂印刷（天津）有限公司

经　　销：各地新华书店

版　　次：2025年8月第2版第5次印刷

开　　本：889×1194　1/20　印张：12

字　　数：370千字

书　　号：ISBN 978-7-5019-8155-7　定价：59.00元

邮购电话：010-85119873

发行电话：010-85119832　010-85119912

网　　址：http://www.chlip.com.cn

Email：club@chlip.com.cn

版权所有　侵权必究

如发现图书残缺请与我社邮购联系调换

251433J1C205ZBQ

前　言

《现代美容技术》是高职高专"人物形象设计专业"教材，是北京市高等教育精品教材建设立项项目，自2004年第一版出版以来，受到了许多高等职业院校师生和从业人员的欢迎，2007年被评为"北京市高等教育精品教材"。我们结合近几年来现代美容技术的发展状况和广大读者的反馈意见，在保留原书特色的基础上，对教材进行了修订，这次完善和增补的主要内容如下：

1. 对第一版教材的部分章节进行了完善，将黑白插图更新为彩色图片。

2. 每个章节增加了课题概况，进一步明确了章节内容、教学方式、教学要求、训练目的、作业要求等，便于学生学习。

3. 更新了美容、美体仪器操作方面的内容。

修订后，该教材内容涵盖广，结构新颖，专业性强，突出了教材的实用性、创新性。既有配合课堂理论教学、容易操作的专项教学内容，又有为加强实践教学，培养实际操作技能并自成体系的综合内容，可操作性强；并结合了高职高专的特点，对培养高职学生的动手能力具有很强的参考性。注重知识的学术性、系统性、前瞻性，"学"、"操"并重，实践教学与理论教学并行，实践教学体系合理，突出实践教学环节，加强基本功训练，使学生毕业后能适应岗位需求。

贯彻党的二十大精神，振兴民族文化，树立文化自信，促进中华民族的伟大复兴，一个重要的方面就是帮助人们从思想意识和审美取向上，形成健康、正确的观念。在职业教育中培养拥有正确、健康的审美观和价值观的专业人才，才能带动整个行业的健康向上发展，从而促进整个社会审美观、价值观的健康发展。本书以此为根本出发点，在丰富的教学经验和专业内容的支持下，以先进的技术和最新的理念为依托，以专业为基础，引入先进知识、先进技术、先进仪器，图文并茂地讲解了现代美容技术的应用，并可作为技术等级考试的参读教材。

《现代美容技术》一书参加编写的人员有：杜莉、白丽、耿怡；彩色插图由阚笑雯绘制；美甲图片由张芳茵、万爽、袁萍提供。此外还得到了中国轻工业出版社编辑的大力帮助，在此表示衷心的感谢。

对于本书不足之处，欢迎读者提出宝贵意见和建议，以便进一步完善。

杜莉

目录

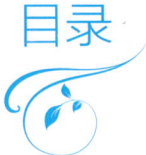

第一篇　美容知识

第一部分/
美容概述 …………… 008
第一节　美容发展简史 ……………… 008
第二节　美容师的职业道德 ………… 014
第三节　美容服务心理常识 ………… 018

第二部分/
常用美容类化妆品与用具 …… 020
第一节　美容用品的分类、应用及用具 ……… 020
第二节　面膜的分类与作用 ………… 024

第三部分/
美容生理常识 …………… 030
第一节　细胞和基本组织 …………… 030
第二节　皮肤的解剖 ………………… 033
第三节　皮肤的生理功能 …………… 037
第四节　面部的骨骼、肌肉 ………… 038

第二篇　面部护理

第一部分/
面部护理的一般程序 ………… 042
第一节　皮肤护理前的准备 ………………… 042
第二节　面部护理的一般程序 ……………… 044

第二部分/
制定护理方案及制作护理卡 ‥075

第三部分/
不同类型面部皮肤的护理 …… 079
第一节　中性皮肤护理 ……………………… 079
第二节　干性皮肤护理 ……………………… 080
第三节　油性皮肤护理 ……………………… 081
第四节　混合性皮肤护理 …………………… 082

第四部分/
常见问题性皮肤 ……………… 083
第一节　痤疮皮肤护理 ……………………… 083
第二节　色斑皮肤护理 ……………………… 086
第三节　衰老性皮肤护理 …………………… 088
第四节　敏感性皮肤护理 …………………… 091
第五节　眼部皮肤护理 ……………………… 093

第五部分/
面部刮痧理疗 ……………… 096
第一节　刮痧美容概述 ……………………… 096

第二节 刮痧美容器具与介质 …………… 097
第三节 面部刮痧的操作方法 …………… 098

第六部分/
面部美容仪器 …………… 100
第一节 常用美容仪器 …………………… 100
第二节 专业美容仪器 …………………… 111

第三篇　身体护理

第一部分/
减肥 …………… 121
第一节 肥胖的分类与形成原因 ………… 121
第二节 减肥护理 ………………………… 124
第三节 常见的减肥方法与减肥后异常情况
　　　 分析 ……………………………… 134

第二部分/
健胸 …………… 137
第一节 乳房的构造与发育 ……………… 137
第二节 健胸护理方法 …………………… 143

第三部分/
调整瘦体形 …………… 148

第四部分/
肩颈及手部皮肤护理 …………… 151
第一节 肩颈皮肤护理 …………………… 151
第二节 手部皮肤护理 …………………… 154
第三节 巴拿芬蜡疗仪 …………………… 159

第五部分/
身体护理实用仪器 …………… 160
第一节 塑形美体仪器 …………………… 160
第二节 最新美体仪器介绍 ……………… 181

第四篇　修饰美容技术

第一部分/
美甲 …………… 186
第一节 修　甲 …………………………… 186
第二节 水晶指甲制作 …………………… 188
第三节 贴片水晶甲制作 ………………… 192
第四节 贴片松脂甲、丝绸指甲制作 …… 193
第五节 光疗树脂甲 ……………………… 195
第六节 美甲仪器 ………………………… 197
第七节 指甲的彩绘 ……………………… 199

目录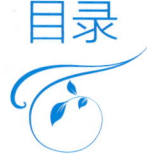

第二部分/
脱毛 …………………………… 202
第一节 概　述 …………………… 202
第二节 光子脱毛仪 ……………… 206

第三部分/
烫睫毛 ………………………… 207

第四部分/
植假眼睫毛 …………………… 209

第五篇　芳香理疗

第一部分/
芳香疗法的主要原料 ………… 212

第二部分/
芳香疗法 ……………………… 216

第三部分/
淋巴引流按摩 ………………… 222

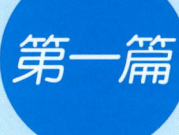

第一篇

美容知识

本章通过对美容概述的学习
- 了解美容行业的历史
- 对美容发展史树立明确认知
- 了解美容的基础概念
- 具有美容行业的道德修养
- 学习形象建立与服务接待等理论知识
- 熟练掌握美容类化妆品知识及美容生理常识

课题概况

课题名称： 美容知识

课题内容： 美容概述、常用美容类化妆品与用具、美容生理常识

课题时间： 24课时

教学方式： 本课题以理论教学与PPT演示为主。
1. 指导教师对美容发展历史进行演讲。
2. 培养学生的职业素养与社交礼仪。
3. 介绍美容常用用品、用具。
4. 讲解美容生理知识。

教学要求： 从理论上阐述美容基础知识，讲解相关历史文化，结合现代行业发展及技术要求对学生进行文化素质教育。

训练目的： 引导学生了解行业发展历程，进入美容学习的基本状态。

作业要求： 搜集有关美容行业发展历史的知识，对美容用具及用品能够准确认知。

第一部分 / 美容概述

第一节　美容发展简史

美容起源于人类祖先。自从有了人类，就有美容。美容是美化人们的容貌，伴随着人类社会的不断发展和科技进步，美容从内容到形式上也在不断地变化和发展。美容的发展历史可以反映各个时期、各个民族的政治、经济、文化发展的兴衰。

中国美容发展简史

（一）美容溯源

中国是一个有着五千年悠久历史文化的文明古国，翻开史籍，不乏记载着历代前人对美的追求，如："窈窕淑女"、"粉白黛绿"等形体美、容貌美的记载，"浓妆艳抹"、"淡妆素裹"的化妆以及历代美颜护肤的敷面秘方，古代流传下来及考古学家挖掘出的式样不同、材料各异的美容用品，从石头、贝壳、骨头、陶瓷、象牙的项链、耳饰乃至金属、天然宝石的衣饰、戒指、头饰等，它们都从不同角度反映了不同时代人们的审美情趣。

远至上古三代时期，"禹选粉……纣烧铅锡作粉""周文王敷粉以饰面"等都真实地记录了护肤美容与帝王的切身联系，体现出人类追求美的迫切愿望。

据传说，禹在50岁以后，眼角、额头相继出现细细的皱纹。禹想，米为食粮，能丰肌饱腹，搽在脸上自然有益无损。禹试此方，获得成功，并长年使用米粉敷面。与此同时，臣民百姓中有人也试制了许多制粉原料，如植物类的益母草、水产类的河蚌珠、石料类的软滑石、矿物类的铅。这种早期原始的皮肤护理原料，与我们当今所盛行的生物面膜和植物面膜的成分非常相似。

到了春秋战国时期，"粉敷面"、"黛画眉"盛极一时，华夏美容史便正式揭开了序幕。

从美容发展史来看，由爱美之心的萌发到懂得利用配饰来装点身体，用颜色来美化身体，化妆美容贯穿于中国历史的发展。

（二）古代美容术

1. 古代发式以及配饰

（1）古代发式。发式是美容的一部分，我国古代很重视发式的修饰。如汉代有"城中兴高髻，髻高七寸"的记载。从长沙马王堆出土的女尸的发式上，可以看到汉代女子已经会用假发来盘制发髻作为装饰了。当时的假髻用的是犯人的头发。

汉代女子用于发式的装饰品种类繁多，有玉管、白花、步摇、耳塞等。由此可见，早在汉代，女子发式的造型艺术和用于装饰发型的饰品艺术已经相当完善了。

（2）耳坠的使用。《诗经》中有"玉制锁兮，充耳诱莹，充耳诱矣"之句，说明了当时已有人将锁（即美玉）挂在耳上做装饰品了。

女子耳上穿物，最初是部分少数民族惩治所谓"轻淫好色"妇女的手段。到了汉代，汉族妇女也有穿耳饰珠的，不过已不是惩治，而是仁爱的表示。古时耳饰基本上分为两种：一是玉器，二是珠宝。

2. 化妆

化妆成为古代妇女生活的一项重要内容，对美的标准各朝各代都不相同，汉代以瘦小为美，唐代以丰满为美，因此有了"燕瘦环肥"的说法。

（1）粉妆玉琢。以粉来装饰面容是我国古代妇女化妆的基本内容之一。古人把上等的好米磨成粉用于美容敷面，春秋时就已经开始用米粉敷面。米粉分为红、白两种，红粉是白米染制而成的。汉代时，妇女亦以白粉敷面，染米粉着颈，类似于我们今天化妆的打粉底。

（2）樱唇点檀。古人素以樱桃小口为美，诗云"樱桃樊素口，杨柳小蛮腰"。点染朱唇在先秦时即有，也有用胭脂代替点唇。古人很注重腮红与唇红的呼应。

（3）黛眉入时。古人认为眉与命相联系，两眉间的"天庭"有很强的象征意义。先秦时，一般留长眉，至汉朝妇女盛行剃去眉毛代之画眉，至唐代流行的眉形达几十种，眉浓阔且长。在盛唐时期，"柳叶眉"盛行，其眉头尖细，眉腰宽厚，眉梢细长如柳叶，以秀丽见长；还有"却月眉"，也称"月棱眉"，弯如新月。至中唐，"八字眉"时兴。到宋代，眉型趋于清秀。古代女性饰眉材料多用黛和烟墨。

（4）纵横花靥。秦时即有"花钿"，是在脸上粘薄型饰物，也称"再净"，至南北朝盛行。还有"妆靥"，即施妆于酒窝处。

（5）殷纣时代已有燕支（胭脂），即用燕地红蓝花叶，捣烂取汁，凝作脂来饰面。胭脂涂抹的方式，在南北朝时即有"斜红妆"，至唐代更风行，形式为用浓红在两鬓至面颊处绘一弧形妆，形似弦月。此外，还有晕妆、酒晕妆、晓霞妆。

（6）在经济繁荣的唐代，化妆已很讲究。唐明皇爱好饰眉，曾命令画工设计数十种眉型，便有了"十眉图"的流传，即鸳鸯眉、小山眉、五岳眉、三峰眉、垂珠眉、月棱眉、分梢眉、涵烟眉、拂云眉（横烟眉）、倒晕眉。还有在眉目之间饰以金银、羽翠制成的五彩花子，名"花钿"；有的妇女在面颊两旁用丹青、朱红等颜色点出各种形状，如月形或钱形，名"妆靥"；有的妇女用染料蘸水画在额上，称为"鸭黄"。面部化妆有"白妆"（以粉为主）、"红妆"（以胭脂为主）之分。唐朝时在长安还流行一种时世妆，即在白妆的基础上，不用红色，嘴唇改用乌膏，画愁眉，给人一种忧伤的印象，故又称"啼妆"。还有"飞霞妆"，即在面部薄薄施朱，以粉罩之。后来又出现了一种"北苑妆"，即在淡妆基础上，将大小、形状各异的茶油花籽贴在额上。美容化妆的内容不断丰富，因此，唐代就有催妆、白妆、红妆、花妆、泪妆、桃花妆、仙娥妆、血晕妆、醉妆等。

两汉时期，美发、美容技术在质与量两方面都有了提高。在文字上出现了"妆饰"、"扮妆"等词汇，美容开始普及。化妆的用品也随之进一步发展。《毛诗疏·注》中说："兰，香草也。汉宫中种之可著粉。"这不难看出当时不仅已能制作化妆用的粉，而且已经有了专门从事制作化妆品的人。此时的妇女化妆不仅十分普遍，而且还有创新。有名的故事是"张敞画眉"。传说张敞画眉的技法不俗，他经常给他的夫人画眉，长安人称他画的眉妩媚动人。大将军梁冀的妻子孙寿擅长打扮，她的仪容新奇妩媚，独创了偏侧的坠马髻，在面部化妆上改鸳鸯眉为"愁眉"（八字眉）。

除了用饰物和化妆来美容以外，中国古代还利用内服美容方、美容药膳结合外用美容方来形成由内而外的养颜效果，此法尤为宫廷女子所常用。

3. 护肤

随着生产力的不断发展，人类对美容的探索和追求也在不断地发展和提高。唐代由于社会安定、经济繁荣，人们对美容有了更新更高的要求，对皮肤的妆扮从形式到内容也在逐步地完善，人们已经不再单纯地注重美容化妆术了，而是向养颜护肤和调整生理机能方面发展。一些医学家常常用可以入药的植物和动物的某些组织为原料，按比例配成药，长期使用，收到了良好的预防和治疗效果。唐代大医学家孙思邈编撰的《千金复方》明确提出了治疗面疮、雀斑，润泽肌肤的美容方80余个。可见，当时利用中药美容护肤已经相当普遍。相传，武则天曾炼益母草泽面，皮肤细嫩滋润，到了80多岁，仍保持美丽的容貌。她的女儿太平公主曾用桃花粉与乌鸡血调和敷面，其面色红润、皮肤光滑。在民间，人们还把美容药品制成面膜，在喜庆佳节相互馈赠。唐代著名歌妓庞二娘常用薄纱贴面。再将云母等中草药、细粉和蜜拌匀涂于面上，称为"嫩面"。唐代宫廷中使用的面膜以名贵中药提炼，其中有珍珠、白玉、人参等，将其研制成粉，并配以上等藕粉一起调和。这类面膜不但可以使皮肤白嫩光泽而富有弹性，还可以将毛孔深处的污垢及死细胞清除。

到了宋代，人们同样注重皮肤的养护，并沿袭和发展了唐代以来的美容秘方，美容术不断提高，制出了专门的珍珠膏。宋代陈直的《养老奉亲书》中对老人的健美做了详细的论述。此外，宋代从发髻款式到头饰和面部花钿的粘贴也不比唐代逊色。但是后来几个皇帝比较保守，多次修改服饰制度，一些华丽的装饰被禁锢了，民风也不如唐代那样开放。人们的审美观也由豪放转为隐逸，文弱颓丽的面容逐渐流行。宋朝面饰虽被摒弃，但对美容按摩却非常重视。

元代，一些北方游牧民族的妇女盛行"黄妆"，即在冬季用一种黄粉涂面，直到春暖花开才洗去。这种粉是将一种药用植物的茎碾成粉末，涂了这种粉可以抵御寒风沙砾的侵袭，开春后洗去，皮肤会显得细白柔嫩。

明代，用珍珠粉擦脸，滋润皮肤。名医李时珍将医学与养生紧密结合，编撰出巨著《本草纲目》。书中记载了700多个既是药物又是食物、既营养肌肤又美化容颜的验方。在所有这些美容养颜方法中，有外用的，也有内服的。药用原理主要是根据皮肤反映出来的现象，或从内部调整，或从外部加以润泽和保护，既科学，又很少有副作用。

清代宫廷的美容方法集历代之大成，进而再筛选和补充，如慈禧太后在美容上大下工夫，脸抹鸡蛋清，身洒西桂汁，口服珍珠粉，淋浴用人乳。同时比较注重饮食营养，形成了一套系列化的养颜健体的独特方法。

纵观中国五千年的历史，不难发现历朝历代都有适应自己的养颜美容方法，全国各地产生于民间的美容秘方更是林林总总。说明从古到今，人类对美化容颜的渴望从未停止过，对皮肤养护的研究也从未间断过。

新中国成立后，随着医学、生物学、化学、物理学、营养学和遗传学的发展，人们已能从科学的角度掌握皮肤生理及病理的内外因果关系，尤其在改革开放以后，美容业的发展更是欣欣向荣，美容仪器的不断发展创新，使护肤效果迈上一个更高的台阶。日用化学工业的迅速发展为更好地进行皮肤护理创造了良好的条件。世界上先进的技术、仪器、美容用品陆续引进到我国，尤其是我国的国粹——中医药被有效地、广泛地运用到皮肤护理之中，又给世界美容业带来一场革命，成为各国竞相研究的课题。

二 国外美容发展简史

（一）古代美容发展史

人类最早的美容方式是佩挂饰物。远古时代，动物的皮、爪及牙齿在原始人的装饰中起着重要的作用。原始人用这些东西装饰自己的动机开始是出于功利的需要，是为了显示自己的灵巧和力量，他们相信谁能战胜灵巧的东西，谁就是灵巧的人；谁能战胜凶猛的东西，谁就是强有力的人。北美人用当地最凶暴的灰熊爪做佩饰，因为他们相信，灰熊的凶暴和大胆会转给用它的爪做装饰的人。爪一方面起装饰作用，另一方面又被当做护身符。后来，因为这些东西是勇敢、灵巧而有力的象征，所以才正式被归入装饰品的范畴，这是美容的开端。

化妆美容源于保护皮肤、驱除疾病和仪表的修饰。

四大文明古国之一的埃及，是被史料证明最早使用化妆品的国家，古埃及人对化妆品的偏爱是非常著名的，无论是在个人日常生活中，还是在宗教仪式中，都有化妆的风气，化妆品的使用范围很广。

古埃及人很重视身体的干净，以追求健康、爱好清洁闻名，因而沐浴就成了一种规约，并且建有一种沐浴系统。后来这种沐浴系统被希腊人和罗马人沿用。在沐浴后，埃及人习惯涂抹香油、香水或油膏来滋润皮肤。香料是埃及人很重视的物品，在宗教仪式中，则是必备品。古埃及人为了防止热和干燥的侵扰，常用动物油脂涂抹皮肤，同时还用含有孔雀石的颜料在眼圈上下染上绿、蓝等色，可预防沙眼并防止飞虫的叮咬。此外，精致的梳子和镜子是埃及人浴室中不可缺少的用具，因为这些物品与化妆有直接的关系。整发在当时是一种精致的艺术，精巧的假发及头饰已种类繁多。所以在生活中，不但有人裹头巾，而且有人戴精巧的假发。

古希腊人从埃及人的沐浴中得到启发，建设了精美的浴室，同时发明了修整发型、保养皮肤与指甲的方法。人们从一些考古发掘中可以清晰了解到，古希腊人不仅钟爱香水，还研制面膜。当时的贵妇人把香花研成细末制成香粉，以此来除汗香体；把果实调成糊，制成面膜，保养面部皮肤。

希腊妇女用白铅当面膏，用化妆墨涂眼睛，用朱砂涂脸颊和嘴唇。朱砂是一种艳红色的颜料，它可以和油膏混合使用，也可以像使用现代化妆品一样轻拍在皮肤上。就此"美容术"这一词汇在希腊文化中就出现了,由此人们可以领略到古希腊人对美的追求。

古罗马人沿袭了很多古希腊人的习俗,也喜欢大量应用化妆品与香料。在公元前454年,罗马人开始修面,白净无须的脸成为风尚。有意思的是,这一风尚也成为今天美发美容的标准。女人则用牛奶和面包与酒制成面膜。面颊与嘴唇涂用蔬菜配料的配方,眼皮及眉毛用富有色彩的化妆品。罗马人发明了许多漂白及染发配方。罗马人的浴室很漂亮,洗完澡,便全身涂上大量油脂或其他保养品,以此保持皮肤的健美。罗马人从花、杏仁等天然植物中提取不同的香料,使用多种美容辅助品来护肤、护发、护甲。

此外,古罗马人还写了不少化妆品配方的书及洁身、养身、护身的诗。

东方人有漫长而光辉的保健历史。打扮是富裕人家的生活艺术,富有阶层对保养指甲是很重视的,香水是为自己使用而调制的。日本艺妓的装扮至今仍是复杂而有风格的艺术。在公元601年,高丽僧把口红传到了日本,但口红在日本女子中普及是在18世纪初。那时的日本女子,为了使口红显得浓些,都爱在涂口红前在唇上涂墨。东方人喜欢美丽的服饰、艺术品和手工艺,洁身保健方面也有较高水平。

非洲人自古以来便发现自然环境中有很多美容材料。他们流行复杂的艺术发型,也常用各种色彩涂抹脸部和身体。非洲人特有的某些服饰及发型,在今天看来仍然是很时髦的。非洲人的皮肤健康而有弹性,他们对现代医药与艺术有很大的贡献。

西方的中世纪时期(公元476—1450年),宗教在人们的生活习俗中显得极为重要。人们留着精美复杂的发型,使用护肤品来保养皮肤和头发。虽然他们不是每天洗澡,但富裕人家却经常使用香油洗澡。妇女的画像展示宽阔干净的额头,眼部不化妆,唇与颊的颜色很淡。这期间,剃掉眉毛和额前发,是智慧的象征。头发经过精心梳理并且佩戴头饰。

文艺复兴时期,美容被大大弘扬了。法国的宫廷御医编写了有关借助蒸汽浴保养身体的书籍,意大利医生也深入探讨了采用各种香料溶液来保持皮肤柔嫩细腻的方法。当时的人们重视外表及容貌,为表现崇尚智慧,还盛行剃眉并把发际线尽量提高以展示宽阔的前额。在颜面的修饰上注重自然,颊与唇的颜色淡雅柔和,眼部不做修饰。当时的艺术家设计出精致的衣服,结合了线条与色彩,创造出高雅、和谐的风格。妇女的头发都经过精心的梳理并且佩戴头饰。

英国伊丽莎白女王一世时期(公元1558—1603年),敷面膏非常流行。配方的成分为蛋壳粉、明矾、硼砂、杏仁、牛奶、酒、牛油、水果和蔬菜也被用作化妆原料,香料使用盛行,面颊与唇部也用色彩丰富的化妆品,眼部化妆尚未流行,发型设计及假发使用很盛行。

16世纪哥伦布发现新大陆,美洲的各种香料源源不断地运往欧洲,于是西方社会很快掀起一股擦香水的热潮。此时,敷面膏也十分流行,蛋壳粉、明矾、硼砂、杏仁、罂粟、水果、蔬菜、乳类等统统被用作制作面膏的原料。人们对发型非常重视,对发型的设计以及假发的使用相当盛行。在化妆上注重强调面颊与唇的修饰,而眼部化妆尚未流行。

17世纪末期,巴黎的妇女流行点黑痣的化妆术,黑痣的形状分为星状、月牙状和圆形,一般多点缀于额、鼻、两颊和唇边,偶尔也有点缀于腹部和两腿内侧的。痣的颜色有黑和红两种,这在当时是极有特色的面部修饰方法。

18世纪初期，男性美容风盛行，他们在脸部涂脂抹粉，为了美容宁可剃掉美丽的金色卷发而戴上假发套。18世纪中晚期，妇女对容貌的重视程度更是到了极点：她们用草莓及牛乳来沐浴；用葡萄汁、柠檬汁擦洗并按摩皮肤，以达到增白肤色、保养肌肤的效果。在化妆上用香粉扑面，嘴唇与面颊涂抹鲜艳的化妆品，颜色从粉红色到橘黄色都有。眉毛经过刻意的修整，眼睛描画清淡，但喜欢用高光的颜色点缀，此时期被后人称为奢侈时期。

19世纪，英国维多利亚女王时代（公元1837—1901年）被认为是历史上最苛刻、最朴素的时代。因此，这个时代的服饰、发型及化妆也深受保守作风的影响。除了上剧院之外，人们很少化妆，然而据资料记载：维多利亚时代的妇女宁愿用手捏面颊及嘴唇来造成自然的颜色。也不愿使用唇膏、胭脂等有色彩的化妆品。但不论男女都关心身体清洁及个人保养。为了保持皮肤的健康与漂亮，人们用蜂蜜、鸡蛋、牛乳、麦片、水果、蔬菜及其他成分的用料来做敷面膜。

（二）近代美容史

1．20世纪20年代

工业革命给美国带来新的繁荣，女性们的化妆较为自然，唇色较为突出，女性们追求身体的线条美。妇女受无声电影的影响很明显，开始剪短发，并烫成波浪形，广泛使用眼部化妆品、口红及胭脂，眼皮使用眼影膏。护肤品、护发品及各类化妆品大量上市。

2．20世纪30年代

由于信息传播速度的加快，人们可以获取最新流行信息，电烫发的发明使妇女发型有了更多的变化。某位著名影星淡金黄头发以及细弯眉、红唇的形象风靡一时，此时的造型趋于华贵、艳丽，成为妇女模仿的对象。男士光滑的头发及整洁的胡子在当时也很流行。

3．20世纪40年代

第二次大战使得军人形象很流行，修面、平头、笔挺的军服是特征，而电影又引导妇女的美容潮流。一旦银幕上出现新的漂亮女星形象，妇女便纷纷效仿。自然而柔和的弯眉、精致的眼影和染眉油广受欢迎，面颊和嘴唇的化妆不如以前鲜红，变得柔和。战争反而使化妆品销售增长。

4．20世纪50～60年代

战后的经济繁荣使人们对美容化妆产生了更大兴趣，美容院、按摩院在各地纷纷设立，化妆走进大多数家庭，发型设计师很走俏，各式化妆品充斥整个市场，浓黑的眼线和假睫毛开始流行，而面颊及嘴唇颜色较淡。60年代起，用化妆品勾勒脸部轮廓比较流行，细眉又受到欢迎。

5．20世纪70年代

这期间，美容业得到令人兴奋的改变，许多新的化妆品及保养品纷纷上市。新潮流使人注重自身特点，不再热衷于某一款式的化妆，白天与夜晚不同的化妆更显出多姿多彩，逐渐向个性发展。然而生活的富足与无忧使得追求享受、寻求刺激的年轻一代感到精神上的空虚，因此出现了"朋克"一族。皮肤的保养更趋科学化，美容院由单项服务变为多项或全套服务。

6．20世纪80年代

80年代是科技高速发展的年代，科学技术的不断进步也使美容业有了长足的进步。美容界纷纷推出新型的美容品和美容法，人们重视个人生活品位并注重修饰，求新求异成为此时期的特色，流行转变的速度很快。到80年代后期，因受复古风潮的影响，人们逐渐又转向追求自然的美容方式。

7. 20世纪90年代

90年代的人们倡导"返璞归真、回归自然"，因此带动了服饰休闲化的潮流。人们对追求流行变化的兴趣转淡，而更重视可延续的流行、个人风格的建立。化妆与发型进一步向多元化发展并注重整体风格与个性的统一。为了延缓皮肤老化，各种生化科技产品推向市场，美容已将现代医学、化学、解剖学乃至整个生物学紧密结合在一起，美容技术正在向高科技领域发展。

回顾古今中外的美容历史，可使人们理解美容的历史渊源，从而让人们正确地看待美容这一行业。把美容作为一个有历史积淀的事业，使其不断发展。美容是人类文明的组成部分，将焕发出更诱人的风采。

（三）美容业的发展趋势

21世纪的美容业将向多元化的方向发展，人们不再盲目追赶潮流，而非常重视个性美的体现；以人为本的服务理念，将成为美容行业的主导；对"回归自然"的追求将使天然绿色化妆品日见走俏，高科技的渗入会使美容行业的技艺发展更加迅猛。

美容市场将会更加繁荣。一批批具有专业、独特功效的美容护肤品和更具科学性的美容仪器设备陆续推向市场，并且随着科学技术的进步和行业的发展，这些仪器设备也将不断更新换代。美容仪器设备的不断更新和美容技术科技含量的不断提高，对美容行业的发展壮大起着积极的推动作用。

随着物质生活水平的提高，一些专业化的美容设备开始进入家庭。美容的作用日益为人们所认知，专业美容与家庭护肤美容紧密结合，先进的技术和简便易行的美容方法，将成为人们期待的美容行业的发展目标。

美容与皮肤保养将与古老的中医药养颜方法相结合，并用现代科技发掘传统医药中的养颜精髓为现代人服务。

21世纪的美容技术将与现代医学、高科技手段、高科技产品和仪器设备相结合，依托于高品质的服务，达到更具有科学性和实效性的皮肤护理效果。

第二节　美容师的职业道德

道德是一种社会意识形态，是人们职业生活及行为的准则和规范。没有一定的道德准则和规范，人类社会就无法向前发展。因而，职业道德是道德在职业活动中的具体表现。美容师必须遵循职业道德规范，树立良好的职业形象，全心全意为人民服务，才能受到广大顾客的欢迎，才能真正推动美容事业的向前发展。

一、美容师的职业道德

人们除了要遵守作为一个社会人的道德基本规范外，在不同的职业岗位上，还应遵守本职业特定的职业道德规范。美容师在美容服务工作中，应严格、自觉地恪守美容行业的职业道德。

（一）美容师的职业道德

美容师在从事美容职业活动中，所遵循的与美容职业相适应的行为规范和准则，就是美容师的职业道德。

美容师从事的美容事业是为人民大众服务的高尚职业。因此必须具备高度的责任感、热情周到的服务，工作精益求精；要重视美容质量，不能有丝毫的漫不经心和敷衍塞责；要善解人意，理解顾客的苦衷并把自己当做顾客的良师益友，为顾客提供高品质的美容服务。

（二）美容师应具备的素质

1. 遵守国家的法律、法规和美容院的规章制度。
2. 爱岗敬业，要尽最大的努力认真工作。
3. 乐于学习，健全心智，提高素质。
4. 言而有信，尽职尽责。
5. 温文有礼，对他人的帮助要表示谢意，对他人的不足要包容。要有同情心，尊重他人的情感及权利，能良好地配合同事、雇主以及上级领导的工作。
6. 对所有的顾客都要友善、礼貌，要热情、诚恳、公平，不可厚此薄彼。
7. 职业谈吐得体、高雅，当他人说话时，要注意倾听。
8. 注重仪表，随时保持个人卫生。

二 美容师的修养

修养是指一个人在理论、知识、思想等方面所达到的一定的水平。美容师的修养主要表现为：

（一）道德修养

美容师的道德修养，主要指美容师在道德品质、道德情感、道德意识、道德习惯等方面进行的自觉的自我改造、自我陶冶、自我锻炼和自我培养。

美容师在服务工作中，要自觉地培养自己的职业道德，树立良好的服务意识；在态度上要主动热情，在工作上要耐心细致。把"顾客至上"、"信誉第一"的服务宗旨付诸行动。同时要经常用《美容师职业道德规范》对照检查自己，自觉地将高尚的道德转化为美容师的行为准则。

（二）理论修养

美容师的根本任务是为人们塑造尽可能完美的形象，美容师除了有高度的道德修养外，还要有一定的理论修养。因此美容师要牢固地掌握美容专业理论知识。了解、掌握与本职业工作相关的理论知识，如生理学、细胞学、卫生学、营养学、护肤品常识、销售与服务心理学、美学、电学等。关注国际美容业发展的新动态和新趋势，能准确无误地开展咨询服务工作，科学地回答顾客提出的各种美容相关问题。此外，美容师还应注意不断地更新知识，不断地提高审美情趣和审美鉴赏力，正确地使用和保养各种美容仪器，科学有效地做好美容服务工作。

（三）技艺修养

在世界经济、文化和科学技术迅速发展中的美容业，新潮流、新风尚不断出现，新技术、新产品不断诞生，这就给美容师提出了更高的要求——钻研业务、勇于创新。细腻而富有光泽的皮肤源于美容师科学、有效的护肤和按摩。因此，美容师要在技艺上精益求精，不断进取，掌握科学的按摩手法和熟练的操作技巧，并具备一定的绘画能力。要善于学习有关知识，借鉴古今中外的护肤成果，取其精华，去其糟粕，扩大视野，提高服务水平。

（四）思想修养

美容师应该具备高度的责任感和使命感。美容是对人体表面的修饰，重点部位是面部美容，这就要求美容师尤其要重视美容质量，把自己的工作与顾客的利益结合起来，用自己的诚心、爱心和技术实力去创造美的形象；在服务工作中不偷懒耍滑、不偷工减料，乐于接受人们的监督，耐心周到地为顾客服务，让顾客乘兴而来，满意而去。

此外，美容师还应重视自己的举止言谈、工作作风等与思想修养有关的问题。总之，美容师要有意识地加强个人修养，培养良好的道德品质，对自己的品行有较高的要求，使自己的思想品格达到一个较高的境界。

三 美容师的形象

美容师的形象十分重要。美容师的形象如何，直接关系着赢得顾客或失去顾客的信赖，也直接影响美容院的整体形象和经济利益。因此，美容师的形象必须规范化。

（一）发型整洁美观

美容师的发型应以干净利落为基本要求。选择发型，不仅要考虑本人的个性与脸形，更要体现职业特点，做到整洁美观。任何过长、过于凌乱的发型，都会妨碍视线，影响工作，同时也会失掉顾客的信任感。

（二）化妆清新自然

美容师自身的化妆可称为"活广告"。怪诞的、不合时宜的装扮不适合美容师的身份。美容师的化妆原则应该是：自然、清新、细腻、柔和，富于健康的肤色。

（三）着装得体大方

美容师的着装要体现其职业特点。紧身的衣、裤及超短裙均不适宜。美容师的穿着要以方便工作为准则。服装要干净，不可有污渍和异味。着装颜色以清新淡雅为宜。美容师工作时不允许佩戴饰物，如手镯、手链、戒指等。

（四）双手注意保养

在做皮肤护理时，美容师的双手与顾客的皮肤直接接触，所以，从职业卫生的角度讲，美容师要十分注意手的养护。应该做到：经常用按摩霜、护手霜保养双手，指甲要剪短，并保持清洁卫生，不可涂艳丽色彩的指甲油。一双温柔洁净的手，是美容师做好服务工作的必要条件。

（五）语言亲切随和

谈话的技巧是美容师赢得顾客的重要因素之一。美容师要善于了解顾客的心理，迎合顾客的兴趣。学会运用悦耳的声音，亲切的语调，选择愉快的话题与顾客交谈，并在交谈中与顾客建立友谊。

（六）姿态规范正确

姿态，即人们所说的站、坐、蹲及走的姿势，待人接物的礼貌及言谈举止。姿态来自于日常的学习和修养。美容师在服务中要努力做到举止优雅、文明礼貌，给人以美的感受。

1. 站姿

美容师工作时要避免肢体僵硬、驼背、肩部下垂等不良姿势。需要长时间站立时，两脚不要离得太远，尽量用脚掌来承受体重，而不要用脚跟来承受体重。两脚并列站着，身体不易保持平衡，且容易疲劳。保持身体良好的平衡，有助于预防疲劳。

（1）左右脚分开45°，右脚向前。

（2）两腿重心可随时调节、变换身体的重心。

2. 坐姿

保持良好的坐姿对美容师的工作有很大帮助，可以减轻疲劳。

（1）工作椅面与膝部保持平行，大腿和小腿弯曲成90°。

（2）用脚支撑大腿的重量。

（3）身体的重量应用大腿骨承受，不要由脊椎尾端承受。

（4）美容坐椅高度要适当，这样操作时上臂和小臂才能形成90°角。

（5）不要低头弯腰。

3. 蹲姿

美容师在工作时往往会有蹲下来拿取物品、检查仪器等动作。蹲下这个姿势并不是让全身松懈下来，因为随意在他人面前蹲下来是很不雅观的。美容师要注意保持良好的蹲姿。

（1）全蹲或者半蹲时手要尽量贴近腰身。

（2）用右手拿取物体时，要走到物体前，左脚踏出半步后再蹲下来。

（3）蹲下时膝盖要弯曲并拢。

（4）上身不可以过于倾斜，穿低胸服装蹲下时，一手要护胸。

（5）臀部不可以翘得太高，蹲下时臀部不可以坐压在小腿上。

（6）蹲下时，腿部和身体都要用力，不可以将全身力量都压在小腿上。

（7）蹲下时头要低着，目光注视地面物体，不要抬头，也不要抬高视线。

4. 走姿

正确优美的走姿让人感觉挺拔而有精神，充满工作热情。

（1）走路时，身体挺直，保持站立时的姿势，不可左右摆动，摇头晃肩或歪脖、斜肩。

（2）双手前后自然摆动，幅度不可太大，忌左右摆动。后摆时勿甩手腕。

（3）提臀（臀部肌肉适当紧张），用大腿带小腿迈步，双脚基本走在一条直线上，步伐平稳。忌上下颠动、左右摇摆及甩脚，也不要故意扭动臀部。

（4）美容师的走姿应稳健、轻盈。

无论是站姿、坐姿还是走姿，其基础是站姿。因此要掌握姿态美的要领，首先要练好站姿。

（七）美容师的个人卫生标准

美容师给顾客的第一印象十分重要。美容师的仪表对顾客是持久性的广告。良好的个人卫生习惯是做好美容工作的基本保证。

1. **双手** 加强手部皮肤护理，保持皮肤细嫩，手部清洁。指甲不可留得又长又尖，不涂浓艳色彩的指甲油，工作前要用酒精消毒。

2. **服饰** 服饰整洁，合体大方。不佩戴手链、手镯、戒指等饰物。切忌穿奇装异服。

3. **鞋袜** 鞋袜清洁舒适，步履轻盈，切忌穿高跟鞋。

4. **发式** 头发要保持清洁卫生，发型要适合脸形。留长发者，工作时要求束发。

5. **化妆** 加强面部皮肤护理，工作时妆面要清淡、自然，切忌浓妆艳抹。

6. **口腔** 注意口腔卫生，保持口腔清洁，切忌出现口腔异味。工作中不要把呼出的口气喷在顾客脸上，不要嚼口香糖。

7. **沐浴** 每天坚持沐浴，保持身体清洁。

8. **香水** 每天用一点淡淡的清新香水最为适宜。

第三节　美容服务心理常识

服务工作是一种经过人际交往完成的工作，要做好服务工作，就必须要了解人的心理，掌握一些心理学的基本常识。因为理解人的心理是与人正常交往的前提，是做好任何工作的基础。

心理学是研究人的心理现象发生和发展规律的科学，是人们从事社会活动，处理人际关系的"艺术"。

心理是人脑对客观现象能动的反应。脑是产生心理活动的器官，心理显现反映脑的活动。正常人的一切心理活动都是脑和神经系统有规律活动的结果，没有健全的大脑，就没有正常的心理。

一　气质与心理的关系

气质是指人相对稳定的个性特点、风格和气度，是人的心理行为所表现出来的动力特征。心理学家把人的气质分为四种类型：胆汁质、多血质、黏液质、抑郁质。

1. 气质的类型特征

（1）胆汁质　这类人大多精力旺盛，热情直率，心境变化剧烈，易冲动，脾气暴躁。反应速度快，但往往粗枝大叶，具有明显的外倾性格。

（2）多血质　这类人大多活泼好动、热诚、敏感、行动敏捷、情感丰富而外露，善于适应环境，但又易于轻举妄动，做事缺乏耐力。

（3）黏液质　这类人大多沉着稳重，情感呆板而持久，有时表现为迟钝、冷淡，寡言少语，但忍耐性较强，感情含蓄不外露，具有明显的内倾性格。

（4）抑郁型　这类人大多多愁善感，感情脆弱，处处认真细致，但性情孤僻、忧郁，情绪持久而深刻，内心体验细致而不外露，感情变化难以察觉。

2. 气质与服务心理的关系

气质这一概念已逐渐成为衡量人素质的尺度之一。心理状态决定于内外条件，不同气质的人，甚至同一个人在不同时间和不同条件下，对同一外界作用的反应都各不相同。因此，了解各类型气质的不同特征及其对现实各方面所持的态度，对于服务工作有着重要的影响。

二　心理需要的五个层面

服务行业是在消费者的需要中应运而生的，没有消费者的需要，就没有服务对象，服务也就无从谈起。随着消费者消费水平的提高和消费观念的转变，消费者对服务的需求也在不断地更新和提高。作为美容师，要了解服务对象的心理，才能更好地胜任自己的工作，在竞争的市场中确定自己的位置。

若要了解人的心理，首先要了解人的需要，需要是人驱动力的源泉。一个人的所作所为，归根结底是为了满足需要。

心理学家指出，人是永远有所求的动物。如某一种需要得到满足，那么另一种需要就会出现。人的需要多种多样，将其分类，可分为物质的、精神的和社会的。心理学家马斯洛将人的需要分为五个层面：

1. 生理的需要

生理需要是基础，是人的生命本能所决定的。生命最基本的需要是空气、水、食物、保暖、排泄、休息等。

2. 安全的需要

当生理需要得到满足时，安全的需要就出现了，人们力求使自己的生活状态有安全的保障，包括防灾害、防迫害，保健、巩固建设自己的营地等。

3. 爱的需要

当生理和安全有所保障时，物质满足促使精神需求欲望加强。人们爱的需要应运而生，这些需要包括爱情、亲情、友情以及同事、领导的关心和爱护。

4. 自尊的需要

排在爱后面的是求得被人们尊重的需要：渴望成功，希望自己被人们信任，被社会承认和肯定，包括名誉、地位、权利、赞扬和尊重等。

5. 自我价值实现的需要

这仿佛是人生需要层面的金字塔尖，是人生追求的最高境界。自我价值实现的需要。就是指促使人的潜在能力得以实现的趋势，使自己的才华充分发挥、开拓和发展自我。

服务是一种交际方式和行为，了解人的五个需要层面，便于人与人之间的交际发展，便于适时恰当地为消费者提供优质服务。

三 功能服务与心理服务

服务是通过人际交往而实现的，满意的服务来源于功能服务和心理服务。

1. 功能服务

功能服务是有偿服务，是消费者必须得到的受法律保护的有形服务，是以服务者的技能、技艺为消费者提供服务。如美容项目中的皮肤护理、修甲和化妆等是美容院明码标价的服务项目。功能服务质量的优劣，取决于美容师技能技艺水平的高低和操作规范的执行好坏。

2. 心理服务

心理服务是指为顾客提供服务的同时，根据不同顾客的心理需求进行的一系列没有直接报酬的活动。如对顾客精神的慰藉，制造轻松愉快的气氛，善解人意的言行，使顾客有被重视、受尊重的感觉。

3. 功能服务与心理服务的关系

优质服务是由优质功能服务与优质心理服务构成的。功能服务与心理服务是相辅相成的关系。

（1）功能服务是服务的基础，是服务的必要因素。顾客走进美容院的驱动力首先来自对功能服务的需要。美容师必须给予消费者技能、技艺方面的高效优质服务，才能使顾客感到有所收获。反之如果顾客对功能服务不满意，看到美容师工作技术差，效果不佳，尽管微笑得再动人，语言再动听，顾客也有吃亏的感觉。

（2）心理服务使服务功能具有诱导力，给人美的享受，是服务的魅力因素。顾客在接受功能服务的同时，又渴望得到良好的心理服务。良好的心理服务会使服务层次上升。一位美容师不但应以高超的技艺服务于消费者，而且应给顾客以优质的心理服务，使顾客心情愉悦，这样，消费者不但感到物有所值，更有十分满意的感觉。反之，一位板着面孔、语言生硬的美容师，尽管技艺高超，也会使人敬而远之或产生厌恶感。

只有将优质的功能服务与优质的心理服务融为一体，才可以称之为全面的优质服务，才能满足消费者的全面需要。

第二部分/ 常用美容类化妆品与用具

美·容·知·识

第一节 美容用品的分类、应用及用具

一 护肤品的分类方法

护肤用品是指保护、营养皮肤所用的各种用品，在保养皮肤中起着重要的作用。也越来越被人们所重视。护肤品的种类多种多样，按生产工艺和其功能可分成洁肤类、护肤类、治疗类和修饰类。

二 各类护肤品的特点、成分、作用及使用方法

1. 洁肤类化妆品

洁肤类化妆品的特点是具有溶解污垢的作用，清洁皮肤性能强，用后应立即从皮肤上清除干净。清洁效果与水的应用也有直接关系，水温、水量对使用效果都有影响。

（1）香皂

香皂的作用：香皂具有较强的去污力和一定的杀菌作用，泡沫丰富，适用于去除水溶性污垢较多的皮肤。

香皂的使用方法：使用香皂前要先将皮肤用温水浸湿，把香皂沾水搓在手上揉出泡沫再涂于皮肤，这样可防止皂屑钻进叠状的角质细胞层里。当丰富的泡沫在皮肤上揉透后，用温水将其冲洗干净。

香皂的成分：硬脂酸、羊毛脂、脂肪酸皂、氢氧化钾、丙二醇等。

（2）清洁霜

清洁霜的作用：清洁霜常用于油脂过多和化妆皮肤的清洁。清洁霜中的油分可溶解脂溶性污垢，对于油性及化妆皮肤的清洁有独特的功效。

清洁霜的使用方法：将清洁霜均匀地涂敷于皮肤上，当清洁霜与化妆品滞留物及皮肤上的污垢完全溶解时，用纸巾擦拭后用温水冲洗。

清洁霜的主要成分：乳化剂、高碳醇合成脂、蜂蜡、羊毛脂、香精、去离子水等。

（3）洗面奶（又称清洁乳液）

洗面奶的作用：洗面奶是一种不含碱性的液体软皂。洗面奶主要是利用表面活性剂清洁皮肤，对皮肤无刺激，并可在皮肤上留下一层滋润的膜，使皮肤细腻光滑。

洗面奶的使用方法：首先要根据皮肤性质选择洗面奶。油性皮肤选择收敛性的，干性皮肤选择滋润营养性的，暗疮皮肤则选用有杀菌、消炎及收敛功能的洗面奶。

洗面奶的主要成分：表面活性剂、羊毛脂、蜂蜡、硼砂、硅酮油、营养添加剂等。

（4）卸妆油

卸妆油的作用：卸妆油是油彩妆及浓妆的第一道清洁剂，其清洁机理主要是油溶性，对于油彩妆的清洁效果比清洁霜更为显著，但对皮肤的刺激也强。

卸妆油的使用方法：把卸妆油涂于皮肤上，溶解皮肤上的油彩后用纸巾或棉片擦拭，再用洗面奶清洁。

卸妆油的主要成分：矿物油、蜂蜡。

（5）磨砂膏

磨砂膏的作用：磨砂膏呈均匀颗粒状膏霜，在皮肤上摩擦后可使老化的鳞状角质剥起，除去死皮细胞，使皮肤保持柔软细腻。磨砂膏的使用方法：先用蒸汽蒸面，使表皮软化，再根据年龄和皮肤性质选择粗砂或细砂。

磨砂膏的主要成分：白油、蜂蜡、羊毛脂、弹性颗粒等。

（6）去死皮膏（液）

去死皮膏（液）的作用：去死皮膏（液）附于皮肤后，其中的酸性物质使角化细胞溶解，当搓掉或除去这些膏（液）时，可以把被溶解的角化细胞一起带下来，起到净化皮肤的作用。

去死皮膏的使用方法：将皮肤清洁后涂匀去死皮膏，像涂面膜一样，空出眼部皮肤和嘴唇，然后搓脱。

去死皮液的使用方法：皮肤清洁后，将去死皮液浸透棉片，敷在皮肤上，露出眼睛、鼻孔和嘴唇，然后洗去。

去死皮膏（液）的主要成分：酸性海藻胶、润滑油脂、胶合剂等。

2. 护肤类化妆品

护肤类化妆品的特点是保护皮肤，使皮肤免受或减少自然界的刺激，防止化学物质、金属离子等对皮肤的侵蚀，防止皮肤水分过多地丢失，具有促进血液循环、增强新陈代谢等功能。

（1）按摩膏

按摩膏的作用：在按摩过程中起润滑作用。

按摩膏的使用方法：按摩膏含有丰富的油分，用于按摩之中。用后要将皮肤清洗干净，保证皮肤的呼吸功能。

按摩膏的主要成分：羊毛油、白油、蜂蜡、乳化剂、卵磷脂、羊毛醇、抗氧化剂和去离子水等。

（2）按摩乳

按摩乳与按摩膏的作用相同，使用方法也相同，但按摩乳含水分较大，适用于油性皮肤和缺水皮肤，按摩乳按摩后容易清洗，皮肤感觉清爽。

按摩乳的主要成分：羊毛油、白油、蜂蜡、乳化剂、卵磷脂、羊毛醇、抗氧化剂和去离子水等。

（3）润肤霜

润肤霜的作用：润肤霜可保持皮肤水分平衡和皮肤的柔软细腻。润肤霜的pH值在4~6.5之间，与皮肤表面pH值很接近，能使皮肤得到保护。

润肤霜的使用方法：涂抹润肤霜时可轻轻地按摩，加强润肤霜与皮肤的亲和性。

润肤霜的主要成分：白油、橄榄油、卵磷脂、尿素、润肤剂、保湿剂、柔软剂和去离子水等。

（4）营养蜜（乳、液）

营养蜜的作用：蜜类护肤品中水分含量大，油脂含量较少，涂敷皮肤后感觉清爽。

营养蜜的使用方法：营养蜜的油脂含量小，保湿性相对差，适于分泌旺盛的油性皮肤。并且可作为外出旅行的无水清洁用品，既可拭出污垢，又给皮肤补充了水分和少量的油脂。

营养蜜的主要成分：白油、甜杏仁油、动物脂、羊毛醇、抗氧化剂和去离子水等。

（5）防晒膏（油、水）

防晒膏（油、水）的作用：可以防止日光中波长为290~320nm的紫外线对皮肤的伤害，防晒护肤品主要是对这部分紫外线有吸收和散射的功能。

防晒油的使用方法：将防晒油直接涂敷于皮肤上，量要足。在皮肤上形成薄膜，在日光强的情况下2~3小时涂抹一次。

防晒水的使用方法：一般防晒水用气压式喷瓶盛放，喷洒时用棉片盖住眼部，喷洒后用手拍匀，在日光强的情况下每2小时喷洒一次。

防晒膏（油、水）的主要成分：氧化锌、二氧化钛、凡士林、硬脂酸锌、高岭土、芝麻油、羊毛脂、液体石蜡、橄榄油等。

（6）化妆水

收敛性化妆水的作用：收缩毛孔，减少皮脂，使皮肤细腻，适用于毛孔大、出油多的皮肤。

收敛性化妆水的主要成分：氯化铝、氯化羟基铝、尿囊素、对酚磺酸锌、明矾、去离子水等，为碱性化妆水。

营养性化妆水的作用：补充皮肤水分和营养，具有较强的保湿功能，使皮肤滋润舒展，适用于干性和衰老性皮肤。

营养性化妆水的主要成分：尿囊素、甘油、乙醇、珍珠水解液、氧化锌等。

化妆水的使用方法：清洁皮肤后拍于皮肤上。化妆水是必不可少的日常护肤品，早晚都要用。

（7）防裂膏

防裂膏的作用：防裂膏有软化角质和保持角质层水分的作用，可以促进上皮细胞增生，使表皮创面加速愈合。

防裂膏的使用方法：将皮肤清洁干净后，以按摩的方式将其均匀涂敷并使其渗透。

防裂膏的主要成分：尿囊素、甘油、乙醇、二异丙醇胺、丙烯酸聚合物、增溶剂等。

3. 治疗类化妆品

治疗类化妆品的特点是针对性强，通过护肤品的配合使用与身体内部调理，使问题皮肤患处得到改善和治疗。

（1）祛斑霜

祛斑霜的作用：抑制黑色素的形成，改善皮肤色斑状态，使颜色变浅，面积变小。

祛斑霜的使用方法：每天早晚清洁皮肤后以按摩的方式涂敷于色斑部位，使其充分渗透。

祛斑霜的主要成分：维生素C、当归、芦荟、白芍、枸杞等。

（2）粉刺霜（露、液）

粉刺霜（露、液）的作用：可使角化细胞凝聚作用降低，黑头松动，具有杀菌消炎，使皮肤恢复健康的作用。

粉刺霜（露、液）的使用方法：皮肤清洁后涂用,如用粉刺霜,每隔4小时要清洁后重新涂抹,因为膏霜易使灰尘和细菌粘附。

粉刺霜(露、液)的主要成分:甘草酸二甲、胶体状硫磺、卤代烃、乙醇、羟乙烯基聚合物。

(3)抑汗霜(粉、液)

抑汗霜(粉、液)的作用:抑汗护肤品的主要作用是收敛性强,它可使皮肤表面的蛋白质凝结,汗腺口膨胀,阻止汗液的排泄,抑制减少汗液分泌量。

抑汗霜(粉、液)的使用方法:在清洁干净的多汗皮肤部位涂抹,间隔4小时清洁后再重新涂用。

抑汗霜(粉、液)的主要成分:碱式氯化物、硫化铝、十六醇、硫酸钠、尿素、丙二醇、钛白粉、香精等。

(4)除臭霜(粉、液)

除臭霜(粉、液)的作用:具有杀菌和抑制细菌繁殖的作用。

除臭霜(粉、液)的使用方法:主要用于腋窝,每间隔1~2小时清洁一次重新涂抹。

除臭霜(粉、液)的主要成分:滑石粉、软质碳酸钙、硼酸苯甲烷、鲸蜡醇、氧化锌、香精等。

三 美容院常用的美容用具

进行皮肤护理必须有一套专用的护肤用具。美容师必须熟练掌握各种护肤用具的用法。下面简单介绍几种常用的护肤用具(见图1-2-1)。

(1)毛巾:应保持清洁、柔软、干燥。颜色应以淡色为宜,如白色。毛巾有多种用处,如包裹顾客的头部、覆盖顾客的前胸、美体减肥时包裹顾客的身体等。

(2)洗脸盆:脸盆中倒入温水,可用来清洗皮肤。

(3)倒模碗(大碗):用于调拌倒模、软膜等。

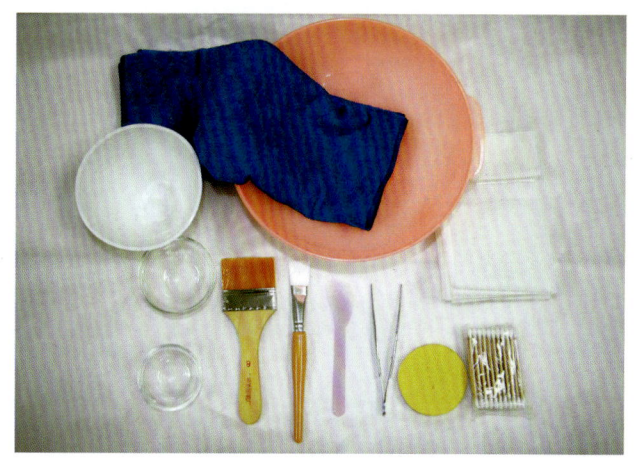

图1-2-1

(4)小碗:将洗面奶、按摩膏或其他护肤品放入备用。

(5)小碟:用于盛放护肤品或精华素。

(6)小勺、刮板:用于取护肤品,搅拌倒模、软膜等。

(7)面膜刷:在皮肤上刷抹面膜等护肤品。

(8)洗面海绵:用于擦去面部的洗面奶、按摩膏、面膜等护肤品,清洁皮肤。

(9)棉片:用于擦抹、敷盖五官或蘸取液态护肤品并轻拍皮肤,以滋润、调节皮肤酸碱度。消毒美容工具时也可使用。

(10)棉棒:在卸妆或其他护理中擦抹皮肤。消毒美容工具时也可使用。

(11)纸巾:用来吸取皮肤上的剩余水分、敷面遮挡护肤品以及在冷式喷雾时遮盖面部等。

(12)美容床:在美容院,顾客躺在美容床上以半仰卧姿势接受护理。美容床要求头部略高,床面软硬适中(见图1-2-2)。

(13)美容小车:用于摆放美容护肤用品及用具(见图1-2-3)。

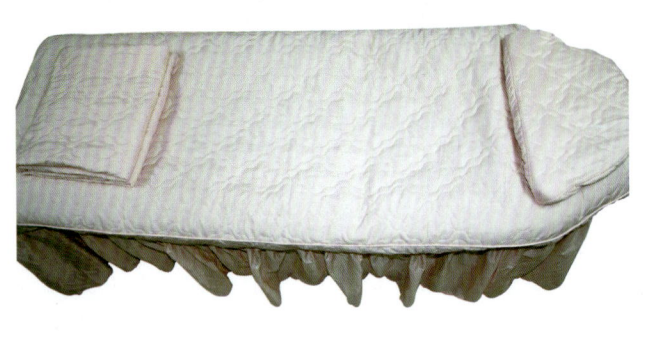

图1-2-2

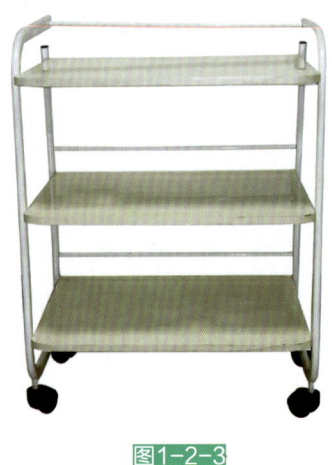

图1-2-3

第二节　面膜的分类与作用

一、面膜的分类

面膜的种类很多，从其性状区分可分为凝结性面膜、非凝结性面膜、电离面膜和胶原面膜。

凝结性面膜包括：硬膜、软膜、蜜蜡面膜、可干啫喱面膜。

非凝结性面膜包括：保湿啫喱面膜、矿泥面膜、粉膏面膜、油膏面膜、蛋奶面膜、脂蜜面膜、果蔬面膜、草药面膜。

胶原面膜包括：海藻胶原面膜和骨胶原面膜。

二、各类面膜的主要成分与作用

(一) 凝结性面膜

凝结性面膜涂敷一段时间后，面膜可干燥结成整个模体，可整体剥脱。

1. 凝结性面膜的作用

（1）面膜中的有效成分可充分渗透到皮肤中。

（2）将皮肤分泌物阻隔于模体内，使皮肤得到滋润。

（3）在面膜干燥过程中，皮肤收紧，血液循环加快，增强皮肤弹性。

（4）当面膜剥落时将皮肤上的老化细胞一起带下，使皮肤得到清洁。

2. 凝结性面膜的主要成分、性状与应用

（1）硬模　硬模的主要成分是医用石膏粉。硬模的特点是：用水调和后凝固很快,涂敷于皮肤后自行凝固成坚硬的模体，使模体温度持续渗透。硬模又分为冷模和热模。

① 冷模　对皮肤进行冷渗透，具有收敛作用，对毛孔粗大的皮肤有明显的收敛效果。并可改善油性皮肤皮脂分泌过盛的状态，镇静皮下组织，收缩

毛孔，清热消炎。冷模适用于暗疮皮肤、油性皮肤和敏感皮肤。

② 热模 热模在发热过程中，可使毛孔、汗孔打开，并使其通畅，能促进血液循环，促进皮脂腺、汗腺分泌，对皮肤进行热渗透，能使局部血液循环加快，并使皮脂腺、汗腺分泌量增加，具有促进皮肤对营养和药物的吸收功能、增白和减少色斑的效果。热膜适用于干性皮肤、中性皮肤、油性皮肤、衰老性皮肤和色斑皮肤。

（2）软膜 呈粉末状，用水调和呈糊状，主要成分是各种营养添加剂（如珍珠粉、当归粉、人参粉）和成膜剂，软膜的特点是滋润性强，性质温和；调和后涂敷在皮肤上形成质地细软薄膜，性质温和，对皮肤没有压迫感。膜体敷在皮肤上，皮肤自身分泌物被膜体阻隔在膜内，给表皮补充足够的水分，使皮肤明显舒展，细碎皱纹消失，适用于各种皮肤。常用的软膜有维生素E软膜、叶绿素软膜、当归软膜、珍珠软膜、肉桂软膜和人参软膜。

① 维生素E软膜 在软膜粉中加入维生素E成分，具有抗衰老作用。适用于衰老性皮肤和敏感皮肤。

② 叶绿素软膜 在软膜粉中加入叶绿素成分，具有清凉解毒作用。适用于油性皮肤和暗疮皮肤。

③ 当归软膜 在软膜粉中加入中药当归，具有改善肤色的作用。适于缺血性面色苍白或枯黄的皮肤及色斑皮肤。

④ 珍珠软膜 在软膜粉中加入珍珠粉，可使皮肤光滑细腻，延缓衰老。适于衰老性皮肤和干性皮肤。

⑤ 肉桂软膜 在软膜粉中加入中药肉桂，具有消炎解毒的作用，适于暗疮皮肤。

⑥ 人参软膜 在软膜粉中加入人参成分，具有抗衰老的作用，适于干性皮肤及衰老性皮肤。

（3）蜜蜡面膜 溶解后呈半流动状，主要成分是石蜡油、蜂蜡、矿物油。蜜蜡面膜敷在皮肤上呈封闭状，有效成分的渗透力强，可促进皮脂腺和汗腺的分泌，补充皮肤的水分、养分，使皮肤滋润舒展，增强张力。适用于干性皮肤、中性皮肤、衰老性皮肤，可用于全身各部位的护理。但暗疮发炎皮肤、敏感皮肤不宜使用。

（4）可干啫喱面膜 面膜呈半透明黏稠状。特点是使用方便，具有补充皮肤水分和除污垢的作用。

可干型啫喱面膜涂敷于皮肤后逐渐干燥形成薄膜，可整体摘除。汗液和皮脂的分泌被阻隔于膜体内，使皮肤表层滋润。膜体与皮肤亲和力较强，揭下膜体时可将毛孔深层污垢及老化角质一起带下，这种面膜清洁效果较好，适于油性皮肤和老化角质堆积较厚的皮肤。可干啫喱面膜呈半透明黏稠状，主要成分是成膜剂、可溶剂、保湿剂和乙醇，可干啫喱面膜干燥后形成一个封闭的薄膜，与皮肤的亲和力较强，对于收缩毛孔、清洁皮肤有较明显的效果。适用于干性皮肤、中性皮肤、衰老性皮肤、油性皮肤的清洁和收敛。

（二）非凝结性面膜

这类面膜取材广泛，使用方便，操作简捷，但清除面膜时要反复用清水洗。

1. 非凝结性面膜的作用

（1）软化角质细胞，给角质层补充水分及营养，使皮肤滋润。

（2）增强皮肤张力，舒展细碎皱纹。

（3）透气性强，可充分利用纯天然物质。

2. 非凝结性面膜的性状、主要成分及应用

（1）保湿啫喱 面膜呈半透明的黏稠状。主要成分是可溶剂、保湿剂、营养添加剂和少量乙醇。其性质温和，保湿性强，适用于干性皮肤、衰老性皮

肤、敏感皮肤或用于眼部护理。

（2）矿泥面膜　呈细粉末状，合有丰富的矿物质。用于改善和治疗皮肤因缺少微量元素引起的问题。矿泥面膜有漂白、脱脂、消炎、祛斑等作用，适用于暗疮皮肤、油性皮肤和色斑皮肤。

（3）粉膏面膜　呈粉膏状，可直接涂抹。主要成分是高岭土、火山灰和各种营养添加剂。可用于各类皮肤。

膏状面膜是生产厂家已调好的面膜。一般以罐装。特点是使用简便，涂敷于皮肤后，随着膜的逐渐干燥皮肤有越来越绷紧的感觉，收敛性较强。下面就几种常见的膏状面膜进行说明。

① 漂白面膜　面膜中添加漂白成分，长期使用可使皮肤洁白，色斑减轻。适于中性皮肤、油性皮肤和色斑皮肤。

② 调节面膜　面膜中含有敏感调节剂，使敏感皮肤得到相应的调整。适于敏感皮肤和干性皮肤。

③ 减脂面膜　面膜中加入分解皮脂成分，这种面膜收敛性强，用后皮肤清爽。适于油性皮肤。

④ 冷冻面膜　面膜中含有过氧苯酰等具有消炎效果的成分，能使暗疮的炎症得到治疗和缓解。适于暗疮皮肤。

⑤ 营养面膜　面膜中含有蛋白质、角鲨烯等营养成分，能补充皮肤营养。适于衰老性皮肤和干性皮肤。

（4）油膏面膜　呈油膏状，可直接涂抹，使用时借助于蒸汽喷雾可加强渗透效果。主要成分有脂类物质和营养添加剂，可补充皮肤的磷脂和角蛋白，适用于衰老皮肤、干性皮肤。

（5）蛋奶面膜　是由新鲜的鸡蛋、鲜奶或酸奶制成的面膜，根据需要还可添加橄榄油。可以制出适合各种皮肤使用的营养性面膜，适于家庭使用。

（6）脂蜜面膜　是由橄榄油、蜂蜜配制而成的面膜，可滋润皮肤舒展皱纹。适于干性皮肤、衰老性皮肤及眼部、颈部的护理。

（7）果蔬面膜　是由新鲜水果、蔬菜或壳类干果制成的面膜。可补充皮肤的维生素，使皮肤滋润、洁白、清新。不同的果蔬适用于不同的皮肤，但须注意原料一定要新鲜。

果蔬面膜取材方便，应用范围广，特点是纯天然性，即时应用。果蔬面膜种类很多，适于各类皮肤常用的有：

① 香蕉泥面膜　含有丰富的维生素及钙、钾。适于干性皮肤和敏感性皮肤。

② 番茄泥面膜　含有丰富的维生素C，有较强的收敛性。适于油性皮肤和色斑皮肤。

③ 柠檬汁面膜　含有丰富的维生素C，漂白祛斑效果明显。适于油性皮肤和色斑皮肤。

④ 马铃薯面膜　含有丰富的淀粉质，可除去皮肤中过多的皮脂，并对面部浮肿、眼袋突出有较好的改善作用。适于油性皮肤和浮肿部位。

⑤ 西瓜泥面膜　含有丰富的维生素，对日光晒黑的皮肤和油脂过多、毛孔较大的皮肤有明显的改善作用。适于油性皮肤和需要漂白的皮肤。

⑥ 茄泥面膜　含有丰富的维生素及矿物质，对于疤痕皮肤有明显的疗效。

（三）电离面膜

电离面膜也称为电子面膜，利用电流的热效应而发生作用，使用方便简捷。

1. 电离面膜的作用

（1）溶解油性皮肤由于分泌过盛、排泄不畅而积存于毛孔中的油脂污垢，并将之清除。

（2）将营养渗透进皮肤，补充干性皮肤所需要的水分和脂类物质。

2. 电离面膜的性能是通过电流而产生作用的。适用于干性皮肤、衰老性皮肤和油性皮肤。

3. 电离面膜的使用注意事项

（1）敏感皮肤、暗疮发炎的皮肤、微细血管爆裂的皮肤禁用。

（2）眼部要垫上湿润的消毒棉片。

（四）胶原面膜

胶原面膜包括海藻胶原面膜和骨胶原面膜。

1. 海藻胶原面膜

（1）海藻胶原面膜的作用

① 可以补充皮肤的水分、矿物质和维生素，使皮肤滋润洁白。

② 增强细胞活力及皮肤弹性。

（2）海藻胶原面膜的性状、主要成分及应用

海藻胶原面膜呈细碎颗粒状，遇水后黏成一团。其中含有多种维生素、蛋白质胶原纤维素和矿物质。适用于油性皮肤、干性皮肤、衰老性皮肤、中性皮肤，但暗疮发炎的皮肤禁用，敏感皮肤须慎用。

2. 骨胶原面膜

（1）骨胶原面膜的作用

① 补充皮肤的胶原与弹力素等营养成分，使皮肤光滑细腻、恢复弹性。

② 收缩毛孔，舒展皱纹。

③ 漂白皮肤，减少色斑。

④ 补充皮肤水分，使皮肤滋润。

（2）骨胶原面膜的性状、主要成分与应用

骨胶原面膜似一张弹性较强的软纸，吸湿后会缩小并将有效成分释放，因此要密封保存。骨胶原面膜的主要成分是胶原蛋白、维生素E、水解蛋白，适用于干性皮肤、油性皮肤、色斑皮肤、衰老性皮肤。

（3）骨胶原面膜使用注意事项

发炎的皮肤和有创伤的皮肤不能使用骨胶原面膜，它会使炎症部位增生，增加创伤部位的创伤程度，产生纤维疤痕。

三 敷面膜

（一）敷面膜的目的

面膜是皮肤护理中的重要内容。针对各类皮肤特点定期敷用面膜，可以使油性皮肤脱脂，粗大的毛孔得到收敛，干枯皱褶的皮肤恢复光泽，暗疮皮肤的炎症得到抑制。使用面膜后，皮肤会显得清爽、光滑和洁白细嫩，这是因为当面膜涂敷于皮肤时，面膜与皮肤产生亲和力。随着面膜的逐渐干燥，肤温升高，血液循环加快，皮肤绷紧而张力加强，皮肤分泌的皮脂和水分反渗于角质层，使表皮柔软舒展，毛孔本能张开，面膜中的有效成分渗入皮肤被其吸收。同时面膜与皮肤紧紧相连，当清除面膜时，皮肤上的老化角质、毛孔内的深层污垢亦被同时带下，使皮肤清新干净。

（二）敷面膜的步骤、方法

用面膜为顾客进行皮肤护理，是美容服务的一项重要内容，其关键的技术环节是：根据顾客的皮肤状况正确选用面膜；需兑水调制的面膜，要掌握其稀稠程度，动作熟练、利索、迅速。此项技能需在实践中加强训练。

1. 敷软膜的操作步骤、方法

软膜一般都是粉状，其操作步骤一般为四步：准备工作、调膜、敷膜和清洗。

（1）准备工作

① 彻底清洁敷膜部位皮肤。
② 将包头毛巾四周用纸巾包严。

（2）调膜
① 将适量膜粉置于消毒后的容器内。
② 加入适量蒸馏水或流质，用倒棒迅速将其调成均匀糊状。调粉过程（从倒入蒸馏水时计）应在15~20秒内完成。

（3）敷膜　用消毒、浸泡后的柔软面膜刷将糊状软膜均匀涂于面部。
① 涂抹顺序：一般情况下，鼻孔下面空气流动大、面膜易干，所以最后涂软膜。涂抹的顺序依次为：前额、双颊、鼻、颈、下颌、口周。
② 涂抹走向：从中间向两边，从下往上涂抹。
③ 敷涂面膜过程应在1分钟内完成。

（4）清洗
① 涂膜后让其自然干透，等待1分钟。
② 若是凝结性面膜，启膜可从下颌、颈部的膜边将膜掀起，慢慢向上卷，轻轻撕下；若是非凝结性面膜，应先用海绵扑沾水将其浸湿，待其柔软后轻轻抹去。
③ 用清水彻底洗净。
④ 面部拍（喷）收缩水。
⑤ 涂营养霜。

2. 敷普通面膜的步骤、方法

普通面膜一般都是膏状，涂敷方法除没有调膜步骤外，其他步骤、方法与敷软膜相同。

3. 倒硬模的操作步骤、方法

倒硬模的过程一般分为五步：准备工作、调膜、敷膜、启膜和清洗。

（1）准备工作
① 彻底清洁倒模部位皮肤。
② 将头重新包好，将头发尽量包入包头毛巾内。
③ 用纸巾将包头毛巾、颈巾包严。
④ 询问顾客有否感冒、咳嗽等呼吸道不适症；是否有心脏病、胸闷、恐黑等症，以便确定在倒模时，是否可以将顾客的口、眼盖住。
⑤ 根据顾客皮肤特点，选用合适的营养底霜，均匀地涂于整个面部。眼部可用营养眼霜。对于汗毛过密、偏长者，应将底霜适当涂厚；额部、鼻部、下颌可适当多涂一些底霜，以便于启膜。
⑥ 用潮湿的薄棉片或两层纱布将眼睛、眉毛、嘴盖住，并用细细的棉絮将鬓角裸露的所有毛发盖严。

当顾客有不适症时，应适当留出口或眼睛的部位不遮盖、不倒模。

（2）调膜
① 将25~330克的膜粉置于干燥、消毒后的容器内。
② 加适量的蒸馏水（冬季倒热膜时，应用温的蒸馏水），用导棒将膜粉迅速调成均匀的糊状。

（3）敷膜　用导棒将糊状膜粉迅速、均匀地涂敷于面部。
① 涂抹顺序、走向与倒软膜相同。
② 涂抹部位：一般情况下，倒冷膜时，应将眼睛、鼻孔空出不倒模；倒热膜时，除空出鼻孔不倒模外，整个面颊倒模。遇有顾客恐黑或鼻孔呼吸不畅时，应相应空出眼睛或嘴部不倒模。
③ 整个涂敷糊状面膜过程应在1分钟内完成。
④ 涂敷膜后，应立即将盛膜粉的容器、倒棒迅速清洗干净。

（4）启膜
① 15~20分钟后，用手轻触膜面，检查面膜是否干透。
② 当面膜干透后，请顾客做一个笑的动作，以便皮肤与膜面脱离。

③ 美容师双手拇指扶住额部膜子上沿，轻轻向上托起面膜，将膜与面部皮肤分开。

④ 双手拇指不动，再用双手食指托住面膜两侧，四指同时用力，将面膜向上轻轻托起，使面膜与脸颊皮肤完全分开。

⑤ 双手托住面膜，稍离开顾客面部约1厘米，停留3~5秒，使顾客眼睛适应光线后，将膜取下丢入污物桶。

（5）清洗

① 将面部清洗干净。

② 拍（喷）收缩水。

③ 涂润肤营养霜。

（三）敷面膜的用品、用具

1. 皮肤护理的常用工具有洗脸盆、包头毛巾、颈巾、洗面海绵等。
2. 调制膜粉的容器、倒棒。
3. 涂敷软膜、普通面膜的毛刷和倒硬膜的倒棒。
4. 纸巾、底霜、营养霜。
5. 面膜（普通面膜、软膜或硬模）。

（四）敷面膜的操作要求、注意事项与禁忌

1. 敷面膜的操作要求

（1）根据顾客皮肤状态正确选用面膜。

（2）倒模部位清楚、正确。

（3）倒模动作迅速、熟练、涂抹方向、顺序正确。

（4）倒模厚薄适度、均匀，膜面光滑，硬模应能整膜取下。

（5）倒模过程干净、利索，倒模全部结束后，周围不遗留膜粉残渣。

2. 倒模注意事项

（1）敷盖在口、眼部的湿棉片既不可太薄，也不能过厚。湿棉片太薄膜粉会渗透而直接接触皮肤，过厚则影响倒模效果；同样，其大小也要合适，棉片太大，影响倒模效果，过小则不能将口、眼部遮严。

（2）在倒入膜粉前，盛倒模粉的容器一定要保持干燥，以免影响倒模效果。

（3）切忌忘记涂底霜。

（4）切忌在敷倒模粉前尚有裸露的头发未被盖严。

3. 敷倒模的禁忌

面膜对于一些皮肤有特殊问题或身体有特殊情况的顾客，应慎用或禁用，尤其是倒硬膜。

（1）严重过敏性皮肤慎用。

（2）局部有创伤、烫伤、发炎感染等暴露性皮肤症状者禁用。

（3）严重的心脏病、呼吸道感染、高血压等病的患者，在发病期应慎用或禁用硬膜。

第三部分 / 美容生理常识

第一节　细胞和基本组织

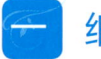 细胞

细胞为所有生物的基本元素。人体每一部分都由细胞组成，它是构成人体生命活动的基本结构和功能单位，被称作"人体大厦的一块砖"。

（一）细胞的结构

人体的细胞是由细胞膜、细胞质、细胞核构成的。

1. 细胞膜

细胞膜是包囊在细胞表面的半透明膜。细胞膜保持了细胞的完整性，具有选择性的渗透作用，控制着离子和分子的进出。营养物质可以通过细胞膜进入细胞内，供细胞进行生命活动的需要；细胞内的废物也可以通过细胞膜排除。细胞膜具有一定的自我修补能力，当细胞膜轻度破损时，自身可以很快修复；若严重破损，会导致细胞的死亡。

2. 细胞质

细胞质又称细胞浆，是位于细胞膜与细胞核之间的物质，含有细胞成长、繁殖以及自我修复所需的营养，是细胞新陈代谢及物质合成的重要条件。细胞质是由基质、细胞器和包含物质组成。

（1）基质　基质是一种无定型结构的胶状物质，细胞器和包含物质均悬浮于基质之中。

（2）细胞器　细胞器位于细胞质内，具有一定的形态结构，对细胞的生长机能起重要作用。

① 线粒体　一般情况下，线粒体均匀的分布在细胞体内，其形态常呈线状和颗粒状等。细胞生命活动所需能量，约有90%来自线粒体，线粒体是细胞内氧化和供能中心，因此，又称为细胞的"动力站"。

② 高尔基体　高尔基体是由脂类和蛋白质构成的，常呈小泡或网状，故又称内网器。其形态、大小、数量常随内外环境的变化而改变。高尔基体的

主要功能是分泌。

③ 中心体是位于细胞核附近的小圆形实体，由两部分组成：中央有1~2个小体，称为中心粒。中心体与细胞的分裂繁殖有关。

（3）包含物质 在基质中，除细胞器外，还有一些其他有形物质：卵黄颗粒、脂肪滴、糖元、液泡、色素颗粒等。它们属于细胞代谢过程中的产物，有的是营养物质，其存在随生理功能的改变而改变。

3. 细胞核

细胞核是细胞中心部分的浓密物质。它决定了细胞的性质，并与细胞繁殖有关。细胞核包括：核膜、核仁、核质和染色质。

（1）核膜 核膜是包在细胞核外的半透明膜，它保持了细胞核的完整性，有选择渗透作用。

（2）核仁 核仁是一团致密区，它与蛋白质的合成有关。当细胞进行有丝分裂时，染色质由分散而聚集形成染色体。

（3）核质 构成核的原生质称为核质，为核内无色透明的胶体物质。

（4）染色质 染色质是核内嗜碱性的小颗粒，与遗传有关。当细胞进行有丝分裂时，染色质由分散而聚集形成染色体。

（二）细胞的功能

1. 细胞的繁殖

细胞通过有丝分裂的方式进行繁殖。细胞分裂时原来的细胞经过一系列复杂的变化，分裂成两个新细胞。通过细胞的不断繁殖，人体因而得以生长、发育和修复创伤。

2. 细胞的新陈代谢

细胞通过新陈代谢维持生命活动，并不断自我更新。一方面，细胞不断从周围环境中摄取营养物质、水、氧气等，将其分解成简单物质，进行自我建造，完成成长、繁殖和自身修复；另一方面，细胞将自身物质进行分解，释放能量，来满足人体各种活动的需要，同时排除代谢产生的废物。

3. 细胞的生长条件

因为细胞需要不断摄取营养，进行旺盛的代谢，才能使自身体积增大、数量增多。因此，细胞生长需要一定条件。细胞生长的基本条件是：适宜的温度、摄入充足的营养物质、氧气和水等，并排除代谢产生的废物和二氧化碳等。如果上述条件不能满足，细胞生长会受影响，甚至受到破坏。所以注意合理饮食，多饮水，配合皮肤按摩及营养的局部补充，为细胞提供生长所需要的条件，会有益于皮肤健康。

细胞（见图1-3-1）是人体生命活动的基本结构单位，人体的每一部分都是由细胞构成。美容按摩就是促进细胞的新陈代谢，使肌肤的细胞都充满活力，以达到美容健身的目的。

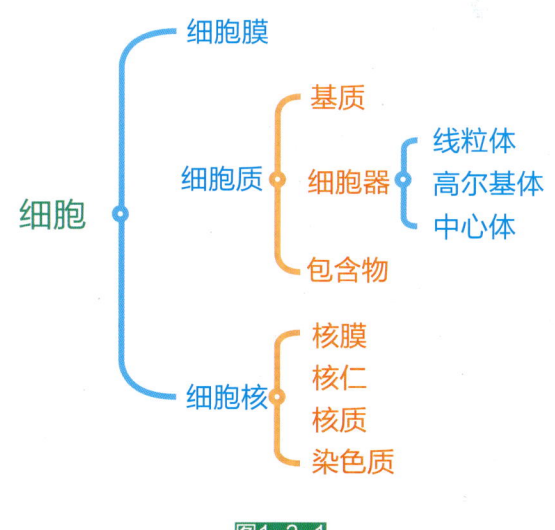

图1-3-1

二、人体的基本组织

人体形形色色的细胞可以归为四大类：上皮细胞、结缔组织细胞、肌肉细胞和神经细胞。细胞与细胞之间的物质，称为细胞间质。这四类细胞和它们的细胞间质构成了人体的四种基本组织：上皮组织、结缔组织、肌肉组织、神经组织。人体的各个器官都是由这四种基本组织的不同组合而构成的。这些组织的不同配合，构成了具有特殊形状和作用的器官。例如肌肉主要是由能够收缩的肌肉组织构成，大脑主要是由能够产生并传导冲动的神经组织构成的。

上皮组织是由密集的上皮细胞和少量细胞间质连接而成的。上皮组织的特点是细胞结合得十分紧密，细胞间质很少。细胞的形状多种多样，有扁平的、柱状的、立方的等。有的上皮组织只有一层细胞，叫单层上皮，有的有几层细胞，叫复层上皮。

（一）上皮组织

上皮组织覆盖在身体表面或衬在体内中空器官、腔、囊的内面，分别具有保护、吸收、分泌、排泄和感觉等功能。

有些上皮组织具有分泌特殊物质的机能，叫做腺上皮。它们所构成的器官叫做腺。分泌作用就是把细胞质中的一部分物质排出来。也有的腺体，例如向皮肤表面分泌油脂的皮脂腺，是将整个细胞都排出来。细胞通过分泌作用排出来的物质，有的是有用的，如消化液、胆汁、皮脂、激素等，被统称为分泌物，有的是没有用的，如汗液和尿液中的一些物质，是我们身体不需要的废物，故称之为排泄物。腺还可以分为外分泌腺和内分泌腺。如皮脂腺、汗腺都是有排出管道的，叫做外分泌腺。而甲状腺、肾上腺、性腺等则是没有排出管道的，叫做内分泌腺。内分泌腺的分泌物称为激素。分泌后由腺体直接进入到血液循环中输送到全身，对其他器官的活动产生影响。

（二）结缔组织

人体气管内部和各器官之间都有结缔组织。它的主要特点是细胞分布得很松，细胞质较多，其中还有纤维。结缔组织的种类很多，主要包括致密结缔组织、脂肪组织、软骨、血液和淋巴等。它们分别具有支持、连接、营养、防卫、修复等功能。

（三）肌肉组织

我们的身体中有一种能够收缩的组织，这就是肌肉组织。它主要由肌肉细胞和少量结缔组织组成。肌肉细胞细而长，呈纤维状，所以又叫肌纤维。在收缩时，肌纤维变短。

根据各肌肉运动的不同特点，肌肉可分两类，即随意肌和不随意肌。随意肌受肢体神经支配，受意志控制，具有收缩迅速，猛烈有力的特点，但不能持久，容易疲劳。不随意肌受内脏神经支配，不受人的意志控制，具有持久而有规律收缩和舒张、不易疲劳的特点。

根据特点的不同，人体内的肌肉组织又可以分为三种。

1. 骨骼肌

附着在骨骼、舌、喉、咽、食道上段、肛门周围等处，受人的意志支配而运动，因此，是一种随意肌。又因为它的细胞质中，有明暗相间的横纹，所以又叫横纹肌，这种肌肉收缩快而有力。

2. 平滑肌

分布在血管、肠胃、膀胱、子宫、支气管等壁上，是不随意肌，没有横纹，收缩缓慢而持久。

3. 心肌

就是构成心脏的肌肉，也是不随意肌，但有横纹。心肌细胞是长柱形的，彼此连接成网，使心脏能有效地收缩，维持全身的血液循环。

（四）神经组织

由神经细胞和神经胶质细胞所组成，神经元具有接受刺激和传导兴奋的作用，神经胶质细胞是支持和营养神经细胞的。

神经元是神经系统结构和功能的基本单位，由胞体和突起两部分组成。胞体形态多样，有圆形、椎体形、星形等。神经元的突起分为树突和轴突两种。树突较短，像树枝一样分支，它的功能是将冲动传向细胞体。轴突较长，它的末端又叫神经末梢。一个神经元可有很多条树突，但只有一条轴突。轴突的功能是将冲动由胞体向外传出。有的神经元的轴突可长达1米以上，例如脊髓前角的运动细胞的胞体，它的轴突末端可直达脚趾末端，管理脚趾的运动。

第二节　皮肤的解剖

皮肤（见图1-3-2）是人体最外层的柔软而富有弹性的组织。它是人体最大的器官，其总重量约占人体重量的16%，总面积可达1.5~2.0㎡。皮肤的厚度随年龄、部位的不同而有所差异，平均厚度为0.5~4mm，手掌及足底最厚，眼睑与腋窝部最薄。皮肤由外向内分为表皮、真皮、皮下组织三层，此外，皮肤还有一些附属器官，包括皮脂腺、汗腺、毛发和指（趾）甲等。

一　表皮

表皮是皮肤的最外层，属于复层鳞状上皮，表皮层没有血管，但有丰富的神经末梢，可以感知外界的刺激，从而产生触、痛、压力、冷、热等感觉。

表皮层由外向内可分为五层：角质层、透明层、颗粒层、棘细胞层、基底层。表皮从基底层开始，

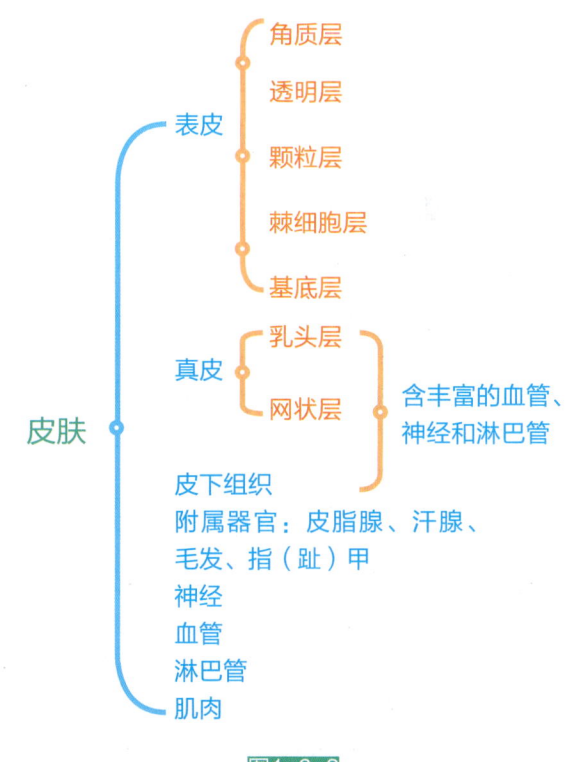

图1-3-2

棘细胞不断向外生长繁殖产生新细胞，并逐渐向皮肤表皮推移，形成各层细胞。细胞死亡以皮屑的形式脱落，从一个基地细胞产生到最后变成皮屑脱落大约需28天。

（一）角质层

角质层在表皮的最外层，由4~8层扁平无核的角化细胞组成。这层细胞含有角蛋白，具有较强的吸水性，并能吸收部分紫外线。细胞排列紧密，对人体具有较强的保护作用。皮肤各部位角质层的厚度不等，易受外界压力和摩擦的部位，如手掌、足底角质层较厚，而眼睑、腋窝、头皮等处角质层较薄。角质层的薄厚对人的肤色和吸收能力有一定的影响，角质层厚，皮肤会显得灰暗，吸收能力差。当角质层的含水量在10%~20%时，皮肤外观柔软，不易出现干燥皲裂现象。角质层表皮细胞不断脱落，由基底层细胞不断进行分裂、繁殖、补充，以维持正常的平稳。平时人们头上出现的白色头皮屑，实际上是成片脱落的角质细胞。

（二）透明层

位于颗粒层和角质层之间，由2~3层扁层无核细胞构成。因细胞内含有角母蛋白，故呈透明状，此细胞还含有磷脂类物质，具有防止水和电解质透过的屏障作用。

（三）颗粒层

位于棘细胞层的上方，由2~4层较厚的扁平菱形细胞组成。此层最大的特点是在细胞质中出现了大量的透明蛋白、角质蛋白颗粒，呈均质状，成为阻止物质透过表皮的主要屏障，并且能够折射紫外线，保护皮肤，细胞在这层成熟并开始退化。

（四）棘细胞层

位于基底层的上方，由4~8层棘状的多角形细胞构成，核较大呈圆形，是表皮中最厚的一层，细胞之间有棘突相连，细胞间隙中有组织液，为表皮细胞提供营养。棘细胞层中有许多感觉神经末梢可以感知外界的各种刺激。临近基底层的细胞具有分裂繁殖能力，参与伤口愈合过程。

（五）基底层

位于表皮的最深层，在棘细胞下，连接真皮，是生长表皮的基地，为一层立方形或圆柱状细胞，此层有两种细胞，即基地细胞和黑色素细胞。

1. 基地细胞

基地细胞遇有很强的分裂繁殖能力，它可以不断地向上移行，生长并演变成其他各层细胞，是表皮各层细胞生发之源，故又称生发层。每当表皮破损后，若基底细胞未遭到破坏，经过一段时间，皮肤就能完全恢复正常，而且不会留疤痕。在去除表皮的角化细胞时，要根据表皮的生长过程而定，不可过多过勤地磨砂去死皮，这样会增加皮肤的感染机会。

2. 黑色素细胞

基底层内有一种黑色素细胞，稀疏散布在基底细胞之间，具有合成黑色素的功能。黑色素细胞感光性强，能吸收和散射紫外线，使深层细胞免受损害。皮肤长时间受紫外线照射后，可使黑色素增多并向表层转移。因此长期在室外受阳光暴晒后，皮肤中含的黑色素颗粒增多，肤色就会加深，这是皮肤对阳光的抵抗力所致。不论何种颜色的皮肤，其黑色素细胞数目的形成与黑色素的形成是一致的，大约每10个基底细胞中就有一个黑细胞存在，肤色的深浅主要是由黑色颗粒的大小、多少决定的。

皮肤表皮细胞每一个环节的动态变化只是细胞整个活动的一部分，各环节都必须在整体活动中相互协调、相互促进，才能使表皮始终处于统一和谐及动态平衡的最佳状态。

二 真皮

真皮位于表皮之下，与表皮呈波浪状牢固相连。由胶原纤维、网状纤维和弹力纤维以及细胞、基质构成。真皮内有毛囊、汗腺、皮脂腺、神经、血管和淋巴管等。真皮层含有人体60%的水分。皮肤湿润坚实与否，有无弹性，主要由真皮决定。真皮各部位的厚度不同，一般为1~2mm。真皮一般分为两部分，即上部的乳头层和下部的网状层。乳头层组织疏松，网状层组织紧密。

（一）胶原纤维

胶原纤维是真皮结缔组织的主要成分，在乳头层，纤维较细，排列疏松，方向不定。胶原纤维韧性大，抗拉力强，但缺乏弹性。

（二）网状纤维

网状纤维细小，有较多的分枝，彼此交织成网。它主要由胶原蛋白构成，主要分布在乳头层、皮肤附属器官、血管和神经周围。

（三）弹力纤维

弹力纤维比胶原纤维细，由弹力蛋白和微原纤维构成。弹力纤维布于真皮和皮下组织中，使皮肤具有弹性，在皮肤附属器和神经末梢周围也有分布，起支架作用。

（四）细胞

真皮中含有成纤维细胞、肥大细胞等，还有由血液迁徙来的其他细胞和黑色素细胞。成纤维细胞产生纤维和基质。

（五）基质

基质由无定形的物质如黏多糖、血浆蛋白以及水、电解质组成。这些物质给纤维组织、皮肤附属器官提供物质基础。对保持皮肤水分、润泽和弹性，防止皮肤老化以及对组织的修复都起着重要作用。

三 皮下组织

皮下组织位于皮肤最深层，由疏松的结缔组织和脂肪组织构成，皮下组织将皮肤与深部的组织连接一起，并使皮肤有一定的可动性。皮下组织的厚度随个体、年龄、性别、营养及部位不同而有较大的差别。腹部皮下组织中脂肪组织丰富，眼睑等部位皮下组织较薄。皮下组织对热是绝缘体，并储藏热能，可缓冲外来的冲击。适度的皮下脂肪可使人显得丰满，皮肤细腻柔嫩、红润光泽而富有弹性。

四 皮肤的附属器官

皮肤的附属器官包括皮脂腺、汗腺、毛发及指（趾）甲等。

（一）皮脂腺

皮脂腺除手掌、足底外，分布于全身，以头、面部最多，其次为前胸和背部。

皮脂腺位于真皮内，与毛囊相连，开口于毛

囊，可分泌皮脂。皮脂腺的分泌功能受雄性激素和肾上腺皮质激素的调节。青春期由于雄性激素分泌增加，皮脂腺分泌旺盛。皮脂有润滑和保护皮肤、毛发的功能，也有杀菌作用。头部长期皮脂分泌过多，可使头发脱落，形成脂溢性脱发；皮脂分泌过少，引起头发干燥易折，失去光泽。若面部等处皮脂分泌较多，加之毛囊口被阻塞或受细菌入侵，易形成痤疮。

（二）汗腺

根据汗腺分泌物的不同，分为小汗腺和大汗腺。

1. 小汗腺

除唇部、指甲等处外，小汗腺遍布全身，由腺体和导管两部分组成。腺体位于真皮的网状层和皮下组织内，导管起自腺体，向上直接开口于皮肤表面，形成汗孔。小汗腺可以分泌汗液，通过汗腺的分泌，可散热和调节体温，还有排泄废物的作用。汗液中含有较多的氯化钠，因此大量出汗后应适当补充盐分。

2. 大汗腺

主要分布于腋窝、乳晕、外阴及肛门周围等处，其结构同小汗腺一致，导管开口于毛囊。大汗腺的分泌物较浓稠，经细菌作用后可以产生臭味，俗称"狐臭"。

（三）毛发

由角化的表皮细胞构成，露在皮肤外的为毛干，埋于皮肤内的为毛根。毛根末端膨大为毛球，包围毛根上皮组织的为毛囊，毛球下端呈凹陷状，真皮的结缔组织伸入其中构成毛乳头，内含丰富的血管和神经，以供应毛球营养。毛球下层的毛母质细胞有分裂能力，是毛发及毛囊的生长区，内有黑色素细胞。

（四）指（趾）甲

指（趾）甲覆盖、附着于手指、脚趾末端，为半透明状的角质板与下面的组织紧密粘连，从而保护着手指和脚趾。指（趾）甲由甲板和甲根两部分构成。甲板是暴露在皮肤外的部分，指甲顶端为指甲前缘，指甲末端与皮肤相接处为指甲后缘，其下为甲床，内含丰富的血管和神经；甲板后半部分称为甲半月，它不断由甲根新生出来，因尚未完全角化而略显白色；甲半月的最后部分称为甲根，深藏在皮下；甲根之下是具有分裂能力的甲母质细胞，可产生新细胞，这些细胞老化变硬，形成甲半月，继续老化形成甲板。

指（趾）甲的颜色、形态及表面的光洁度与健康状况、生活环境有关。健康人的甲光洁发亮、白里透红给人以美感。若指（趾）甲因病损坏、缺失或增厚变污黄，则有失雅观。

第三节　皮肤的生理功能

皮肤是人体的保护器官，有抵抗自然伤害和防止细菌侵入的功能。此外，皮肤还有调节体温、感觉、分泌、排泄、吸收、呼吸、新陈代谢等功能。

保护功能

1. 对机械性损伤的防护

表皮细胞的紧密排列，真皮中各种纤维的存在，皮下组织的疏松，使皮肤坚韧而又柔软。在受到外界撞击、摩擦等机械作用后，可迅速恢复原状，保持完整。而胼胝（俗称"茧子"）的形成，是对长期机械性作用所产生的保护性增强物质，能起到皮下脂肪的软垫作用，缓冲外界的挤压及冲撞。

2. 对物理性损伤的防护

干燥的角质层是电的不良导体。但真皮与皮下组织却是电的导体。如果角质层受损，则丧失这种对电的抵抗能力。黑色素能吸收紫外线，很好地保护人体深部组织。

3. 对化学性损伤的防护

角质层表面覆盖着一层由皮脂和汗液混合形成的皮脂膜，内含游离脂肪酸。皮脂表面的pH值为4.5~6.5，正常皮肤呈弱酸性。皮肤对碱性物质有缓冲作用，在接触碱性溶液后，最初5分钟的中和能力最强，可恢复其原有的酸碱度。但当碱性过强时，会损伤皮肤。皮肤对酸性物质也有一定的缓冲作用，弱酸对皮肤有收敛作用，而强酸则会伤害皮肤。

4. 对生物性损伤的防护

角质层可以阻止细菌和病毒侵入皮肤内，因为皮肤的弱酸性不利于微生物的生长。在酯酶作用下，皮脂中的甘油三酸酯分解成游离脂肪酸，对某些细菌及真菌有抑制作用。

二 调节体温功能

皮肤是最重要的体温调节器官，可通过辐射、蒸发、对流、传导四种方式散热，以调节体温；皮肤中的血管，尤其是毛细血管的开闭以及汗腺分泌的多少，均对体温调节起着重要的作用。

三 感觉功能

皮肤是一个重要的感觉器官，神经末梢和特殊感受器广泛地分布在表皮、真皮及皮下组织内，以感知体内外各种刺激。正常皮肤可以感知痛、温、触、压、痒等不同刺激，并迅速传递到大脑，引起必要的保护性神经反射。

四 分泌和排泄功能

皮肤通过汗腺、皮脂腺进行分泌和排泄，所排泄的汗液99%~99.5%为水分，0.5%~1%为无机盐和有机盐。24小时内，人体看不见的排出的汗液重500~700

克。皮脂腺在头面部、肩背等处数目很多，而且分泌旺盛，所以这些部位一般容易油腻。皮脂是构成皮肤表面脂质膜的主要成分，能防止皮肤干燥、皲裂。皮脂腺一般与毛发共生，一部分皮脂附着在毛发上，对毛发起着润滑的作用，能防止毛发干燥、断裂。

五 吸收功能

皮肤有吸收外界物质的能力。皮肤可通过角质层、毛孔、汗孔吸收各种物质，尤其对水分、脂溶性物质、油脂类物质及各种金属均有较强的吸收作用。因此，选择化妆品时，必须考虑到化妆品经皮肤吸收后要有利于皮肤健康。

六 呼吸功能

皮肤有直接从空气中吸收氧气、放出二氧化碳的功能。面部皮肤角质层薄，毛细血管网丰富，又直接处于空气中，故其呼吸功能比其他部位更为突出。小儿面部吸氧量更大，因此选小儿护肤品时必须加以注意。

七 新陈代谢功能

皮肤细胞有分裂、繁殖，新陈代谢的能力。皮肤的新陈代谢功能在晚上10点至凌晨2点之间最为活跃，在此期间保证良好的睡眠对皮肤大有好处。

皮肤参与全身的代谢活动。皮肤中有大量的水分和脂肪，它们不仅使皮肤丰满润泽，还为整个机体活动提供能量，可以补充血液中的水分或贮存人体多余的水分。皮肤还是糖的储藏库，能调节糖的浓度，使血糖保持正常。

第四节　面部的骨骼、肌肉

一 头面部骨骼

颅是头面部骨骼的总称，它是头部重要器官的支架和保护器。颅骨分为面颅和脑颅。

（一）脑颅

脑颅位于脑的后上方，构成颅腔，容纳脑和脑膜，保护着颅脑。脑颅共8块，其中不对称骨4块：额骨、枕骨、筛骨、蝶骨。成对骨4块：顶骨、颞骨各2块。

1. **额骨**

位于颅的前上部，构成长方形的前额。

2. **枕骨**

位于颅的后下部，呈勺状，构成颅底。

3. **蝶骨**

位于颅的中部，整固前方，形似蝶骨，与脑颅各骨均有连接。

4. 筛骨
位于蝶骨的前方、额骨下方和左右两眼眶之间，为含气的海绵状轻骨。

5. 顶骨
左右各一，位于颅顶中线两侧，形成脑颅的圆顶。

6. 颞骨
左右各一，位于颅的两侧，其下部有外耳门。

（二）面颅

面颅位于头的前下方，为眉以下、耳以前的部分。起维持面形、保护容纳感觉器官的作用。面颅15块，其中不对称骨3块：梨骨、下颌骨、舌骨。成对骨12块：鼻骨、泪骨、下鼻甲骨、颧骨、上颌骨、腭骨各2块。

1. 犁骨
为斜方形薄骨板，构成鼻中隔骨部的后下部。

2. 鼻骨
位于两眼眶之间，构成鼻梁的硬部。

3. 泪骨
位于两眼眶内侧壁的前部，是脆弱细小的薄骨片。

4. 下鼻甲骨
为一对卷曲的薄骨片，呈水平状，附于鼻腔的外侧壁。

5. 颧骨
位于上颌骨的外上方，形成俩侧突出的面颊。

6. 上颌骨
位于面部中央，构成眼眶下壁、鼻腔下部，其下缘游离，为牙槽缘。

7. 腭骨
位于上颌骨的后方。

8. 下颌骨
位于颜面的前下方，居上颌骨之下，形成整个下颌部。分下颌体和下颌支两部分。下颌体与下颌之间形成下颌角，这个角度的大小，决定了脸型的长或圆。

9. 舌骨
是颅骨中唯一的一块游离骨，借肌肉、韧带之力悬于颈前正中部分，在喉的上方，形状呈"U"形。

二 头面部肌肉

头肌可分为表情肌和咀嚼肌两类。表情肌位于脸部正面，肌肉在不同的情绪影响下，牵动皮肤就会产生细致而复杂的面部表情，故称表情肌。咀嚼肌分布在下颌关节周围，运动下颌关节，产生咀嚼运动，并协助说话。

（一）表情肌

表情肌属于皮肌，大都分布于额、眼、鼻、口周围。起始于颅骨，止于面部皮肤。收缩时使面部皮肤形成许多不同的皱褶与凹凸，赋予颜面以各种表情，可作出喜、怒、哀、乐等表情，并参与语言和咀嚼等活动。表情肌主要有下列几种：

1. 额肌
起始于眉部皮肤，终止于帽状腱膜。收缩时可提眉，并使额部出现横向的皱纹。

2. 皱眉肌
起始于额骨，终止于眉中部和内侧部皮肤，可牵眉向内下方，使眉间皮肤形成皱纹。

3. 降眉肌
也称三棱鼻肌，起始于鼻骨上端，向上连接眉头的皮肤，可加强皱眉所形成的表情。

4. 眼轮匝肌

位于眼裂和眼眶周围，为扁椭圆形环成肌肉。收缩时可闭眼或眨眼，使眼外侧出现皱纹等。

5. 鼻肌

为几块扁平的小肌肉，收缩时可扩大或缩小鼻孔，并产生鼻背纵向的细小皱纹。

6. 上唇方肌

有三个头，起自内眼角、眶下缘和颧骨，终止于上唇和鼻唇沟部皮肤。收缩时可提上唇，加深鼻唇沟。

7. 颧肌

起始于颧骨，终止于嘴角，移行与下唇。收缩时，可上提嘴角。

8. 笑肌

薄而窄的肌肉。起于耳孔下咬肌的筋膜，横向附着于嘴角的皮肤上。收缩时，牵引嘴角向外；形成微笑，常使面颊上出现一个小窝，俗称"酒窝"。随着年龄增长，这里的皮肤因松弛而形成颊纹。

9. 口轮匝肌

呈环形围绕口裂。内围为红唇部分，收缩时嘴唇轻闭或紧闭，外围收缩时，使嘴唇突起。

10. 降口角肌

呈三角形，位于下唇外方，覆盖下唇方肌，附着于嘴角皮肤。收缩时，牵引嘴角向下。

11. 下唇方肌

属于深层肌肉，起始于下颌骨下缘，终止于口角和下唇皮肤。收缩时，向下向外牵引下唇。

12. 颏肌

起始于下颌侧切牙牙槽外面，终止于颏部皮肤。收缩时，可上提颏部皮肤并使上唇前凸。

13. 颊肌

位于上下颌骨之间，紧贴口腔侧壁颊黏膜。收缩时使口唇、颊黏膜紧贴牙齿，帮助吸吮和咀嚼。

（二）咀嚼肌

咀嚼肌附着于上颌骨边缘、下颌角旁的骨面上，产生咀嚼运动，并协助说话。

1. 颞肌

起自颞窝，通过颧弓下缘，止于下颌支外。收缩时，可上提下颌骨，因而紧扣颌骨，用力压在牙齿上，使上下牙齿强力咬合。

2. 咬肌

也称嚼肌。起于颧弓下缘，止于下颌支外。收缩时，可上提下颌骨，因而紧扣颌骨，用力压在牙齿上，使上下牙齿强力咬合。

无论面部肌肉生长多么复杂，其所形成的皱纹走向都与肌肉纹路走向垂直，如额部肌肉纹路是纵向的，而它所产生的皱纹就是横向的。

第二篇

面部护理

- 本章内容主要围绕面部皮肤护理进行
- 熟悉问题性皮肤的成因
- 掌握面部皮肤护理的程序
- 掌握不同类型与问题性皮肤的护理方法
- 介绍各种常见美容护理手法及项目
- 着重介绍面部护理的实用仪器

课题概况

课题名称： 面部护理

课题内容： 面部护理常识、问题性皮肤护理、皮肤护理卡的制作、面部美容使用项目、面部实用仪器。

课题时间： 258课时

教学方式： 本课题以理论教学、实际演示教学与PPT演示结合。

1. 指导教师对美容面部护理的基础知识及技能进行讲解和示范。
2. 加强学生对面部皮肤护理程序的认知。
3. 示范各种问题性皮肤的护理方法。
4. 介绍功效性面部美容护理项目。
5. 讲解先进美容技术及仪器。

教学要求： 理论结合实践地进行面部护理美容知识及技术的讲解，以实践性为主导进行各种护理项目的操作指导。

训练目的： 培养学生的实践工作能力及操作判断力，注重学生的岗位应用能力培养。

作业要求： 在实践操作过程中，累积不同面部皮肤护理经验。
制作问题性皮肤护理卡。

面·部·护·理

第一部分 / 面部护理的一般程序

第一节　皮肤护理前的准备

一　护理前的准备工作

（1）确保在护理过程中的用电、使用仪器设备、卫生消毒的安全。

（2）做好皮肤护理前的各项准备工作，以达到有效服务的目的。

（3）将皮肤护理前的准备工作做好、做到位，能够随时为各种类型皮肤的顾客做好皮肤护理，以达到优质服务的目的。

准备工作的基本步骤与要求

（一）美容师上岗前的准备工作

美容师上岗前的准备工作主要包括三个环节：

（1）按照美容院卫生管理要求，搞好美容院或本岗周围的环境卫生。

（2）按照美容师个人卫生要求，搞好个人卫生。

（3）穿好工作装，佩戴好工作牌，化淡妆。

（二）护理准备工作的步骤和基本要求

进行皮肤护理的准备工作包括：电源及用电设备的准备、用品用具的准备、卫生消毒和引导顾客做好皮肤护理前的准备。

1. 电源及用电设备的准备

（1）将仪器、设备擦拭干净。

（2）检查电源有无漏电，是否安全，是否能随时接通。

（3）插好电源、检查仪器性能，调试好仪器。

（4）将仪器设备附件、附属用品配齐、就位。

2. 用品、用具的准备

（1）调整好美容床的位置、角度，更换并整理床上用品。

（2）将皮肤护理时所需的各种用品、用具备齐，整齐有序地码放在工作台或器械车上。

（3）卫生消毒

在进行皮肤护理前应做好严格的卫生消毒工作，以避免交叉感染，确保消费者的卫生安全。皮肤护理前的卫生消毒可分为最基本的四类：

① 毛巾、床单的消毒　在进行皮肤护理前，应将与顾客肌肤直接接触的美容床单、美容用毛巾、顾客用的美容衣等进行认真清洗、严格消毒。

② 皮肤护理用品、用具的消毒　在进行皮肤护理前，应将护理时的各种器皿、面膜棒、海绵扑等用品、用具认真清洗、严格消毒。

③ 与肌肤直接接触的仪器、设备附件的消毒　在使用美容仪器、设备时。对于与肌肤直接接触的附件部分，如：真空啜管、导入导出棒、高频电疗仪导棒等，应严格消毒。要求做到：每次取用前，均应用75%浓度的酒精或其他方法进行消毒。

④ 美容师双手消毒　要求在为每一位顾客进行皮肤护理前，必须认真洗手，严格消毒。

3. 协助顾客做好皮肤护理前的准备

（1）帮助顾客填好"护肤卡"。

（2）请顾客除去所佩戴的金属饰物。

（3）帮助顾客收存好私人贵重物品。

（4）帮助顾客更换美容衣。女性顾客要换上无腰带的美容院专用长服；男性顾客要换上美容院专用和服。

（5）为顾客包头。包头的方法：

① 请顾客平躺在美容床上。

② 双手持毛巾的一个宽边向外折3cm左右的横边（见图2-1-1），置于顾客头下，折边在下并与后发际平齐（见图2-1-2）。

③ 左手全掌顺顾客右额头将右侧头发捋向脑后，右手将毛巾右角沿发际压住头发拉至额部（见图2-1-3）。

④ 同样用上述方法拉起毛巾左角，压在右角上并塞入毛巾右角折边中，并连同耳部一起包入毛巾中（见图2-1-4）。

⑤ 迅速检查一下包头效果，要求：松紧适度，不露头发，最大限度地将面部皮肤暴露在毛巾以外。全部操作过程在20秒内完成（见图2-1-5）。

三　准备工作的注意事项

（1）认真对待每一个步骤，做好每一个环节，不可疏漏。

（2）要严格按照要求操作，绝不敷衍，避免造成不必要的失误与损失。

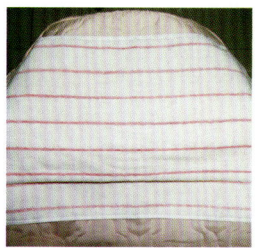
图2-1-1

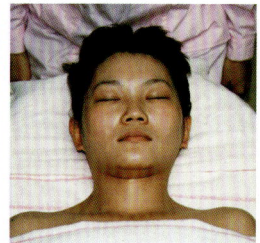
图2-1-2

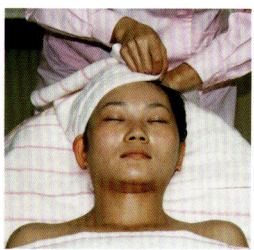
图2-1-3

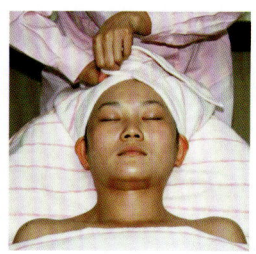
图2-1-4

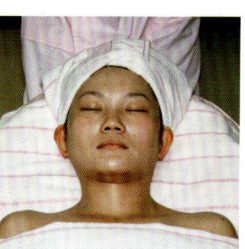
图2-1-5

第二节　面部护理的一般程序

一　清洁皮肤

皮肤护理是一年四季的工作，越早开始，效果越好。护理皮肤的第一步是保持皮肤的清洁。

（一）清洁皮肤的目的

皮肤健康是美容的基础，而脸部的保养在美容中占有极重要的位置。面部清洁是皮肤保养的第一步。面部皮肤暴露在空气中，空气中漂浮着污物、尘埃、细菌等，自然附着于皮肤表面，加上自身分泌的油脂、汗液、老化细胞等，这些因素会影响皮肤正常生理功能的发挥，甚至引起皮肤感染，发生痤疮、毛囊炎等皮肤病。由此可见，皮肤清洁是非常重要的。洁肤的目的主要有以下3个方面：

（1）清除皮肤表面的污垢、皮肤分泌物，保持汗腺、皮脂腺分泌物排出畅通，防止细菌感染。

（2）使皮肤得到放松、休息，以便充分发挥皮肤的生理功能。

（3）调节皮肤的pH值，使其恢复正常的酸碱度，保护皮肤。

（二）清洁皮肤的步骤、方法与注意事项

1. 卸妆

（1）卸妆的顺序

① 清除睫毛膏。

② 清除眼线液。

③ 清洗眉毛，清除眼影色。

④ 清除唇膏。

（2）卸妆的操作步骤与方法

① 用棉片对折成双层，置于顾客下眼线下边，然后让顾客闭上眼睛（见图2-1-6）。

② 左手固定棉片，右手持沾有卸妆水（或清洁霜）的棉签，顺睫毛生长方向对睫毛进行擦洗（见图2-1-7）。

③ 用棉签从内眼角向外眼角滚抹，清洗上眼线（见图2-1-8）。

④ 撤去沾有污物的棉片，并请顾客睁开双眼。

⑤ 一手将下眼皮略向下拉，用同③的手法清洗下眼线（见图2-1-9）。

⑥ 用沾有卸妆水（或清洁霜）的棉片，由眉中向两边拉抹，清洗眉与眼部（见图2-1-10a\b）。

⑦ 一手轻轻按住嘴角的一端，另一手用清洁棉片蘸少量卸妆水（或清洁霜），从按住一侧的嘴角拉抹向另一侧，分别清除上下唇的唇膏（见图2-1-11）。

（3）卸妆用品、用具及使用方法

纸巾的使用方法是：

① 将纸巾对折成三角形。

② 掌心向下，用食指和中指夹住纸巾（见图2-1-12）。

③ 将纸巾上端向下绕过食指、中指、无名指，然后在无名指与小指间将纸巾的另一角向上卷起。

④ 用中指按住纸巾的一角（见图2-1-13）。

⑤ 将长出手指的纸巾部分向手背折下,并用中指压住固定(见图2-1-14)。

清洁棉片的使用方法:清洁棉片是洁肤的常备用品之一,由于它是一次性使用品,要符合卫生标准。清洁棉片用于擦去面部的洗面奶、磨砂膏、按摩膏、水渍等,还可将棉片缠绕在手指上清洁皮肤。其操作方法是:

① 将棉花剪成5~7cm的长方形棉片,浸湿后攥干待用。

② 用棉片分别包住中指、无名指,并分别由食指、中指和无名指、小指将棉片两端夹牢(见图2-1-15)。

③ 运用中指、无名指指腹进行擦拭即可。因清洁棉片为一次性使用品,所以用过的棉片应丢弃,不可重复使用。

洗面海绵的使用方法:洗面海绵是最普遍使用的洁面擦拭工具。其用法与清洁棉片基本相同。在操作中,还应注意以下几点:

① 将洗面海绵浸湿攥干后,双手还会留有一些水滴,此时切不可将水滴随意甩掉,正确的擦双手水滴的方法是:交替将一手手背叠入另一持洗面海绵的手掌中,用掌中的洗面海绵将手背上的水滴擦去。

② 擦拭面部较狭窄的部位时,可将洗面海绵折叠使用。

③ 每一位顾客所使用的海绵,均应是经过彻底消毒的干净海绵。

④ 洗面海绵用后应立即清洗、消毒。

(4)卸妆的要求与注意事项

① 卸妆彻底。

② 眼部皮肤较敏感,卸妆动作要轻柔。

③ 面部卸妆时,要注意不能将洁肤品流入顾客口、鼻、眼中。

2. 清洗面部皮肤的步骤及要求

(1)基本步骤

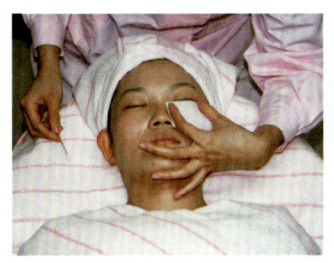

图2-1-6

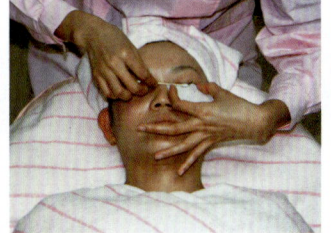

图2-1-7

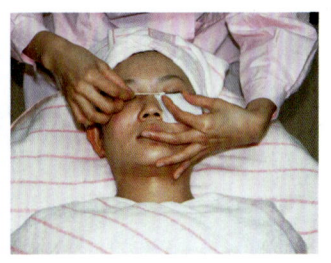

图2-1-8

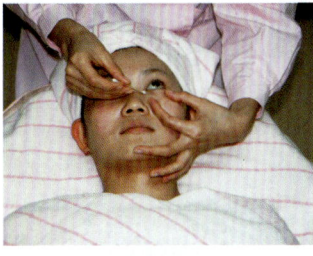

图2-1-9

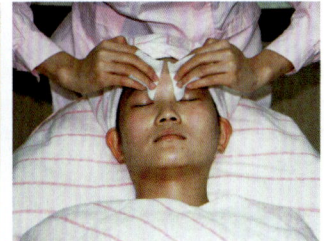

图2-1-10

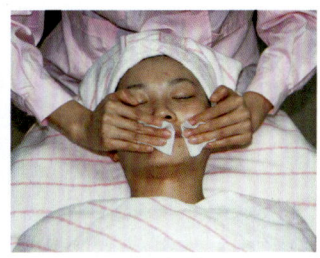

图2-1-11

①卸妆。

②涂洗面奶（或其他洁肤品）。

③揉洗面部各部位。

④用温、清水将洗面奶彻底清洗干净。

（2）要求

① 洁肤用品应借助工具取用，不可直接用手从容器中取用。

② 洁肤完成时，皮肤上的洁肤用品应彻底清洗干净，以免残留在面部伤害皮肤。

③ 洗面动作要熟练，条理、步骤清楚。洗面过程以4分钟为宜。

（3）水的选择

水有"硬水"和"软水"之分。所谓"硬水"是指含有多种矿物质的水，主要是钙盐、镁盐等。钙和镁含量越多，则水的硬度越大。在自然界中，井水、泉水的硬度最大；水库里的水、湖水、河水的硬度中等；雨水、雪水、蒸馏水的硬度最小。使用过硬的水对皮肤的健康十分有害，因钙盐和镁盐与皂类相互作用，形成不溶于水的钙、镁皂，它像胶质的、有黏性的物质，粘附在皮肤上不易洗去，这样就堵住了皮脂腺的开口处，妨碍了皮肤的排泄而形成栓塞，刺激皮肤，使皮肤过早地皱缩、老化。

水温在30~35℃为宜。冷水会使毛孔收缩，污垢不易洗净，还易使皮肤干燥以致脱皮；热水可能引起血管的过度扩张，使皮肤松弛、萎缩，还过多地洗掉油分，加速皮肤的老化。

（4）清洗面部皮肤的操作方法

① 放置洗面奶　将适量洗面奶置于左手手背虎口的上方，用右手美容指中指和无名指指腹将洗面奶分别涂于前额、双颊、鼻头及下颏部，然后用双手的美容指将其均匀地涂抹开（见图2-1-16）。

② 洗颈部　双手横位，五指并拢。全掌着力，交

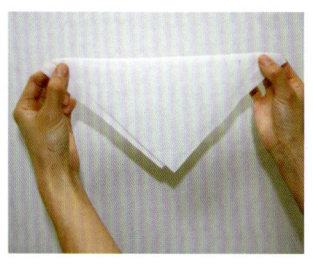
图2-1-12a

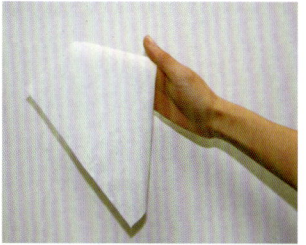
图2-1-12b

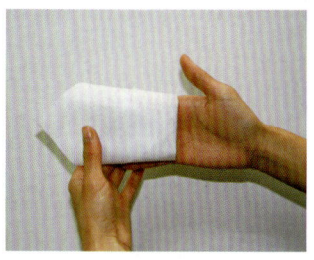
图2-1-13

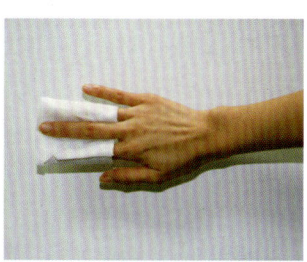
图2-1-14a

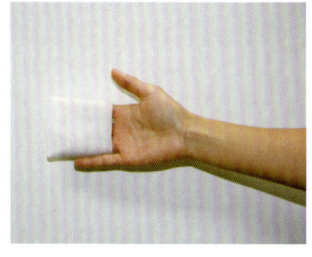
图2-1-14b

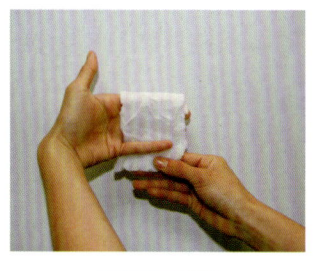
图2-1-15a

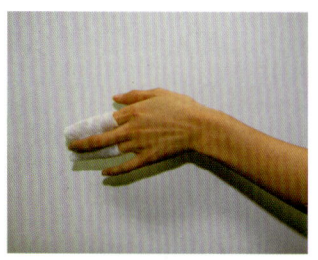
图2-1-15b

替从颈部拉抹至下颌，反复清洗数次（见图2-1-17）。

③ 洗下颌　双手横位，五指并拢，全掌着力，交替从对侧耳根沿下颌拉抹到同侧耳根清洗下颌处皮肤。反复数次（见图2-1-18）。

④ 洗口周　双手横位。中指、无名指并拢，以其指腹在下颌中部同时向两边拉摩至嘴角后，中指、无名指分开，同时推向上唇外侧和下唇外侧（中指指腹推向上唇外侧，无名指指腹推至下唇外侧）。然后中指、无名指沿相同的路线拉回嘴角处。最后中指、无名指并拢，用其指腹摩向下颌中部，反复推摩清洗口周（见图2-1-19a\b）。

⑤ 洗鼻头、鼻两翼　接上节手位，当中指指腹拉抹至眉心处时，双手拇指交叉，用中指指腹沿鼻两翼上下推拉数次。当中指指腹推抹至鼻头两翼时，在鼻头两翼分别向外、下抹小圈，清洗鼻头，如此反复数次（见图3-2-20）。

⑥ 眼部　接上节手位。用双手美容指指腹从太阳穴开始，沿下眼眶、眉头、上眼眶、太阳穴反复抹圈清洗；当中指、无名指抹至鼻两翼时，无名指抬起，只由中指单独拉抹至眉心；然后中指、无名指迅速并拢，继续沿眼周抹圈清洗（见图2-1-21）。

⑦ 洗额部　手竖位，用双手美容指指腹着力，由眉心起逐次向上抹至额中部，再向两边拉抹至额角，如此反复数次（见图2-1-22）。

⑧ 洗面颊　手竖位，用双手美容指指腹着力，在面颊、腮部向上打大圈。如此反复摩圈清洗（见图2-1-23）。

⑨ 洗耳部　拇指、食指配合，用拇指在耳蜗、耳轮廓、耳垂处打小圈，再用食指在耳后搓洗，如此反复数次（见图2-1-24）。

（5）擦拭面部皮肤的操作方法

① 使用一次性面巾对颈部皮肤进行清洁，横向

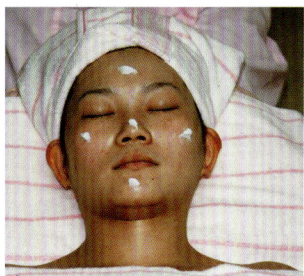

图2-1-16

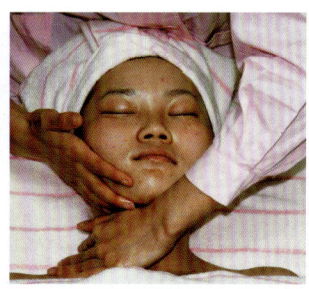

图2-1-17

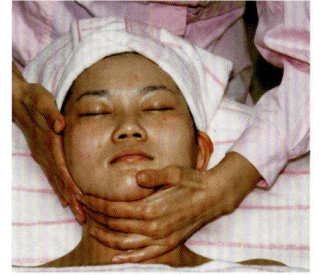

图2-1-18

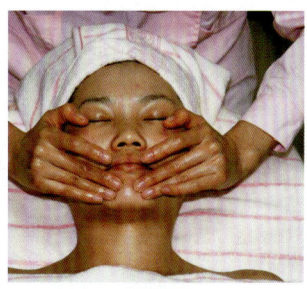

图2-1-19a

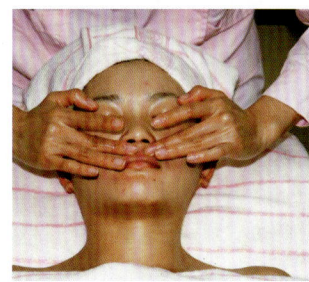

图2-1-19b

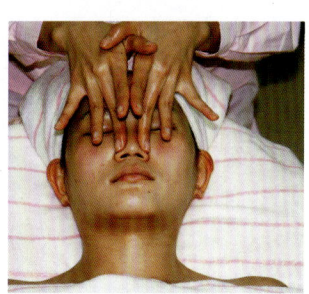

图2-1-20

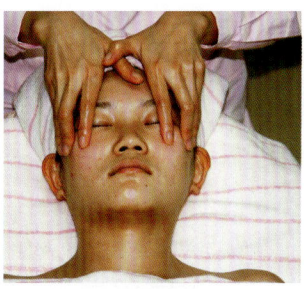

图2-1-21

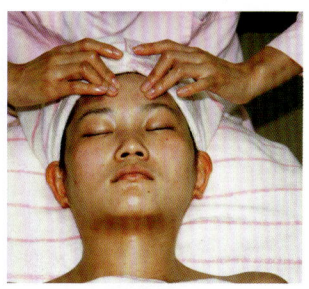

图2-1-22

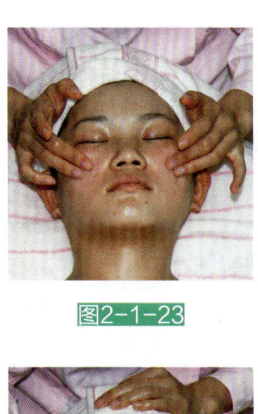
图2-1-23

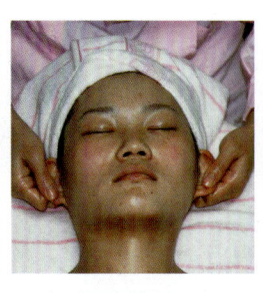
图2-1-24

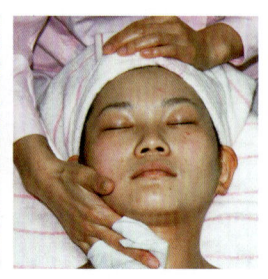
图2-1-25

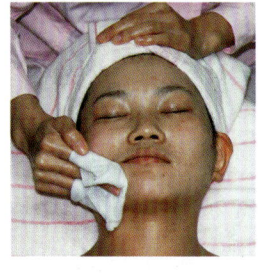
图2-1-26

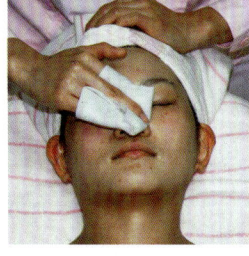
图2-1-27

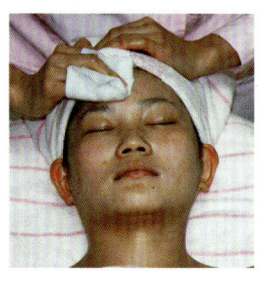
图2-1-28

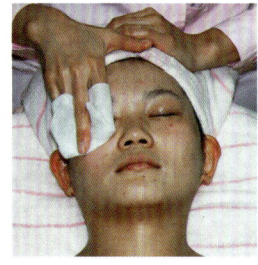
图2-1-29

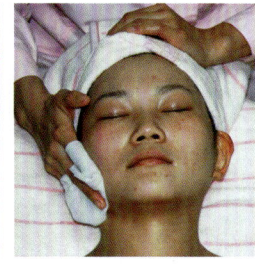
图2-1-30

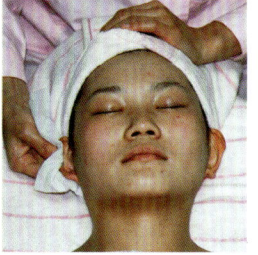
图2-1-31

擦动，由下颌擦拭到耳根（见图2-1-25）。

② 擦拭唇面，将一次性面巾翻面进行使用或者更换面巾进行清洁（见图2-1-26）。

③ 擦拭鼻部，由下至上，防止化妆品进入鼻孔（见图2-1-27）。

④ 擦拭额头皮肤（见图2-1-28）。

⑤ 更换面巾清洁眉毛及眼部皮肤（见图2-1-29）。

⑥ 清洁面颊，擦拭顺序由下颌至耳后、由嘴角至耳中、由鼻翼至耳上（见图2-1-30）。

⑦ 擦拭耳部皮肤（见图2-1-31）。

⑧ 更换面巾清洁另一侧面部，步骤重复1~7。

3. 洁肤品的选择与使用方法

人的皮肤表面都有一定数量的皮脂，起润泽作用。若经常用碱性洁肤品或品质低劣的香皂洗面，会洗去皮脂，使皮肤干涩。有些人皮脂腺特别发达，就是因频繁使用香皂洁面造成的。因面部皮脂被洗去后，皮脂腺又会重新产生乳化皮脂膜，到一定程度时，皮脂腺由于强烈刺激而过分发育并增加体积而变得十分巨大，导致皮肤粗糙。常用的洁肤品有香皂、洗面奶、清洁霜、洗面啫喱。

（1）香皂的使用（略）

（2）洗面奶

洗面奶性质温和，其碱性小于香皂，但清洁效果仍良好，为美容院常用的洁肤品。常用于皮肤护理之前。

使用方法为：

① 先用温水湿润面部皮肤。

② 将洗面奶均匀抹开。

③ 用指腹在面部打圈揉洗皮肤。

④ 用清水将洗面奶清洗干净。

（3）清洁霜

清洁霜的主要成分为矿物油，常用于卸妆，尤其对油性化妆品及毛孔中的污物清洁力强。

使用方法为：

① 将清洁霜薄薄地涂于皮肤上。

② 用指腹轻轻揉搓皮肤，以使污物溶于清洁霜中。
③ 用纸巾或棉片将皮肤擦净。
④ 用洗面奶清洁皮肤。
（4）洗面啫喱、洁面膏

其液体较黏稠，泡沫丰富，适宜混合、油性皮肤，清洁效果良好。

使用方法是：
① 先将其适量倒入左手掌心。
② 右手指蘸水后，用中指和无名指指腹在左掌心成环状打圈，将其稀释，并揉搓起泡沫。
③ 将稀释并起泡沫后的皂液涂抹于面部，以洗面动作清洁面部。
④ 用温水清洗面部。

4. 脱屑

脱屑是深层清洁皮肤的护理方法。随着皮肤的不断自我更新，最外层的死细胞会不断脱落，由新生的细胞来补充。在某些因素的影响下，死细胞的脱落过程过缓，当其在皮肤表面堆积过厚时，皮肤会显得粗糙、发黄、无光泽，并影响皮肤正常生理功能的发挥。此时可借助人工的方法，帮助堆积在皮肤表层的死细胞去除，这就是脱屑。

皮肤脱屑的方式可分为三类，即：自然脱屑（生物性脱屑）、物理性脱屑和化学性脱屑。

（1）自然脱屑（生物性脱屑）

是由皮肤自身正常的新陈代谢过程，即表皮细胞经过一定时间由基底层逐渐生长到达皮肤表面，变为角化死细胞而自行脱落。

（2）物理性脱屑

是不通过任何化学手段，只使用物理的方法使表皮的角质层发生位移、脱落。物理性脱屑是利用磨砂膏中的细小砂粒，或去皮的苹果核、杏仁等破碎后的颗粒等与皮肤摩擦，使附着于皮肤表皮的死细胞脱落。此脱屑方法对皮肤的刺激性较大，一般情况下，仅适用于多油部位。

（3）化学性脱屑

将含有化学成分的去死皮膏、去死皮水涂于皮肤表面，使其将附着于皮肤表层的角质细胞软化、除去的方法，称为化学性脱屑。此脱屑方法较适于干性、衰老性皮肤。

（4）脱屑的步骤、方法

磨砂膏的使用

磨砂膏对皮肤有一定的刺激，频繁使用会损伤皮肤。其使用方法为：

① 用洗面奶彻底清洁面部，并用蒸汽蒸面后，取少量磨砂膏，分别涂于前额、两颊、鼻部、下颏处，均匀抹开。
② 双手中指、无名指并拢，蘸水以指腹按额部、双颊、鼻部、下颏的顺序，打小圈，拉抹揉擦。干性、衰老皮肤脱屑时间短；油性皮肤脱屑时间稍长；"T"形部位脱屑时间稍长；眼周围皮肤不做磨砂。整个脱屑过程以3~5分钟为宜。
③ 将磨砂膏彻底清洗干净。

去死皮膏（液）、脱屑水的使用

ⅰ 将去死皮膏（液）或脱屑水均匀薄涂于面部（眼周围除外）。
ⅱ 停留片刻（停留时间注意看说明）。
ⅲ 将纸巾垫于面部皮肤四周。
ⅳ 左手食指、中指将面部局部皮肤轻轻绷紧，右手中指无名指指腹将绷紧部位的去死皮膏（液）及软化角质细胞一同拉抹除去。拉抹的方向是从下端往上拉抹、从中间部位向两边拉抹。
ⅴ 用清水将去死皮膏（液）彻底洗净。

（5）脱屑的注意事项

① 脱屑的方法与用品应根据顾客的皮肤性质而定，但无论选用物理还是化学脱屑方法。对于发炎、外伤、严重痤疮、特殊脉管状态等问题皮肤均不适用。

② 脱屑的间隔时间可根据季节、气候、皮肤状态而定，不可过勤，以免损伤皮肤。每月可做1~2次。

二 面部按摩

现代人生活在紧张而快节奏的环境中，皮肤经常处于紧张、疲劳状态，造成皮肤衰老加快。为了保养皮肤，延缓衰老，人们越来越重视皮肤的护理，而皮肤按摩是保养皮肤的有效方法之一。作为美容师，只有熟练掌握科学的按摩方法，才能在工作中帮助顾客达到满意的护肤效果。

1．概念

按摩又称推拿，是在中医基础理论指导下选用适当的手法、按照特定的技巧动作，作用于人体体表的有效穴位、相关的经络部位，以补益脏腑、运行气血、调整经络，达到养护、调理皮肤、毛发、形体，提高生理机能、延缓衰老进程、保持人体健美的目的。

2．按摩的特点

（1）重视局部，联系整体。

（2）调理为主，放松身心。

（3）操作简单，安全可靠。

3．按摩的目的与功效

（1）促进血液循环，促进细胞新陈代谢，给皮肤组织补充营养。

（2）按摩不仅可以增加体温，还可以增加皮脂和汗液的分泌，从而使毛孔打开，将废物、污垢、油脂等清除。

（3）使皮肤变得柔软、润泽，皮肤组织紧密而富有弹性。

（4）排除积于皮下过多的水分，消除肿胀和皮肤松弛现象，有效地延缓皮肤衰老。

（5）使皮下神经松弛，得到充分休息，消除疲劳，减轻肌肉的疼痛和紧张感，令人精神焕发。

4．按摩手法的基本要求

（1）持久　指手法能持续运用一定时间，以保持动作和力量的连贯性，不能断断续续。

（2）均匀　指手法的节奏性和用力的平稳性，不能时快时慢，施力不能时轻时重。

（3）柔和　指手法应平稳灵活，力量缓和，轻而不浮，重而不滞；不能用蛮力或爆发力。

（4）有力　指手法必须具备一定的力量，但不是固定不变的，而是根据体表位置、皮肤性质、顾客承受力和手法性质等而定。

5．手法的分类

（1）仪器按摩　利用电动按摩器接触皮肤，对面部进行按摩。利用高频振动来刺激面部皮肤，促进皮肤的血液循环，增加面部的营养供应，并能刺激深层组织，使皮肤紧实而富有弹性。仪器按摩的基本方法简便、易掌握，减轻了美容师的劳动强度。

（2）人工按摩　包括用手指、手掌、腕部、肘部以及肢体其他部位直接在患者体表操作。由于操作的形式和刺激的强度、力量、时间长短的不同，其动作和操作方法也各有不同。

按摩手法见于文字的至今约有110余种，但一般常用的不过30余种。这些手法在应用中有其一定的规律：

① 垂直用力　是自上而下施以不同的力度。如

按、压、点、滚、掐等手法。

② 平面用力　将力作用于体表，做上下、左右、前后或盘旋等往返施力，如摩、平推、擦、直推等手法。

③ 对称合力　以双手或两指同时施力，如捏、搓、挤、提拿、提捏等手法。

④ 对抗用力　以相反方向用力，如牵引、拔伸、斜扳等手法。

⑤ 被动动作　旋转、屈伸运动关节，如扳、背、摇等手法。

6. 常用按摩手法

（1）按法：以手指或手掌置于面部，逐渐施力。

种类：掌按法、指按法、掌根按法、拳按法、肘按法等。

功效：通经活络、活血止痛、放松肌肉等。

操作要领：用力稳，力度由轻到重，忌爆发力。

适用范围：头面部、颈部、四肢、腰背部、胸腹部等。

（2）摩法：以全掌或多指指腹配合置于体表一定的部位上，做环形而有节奏抚摩的方法。

种类：指摩法、掌摩法、大鱼际摩法、小鱼际摩法等。

功效：和中理气、消积导滞、活血祛瘀等。

操作要领：紧贴体表，向下的压力要小于环形移动的力量。

适用范围：头面部、颈部、四肢部、躯干部等。

（3）按揉法：以指腹或掌根置于一定的部位进行短时间的按压，再做旋揉或边按边揉。

种类：拇指按揉法、多指按揉法、鱼际按揉法、掌根按揉法等。

功效：开窍提神、调和气血、散寒止痛等。

操作要领：紧贴体表，向下的压力要小于环形移动的力量。

适用范围：全身各部位。

（4）推法：以指、掌等部位，着力于体表的一定部位、穴位或按肌肉做单方向的直线或弧线移动的方法。

种类：指推法、掌推法、拳推法、鱼际推法、肘推法等。

功效：消极导滞、解痉镇痛、消散硬结、通经理筋、消肿活血等。

操作要领：紧贴体表，动作要稳、匀速、均力。

适用范围：头面部、颈部、四肢部、躯干部、胸腹部等。

（5）抹法：以单手或双手拇指或多指指腹紧贴皮肤，做直线或弧线推动的方法。

种类：指抹法、掌抹法等。

功效：开窍醒目、清脑明目、和中理气等。

操作要领：用力均匀，动作轻柔。做头面部抹法时动作要连续不断，一气呵成。

适用范围：头面部、颈部、手掌部、胸腹部等。

（6）点法：以指端固定于体表某一部位或穴位上做点压的方法。

种类：拇指点法、屈指点法、屈食指点法、肘点法等。

功效：通经活络、消肿止痛、祛风散寒、调和阴阳等。

操作要领：用力稳，不可前后移动；部位准确，柔和深透。

（7）掐法：以手指置于体表一定部位上，向下压迫。

种类：双拇指掐法、中指法等。

功效：开窍醒目、解除痉挛等。

操作要领：用力稳，切忌滑动，力度适中。掐后以揉法继之，以缓和刺激。

适用范围：面部、四肢末梢等部位。

（8）颤法：以手掌、拇指或多指按于一定的穴位或部位，进行高频率的颤抖。

种类：掌颤法、拇指颤法、多指颤法等。

功效：活血化瘀、解痉止痛、消除疲劳等。

操作要领：频率稍快，用力均匀，压力适中。

适用范围：全身各部位。

7. 按摩常用穴位

（1）面部常用穴位（见图2-1-32）

① 太阳穴

定位：眉梢与外眼角连线中点外开1寸凹陷处。

美容功效：清利头目、除皱益颜、去除鱼尾纹。

② 四白穴

定位：目正视，瞳孔直下，眶下孔凹陷中。

美容功效：泽面除皱、明目、消除面目浮肿。

③ 大迎穴

定位：在下颌角前下1.3寸处。

美容功效：去除面部皱纹、唇皱、行瘀泽肤。

④ 颧髎穴

定位：正坐平视，在目外眦之下，颧骨下缘凹陷处。

美容功效：祛风消肿。

⑤ 睛明穴

定位：目内眦旁开0.1寸处。

美容功效：祛风明目、除皱益颜。

⑥ 印堂穴

定位：两眉头连线的中点（对准鼻尖处）。

美容功效：镇静安神、去除额头皱纹。

⑦ 翳风穴

定位：耳垂后方下颌角与颞骨乳突之间的凹陷处。

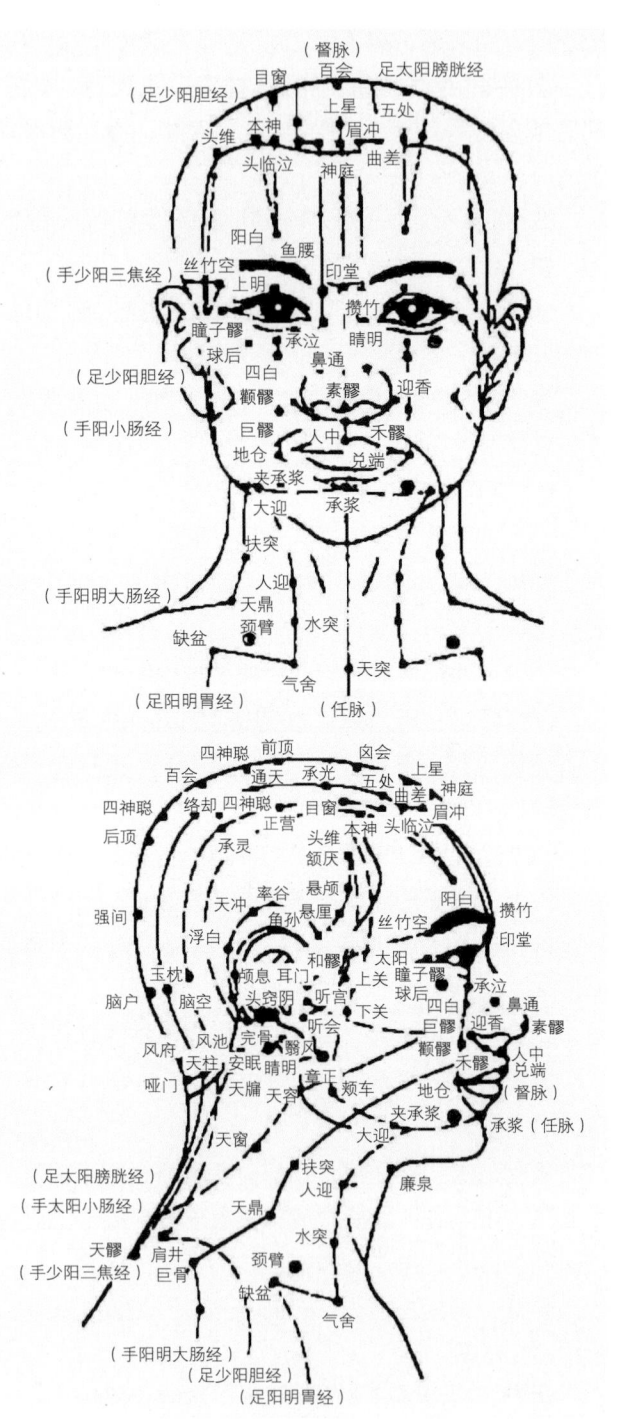

图2-1-32

美容功效：疏风清热、活络消肿。
⑧ 听宫穴
定位：耳屏与下颌关节间凹陷处，张口呈凹陷处。
美容功效：疏风通络、开窍聪耳。
⑨ 听宫穴
定位：听宫下方，与耳屏切迹相平。
美容功效：益聪利耳、通经活络。
⑩ 攒竹穴
定位：眉头内侧端凹陷处。
美容功效：祛风明目、除皱益颜。
⑪ 鱼腰穴
定位：眉毛中点与瞳孔直对处。
美容功效：清热明目、悦颜生眉。
⑫ 丝竹空穴
定位：眉梢外侧端凹陷处。
美容功效：疏风明目、除皱美容。
⑬ 瞳子髎
定位：眼外眦外侧，眶骨外侧缎凹陷中。
美容功效：疏风清热、明目除皱。
⑭ 承泣穴
定位：眼正视，瞳孔直下，眶下缴与眼球之间。
美容功效：明目除皱、消除眼睑浮肿。
⑮ 迎香穴
定位：鼻翼分开0.5寸，鼻唇沟中。
美容功效：洁面润肤、消除面痒浮肿与粉刺、去除面部皮肤皱纹。
⑯ 地仓穴
定位：口角旁开0.4寸。
美容功效：活血润颜、去口周皱纹。
⑰ 人中穴
定位：鼻唇沟中上1/3处。
美容功效：消除面部浮肿。

⑱ 承浆穴
定位：颌唇沟中的正中陷处取穴。
美容功效：祛风通络、消肿益颜。
⑲ 上关穴
定位：耳前，颧弓上缘，下关直上方凹陷处。
美容功效：清热洁面、除皱养颜。
⑳ 下关穴
定位：颧弓与下颌切迹之间的凹陷中。
美容功效：清热洁面、除皱养颜。
㉑ 颊车穴
定位：下颌角前上方一横指凹陷中，咀嚼时咬肌隆起最高处。
美容功效：祛风通络、行瘀泽肤。
㉒ 球后穴
定位：两眼平视，眼眶下缘外1/4与内3/4交界处。
美容功效：疏风清热、明目除皱。
㉓ 耳门穴
定位：耳屏上切迹前，张口凹陷处。

（2）头部常用穴位（见图2-1-33）
① 百会穴
定位：两耳尖连线与头部正中线交点处取穴。
美容功效：健脑安神、清热益颜。
② 四神聪
定位：百会穴前、后、左、右各1寸处取穴（四穴一名）。
美容功效：疏风清热、镇静安神。
③ 神庭穴
定位：头部正中线，入发际0.5寸处取穴。
美容功效：去头昏目眩、消头面肿痛。
④ 头维穴
定位：额角发际直上0.5寸（距发际正中线4.5寸处）。

美容功效：祛风止痛、镇静安神、明目生发。

⑤ 风池穴

定位：枕骨下缘，胸锁乳突肌与斜方肌起始部凹陷处，与耳根相平。

美容功效：疏风散邪、聪耳通络。

⑥ 风府穴

定位：后发际正中直上1寸，枕骨粗隆直下凹陷处取穴。

美容功效：去头痛目痛、颈项强直。

⑦ 头临泣

定位：神庭穴旁开1.5寸处。

美容功效：镇静安神、明目生发。

（3）肩、颈部常用穴位（见图2-1-33）

① 大椎穴

定位：第七颈椎棘突下凹陷处。

主治：祛风活络、清热解毒。

② 肩井穴

定位：大椎穴与肩峰连线的中点处取穴。

主治：风寒发热、肩背肿痛。

③ 肩髃穴

定位：肩峰前下方，肩峰与肱骨大结节之间。上臂平举时，肩部出现两个凹陷。前方的凹陷取穴。

主治：颜色枯焦、肩背肿痛。

④ 肩髎穴

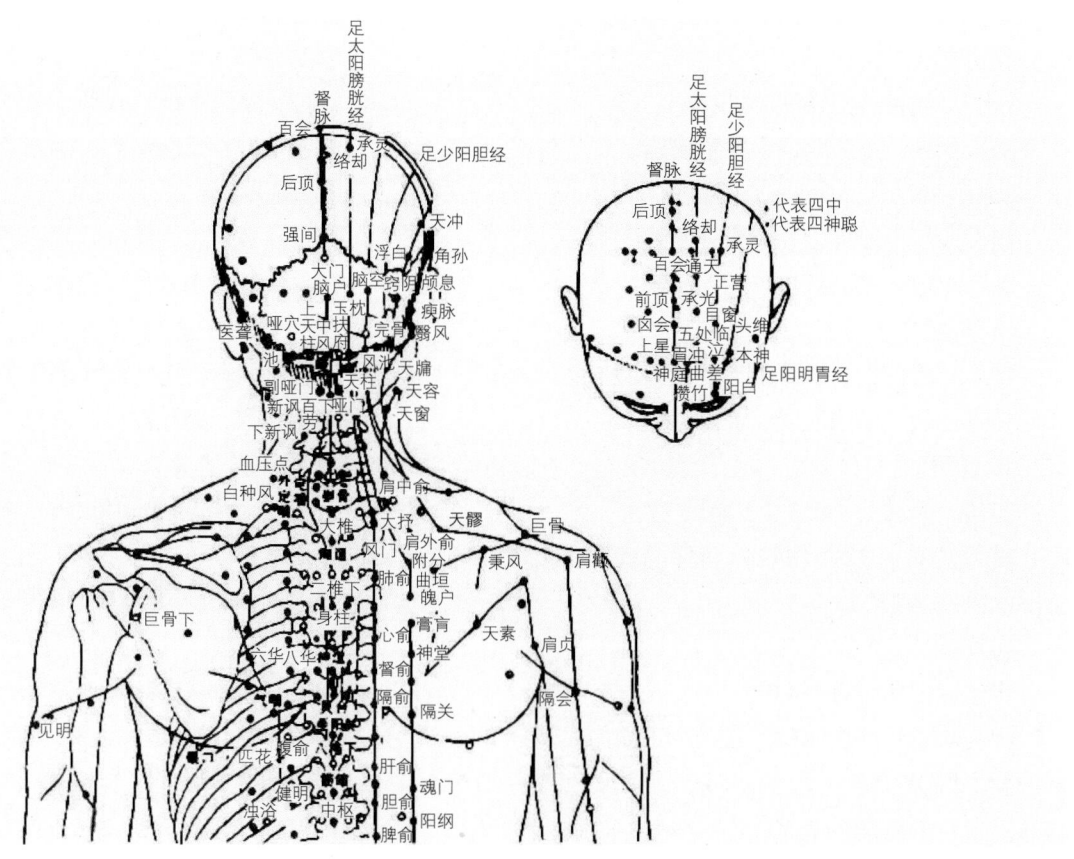

图2-1-33

定位：肩峰后下方，上臂平举时，于肩隅穴后寸许之凹陷中取穴。

主治：肩关节及上肢外侧疾病。

⑤肩中髎穴

定位：大椎穴旁开2寸处取穴。

主治：肩背疼痛、颈椎病。

⑥肩外俞穴

定位：第一胸椎棘突下，旁开3寸处取穴。

主治：肩背酸痛、颈项强直。

⑦气舍穴

定位：锁骨内侧端上缘，于胸锁乳突肌胸骨头与锁骨头之间取穴。

主治：咽喉肿痛、气喘。

⑧廉泉穴

定位：正坐，微仰头，在喉结上方，于舌骨的下缘凹陷处取穴。

主治：咽喉肿痛、音哑。

⑨巨骨穴

定位：锁骨肩峰端与肩胛冈之间凹陷处取穴。

主治：肩背疼痛、活动不利。

（4）肩部的骨骼、肌肉

①肩部骨骼

锁骨：构成颈、胸交界处的呈"~"形细长骨骼，左右各一块。

肩胛骨：位于胸廓的后外上方的三角形扁骨，左右各一块。

肱骨：构成上臂的长骨。它的上端与肩胛骨、锁骨共同构成肩关节。

②肩、背部肌肉

斜方肌位于颈部和背上部的浅层，为三角形的阔肌，左右各一块，合在一起呈斜方形。收缩时可以使肩胛骨运动并参与头部转动。

背阔肌位于背的下半部和胸的后外侧，收缩时可以控制手臂的摇摆动作。

三角肌位于肩上的三角形肌肉，使肩部外形丰隆。收缩时可以控制肩关节活动，抬举、转动上臂。

8. 美容师的手部训练（手部灵活性和协调性训练）

美容师在用双手为顾客进行按摩时，手的动作要做到灵活地适应人体各部位的变化，根据体表位置及状态的不同，调整按摩的手法及力度，并保持平稳的节奏。这就要求美容师的双手具有良好的灵活性与协调性，经常做手部运动训练可以达到这个目的，并保持良好的手形。

（1）腕关节灵活性训练

①甩手

动作要领：两臂相对弯曲，前臂平端。十指指尖向下，掌心朝向自己，双手在胸前做快速的上、下及左、右甩动，以促进手部血液循环，活动腕部关节（见图2-1-34）。

②旋腕

动作要领：两臂相对弯曲，十指相互交叉对握，分别向前、后、左、右旋转，活动腕关节（见图2-1-35）。

（2）指及指掌关节的灵活性训练

①高抬指、单指点击

五指自然分开，指微曲，掌心向下。分别以五个手指指尖点于桌面（或膝盖）上，任抬起一指，有节奏地快速点击桌面（或膝盖）（见图2-1-36）。

动作要领：指尖尽量高抬。尽力提高点击速度。除做点击运动的手指外。其他手指不能移动，不能离开桌面（或膝盖）。五个手指依次点击，训练指关节，特别是指掌关节的灵活性。

②单指三点定位点击

五指自然分开，指微曲，掌心向下。分别以五个手指的指尖点于桌面（或膝盖）上。任抬起一指，

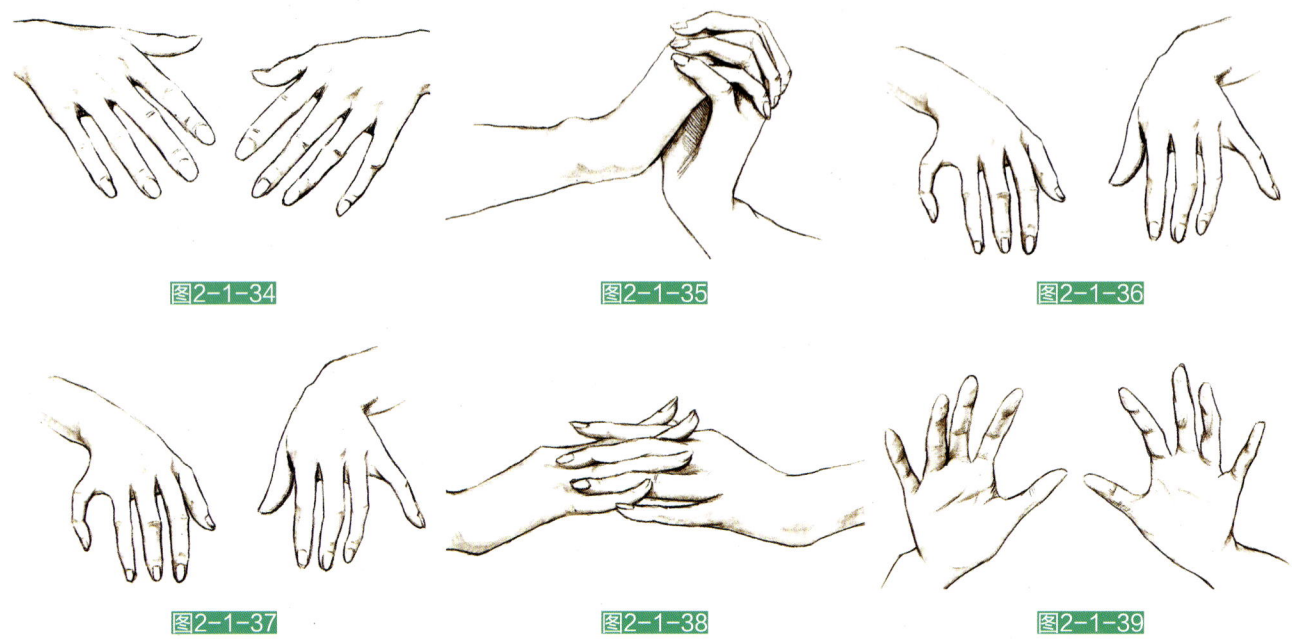

图2-1-34　　　　　　　图2-1-35　　　　　　　图2-1-36

图2-1-37　　　　　　　图2-1-38　　　　　　　图2-1-39

分别按顺时针或逆时针方向依次有节奏地快速定位点击A、B、C三点，循环点击。

动作要领：指尖尽量高抬。点击动作连贯。尽力提高点击速度。除做点击运动的手指外，其他手指不能移动，不能离开桌面（或膝盖）。五个手指依次点击，训练指及指掌关节的灵活性。特别训练指尖的到位能力（见图2-1-37）。

（3）指形训练

动作要领：双手对位，十指相互交叉于指根部。右手微握拳，五指自指根部将左手指卡紧，用力带向左手指尖。多次反复后，左右手交换。如此训练，可促进血液循环，保持良好的手形（见图2-1-38）。

（4）手部韧带训练

① 抛球

动作要领：两臂自然弯曲，上臂保持下垂，前臂向上抬起，双手微握拳，想象手中各紧握一个小球，甩动前臂，用力将想象中的小球抛出。"抛出"时，手指尽力张开向手背方向绷紧。

如此多次反复，可伸拉掌部韧带，活动手指、指掌、手腕关节，使之强健有力（见图2-1-39）。

② 双掌对推

动作要领：大臂抬起，前臂放平，双手指尖向上，在胸前合十。右手手指部位用力将左手手指尖有节奏地推向左手手背方向数次后，左右手交换。如此交替左右推掌，以运动双手手掌、手腕部，并抻长韧带，增加手的灵活性（见图2-1-40）。

③ 抻拉手背部韧带

动作要领：双手交叉对握，左手前臂向上竖直立起，右手指根分别卡住左手指端，同时右手指尖用力点住左手指掌关节。

施力要领与方向：用右手大臂带动前臂做有节奏的上下振颤，抻拉左手背部韧带；右手指尖点住左手指掌关节，有节奏地向手心方向带。同时，尽力将右手指根部向上抬起，抻拉手掌部韧带（见图2-1-41）。

注意事项：这节手操的用力方向复杂，在训练时要注意动作的协调性，几个方向的力应同时作用。振颤动作要循序渐进，慢慢加力。不可突然用力过猛。

（5）多指交替点击

动作要领：双手手指自然弯曲，十指指尖点于桌面（或膝盖部）。分别由拇指开始至小指依次快速点击桌面（或膝盖部），然后返回。点击时，十指的力度、速度要均匀，并逐渐加快速度。如此反复训练，可锻炼手指间的协调性（见图2-1-42）。

（6）正向轮指

动作要领：双手指中关节微曲，手指绷直。在向尺侧稍旋腕的同时，从食指依次至小指，分别带向掌心的瞬间，以指腹着力，点弹在桌面（或膝部）的同一点上。此后，食指至小指均已收入掌心，呈握拳状，拇指仍伸向手背部。如此反复，可训练手指和指掌关节的灵活性及手指间的协调性（见图2-1-43）。

（7）反向轮指

动作要领：双手指关节微曲，手指绷直。在向挠侧旋腕的同时，从小指依次至食指，分别带向掌心的瞬间，以指腹着力，点弹在桌面（或膝部）的同一点上，此后小指至食指均已收入掌心，呈握拳状，拇指仍伸向手背部。如此反复，可训练手指和指掌关节的灵活性及指间的协调性。

（8）外向轮指

动作要领：双手指掌关节微曲，手指绷直。在双掌向外旋翻的同时，从小指依次至食指，以指腹着力，分别运动指掌关节，点弹桌面（或膝部）后，向手背方向自然分开、绷直。如此反复，可训练手指和指掌关节的灵活性及指间的协调性。

此套手部训练动作，简单易掌握，不受场地、时间限制。长期坚持每日练习2~3次，对训练手指的灵活性、协调性及保持手形，会起良好的作用。

9. 按摩的步骤、方法

面部美容按摩作为皮肤护理的重要内容之一，在世界各地广泛运

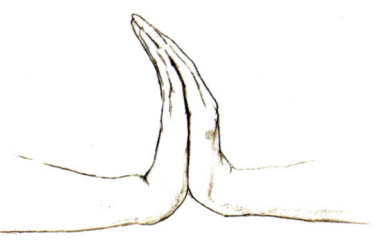

图2-1-40

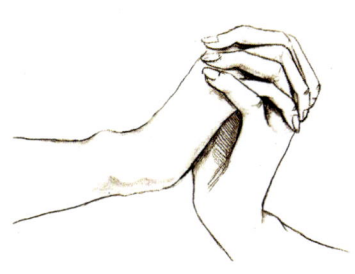

图2-1-41

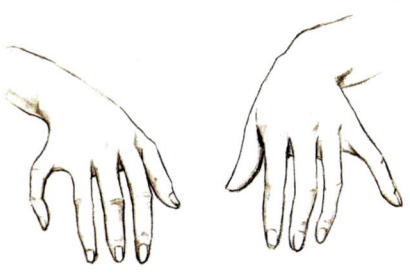

图2-1-42

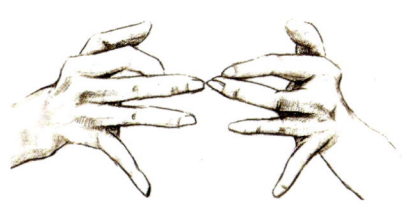

图2-1-43

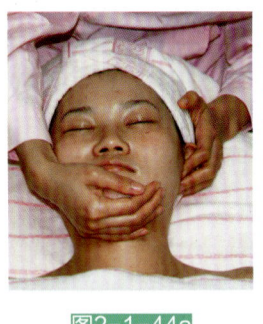
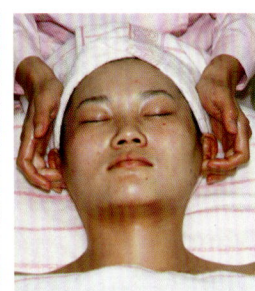
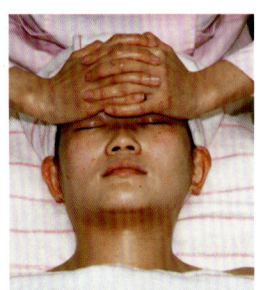

图2-1-44a　　　　　　　图2-1-44b　　　　　　　图2-1-45

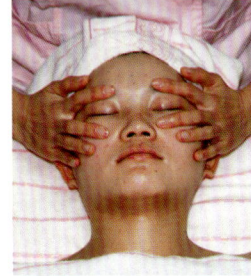
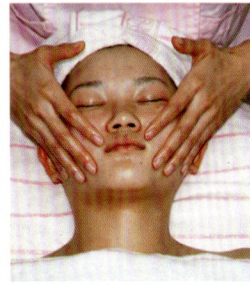
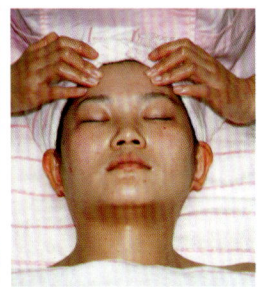

图2-1-46　　　　　　　图2-1-47　　　　　　　图2-1-48

用，各具特色，起着养颜防衰老的作用。在学习时，主要注意掌握不同部位的不同方法，在实际运用时，应根据顾客的皮肤特点灵活运用。

（1）面部整体按摩

整体按摩一般用于按摩的开始和结束。用于开始的整体按摩动作简单、连贯，着力面积大，用力均匀。美容师可以通过整体按摩中抚、抹、摩、点等手法，使由于种种原因感到紧张、疲劳的顾客很快放松、感觉舒适。通过双手时轻时重的抚摩和点揉，美容师和顾客能达到心理上的默契和沟通，从而进入创造美和享受美的一种和谐的境界。

① 按抚手法

a. 拉抚下颌、点按翳风　双手横拉，分别将四指并拢，全掌着力，双手交替从对侧耳根沿下颌拉抹至翳风穴后用中指点穴，如此反复4~5次（见图2-1-44）。

b. 双手四指交叉，双掌着力于下颌上，后慢慢越过鼻头向上至眼部，此时食指、中指分开，沿上下眼眶渐渐抚拉向两侧太阳穴，边拉抚，两指边慢慢并拢。再用食指、中指的指腹按揉太阳穴（见图2-1-45）。

c. 口眼交剪手　双手食指、中指分开，沿上下唇外侧渐渐拉抚向嘴角两侧，边拉抚两指边慢慢并拢，最后用双手食指、中指的指腹同时按揉两侧太阳穴并点穴（见图2-1-46）。

d. 摩大圈　用双手四指指腹分别在面部两侧同时摩大圈。经鼻梁两侧时，双手迅速抬起，仅留中指。反复多次（见图2-1-47）。

② 操作要点

a. 拉抚下颌时全掌着力作用于体表。

b. 点按穴位时着力持续均匀，由轻而重，由浅入深，逐渐加力。

c. 点按穴位和抚摩大圈时要用指腹部位。

③ 作用

整体按摩着力面积大，用力均匀，动作简单、连贯，主要作用是增加面部血液循环速度，促进皮脂腺分泌功能，使受按摩者在短时间内充分放松，配合美容师为完成整个按摩过程做好身心准备。

（2）额部按摩

① 按摩手法

a. 双手横位，中指、无名指分别并拢，以指腹同时从眉心开始在额部向两侧横向摩竖圈至两侧太阳穴后，双手中指同时点按两侧太阳穴，如此反复数次（见图2-1-48）。

b. 额头走"V"字。中指、无名指并拢,以指腹自右侧太阳穴起,双手同时由右向左在额部上下交错走"V"字形路线,摩至左侧太阳穴时,用左手中指指腹点按左侧太阳穴,然后以同样手法由左向右再返回。如此反复数次(见图2-1-49)。

c. 双手横位,左手食指、中指尽可能大地分开,置于额部右侧太阳穴处,然后由右经额部慢慢向左移动。与此同时,右手中指、无名指并拢,以指腹在左手中指、无名指叉开处从右向左摩竖圈到太阳穴处。如此反复数次(见图2-1-50)。

d. 除"川"字纹。双手竖位,左手食指、中指分开。以指腹自鼻根部将"川"字轻轻展开,并向上慢慢移动至额中部。与此同时,右手中指、无名指并拢叠按,以指腹在左手食指、中指叉开处摩横向小圈至发际正中的神庭穴。如此反复数次(见图2-1-51)。

e. 双手横位。中指、无名指并拢,以指腹从右侧太阳穴处向左上下交错摩半圈,至前额左侧后,用左手中指指腹点按左侧太阳穴。然后以同样动作再从左向右返回,反复数次(见图2-1-52)。

f. 双手四指分别虚握拳,拇指重叠,以拇指指腹叠按神庭穴。然后双手分别向两侧分开,继续用拇指依次点按头临泣穴、头维穴,然后换中指再点按太阳穴(见图2-1-53)。

g. 双手微握拳,两拇指指尖相对,以其指腹分别从前额发际中点神庭穴,沿发际拉抹至两耳上方耳门穴。反复数次(见图2-1-54)。

h. 双手手指自然分开,平伸,以食指至小指指腹着力于前额快速点弹,并用四指指腹边打圈边快速点弹(见图2-1-55)。

i. 双手横位,全掌着力于额部,交替由眉骨轻抚至发际。如此反复数次(见图2-1-56)。

j. 两手掌竖位,分别在额中、两侧,做由下而上的拉

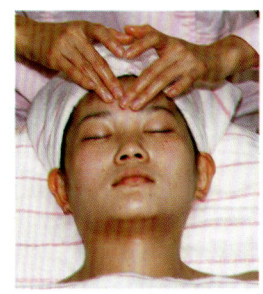
图2-1-49

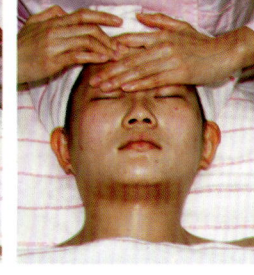
图2-1-50

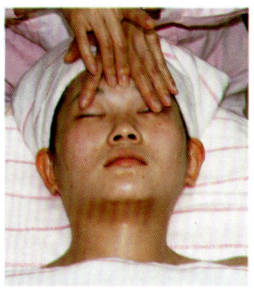
图2-1-51

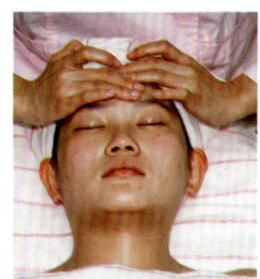
图2-1-52

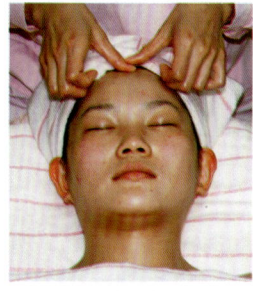
图2-1-53a

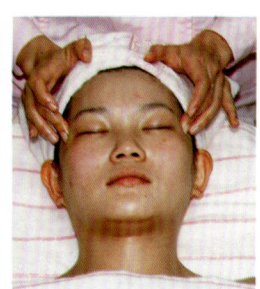
图2-1-53b

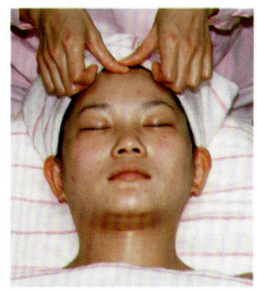
图2-1-54a

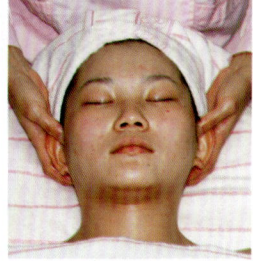
图2-1-54b

抹动作（见图2-1-57）。

k. 中指、无名指在眉中，交替做由下而上的拉抹数次后，点按印堂穴（见图2-1-58）。

② 操作要点

a. 使用指摩法时，要以关节旋转带动指腹，由浅入深，由表及里，协调连贯地盘旋转动。

b. 拉抚额部时轻而不浮，重而不滞，动作一气呵成。

c. 四指点弹前额时用力适当、均匀。

③ 作用

a. 通过指摩方法，可促进血液循环，帮助皮脂排出，舒展额部皱纹。

b. 额部拉抹可使神经最大限度地放松，减少不适感。

c. 点弹额头能起到帮助营养渗透肌肤、增加肌肤弹性的作用。

（3）眼部按摩

① 按摩手法

a. 双手横位，用中指指腹从两侧太阳穴同时沿下眼眶至鼻根摩小圈。摩至鼻根两侧时，中指抬起沿鼻梁两侧向上拉至眉头，后用中指指腹分别点按攒竹穴、鱼腰穴和丝竹空穴（见图2-1-59）。

b. 双手竖位，用中指指腹从鼻梁两侧沿下眼眶同时向两侧太阳穴方向摩小圈，并点按太阳穴。如此反复（见图2-1-60）。

c. 双手横位，中指、无名指并拢，以其指腹在眼部两侧"鱼尾"纹处逆时针方向摩小圈后点按太阳穴。反复数次（见图2-1-61）。

d. 用双手拇指指腹依次点按瞳子穴、球后穴、承泣穴、四白穴、睛明穴，然后用中指指腹点按攒

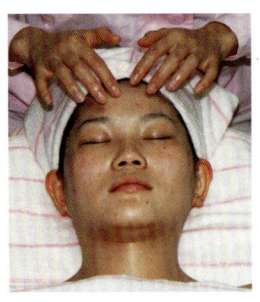
图2-1-55

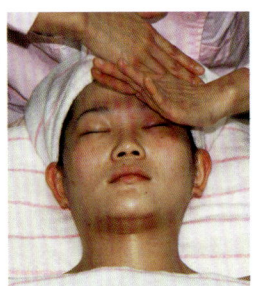
图2-1-56

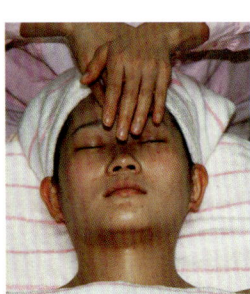
图2-1-57

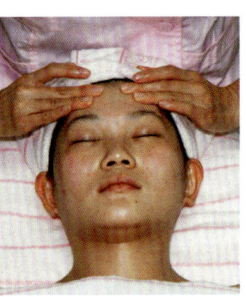
图2-1-58

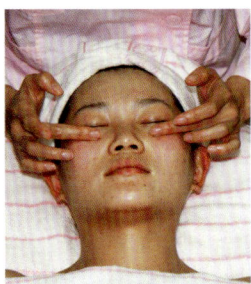
图2-1-59a

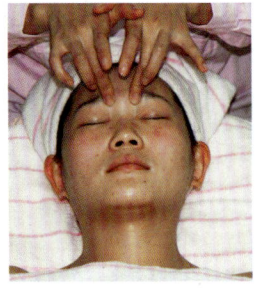
图2-1-59b

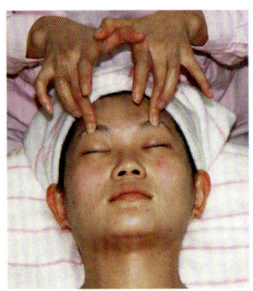
图2-1-59c

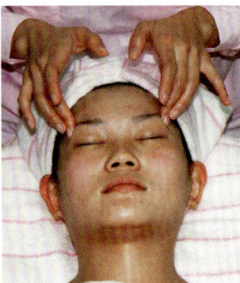
图2-1-59d

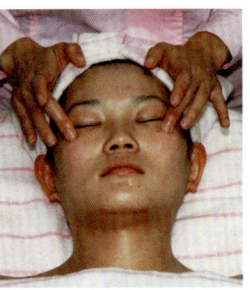
图2-1-60a

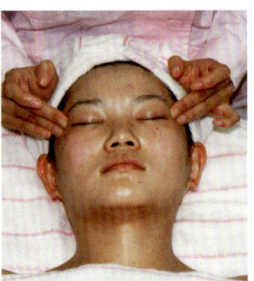
图2-1-60b

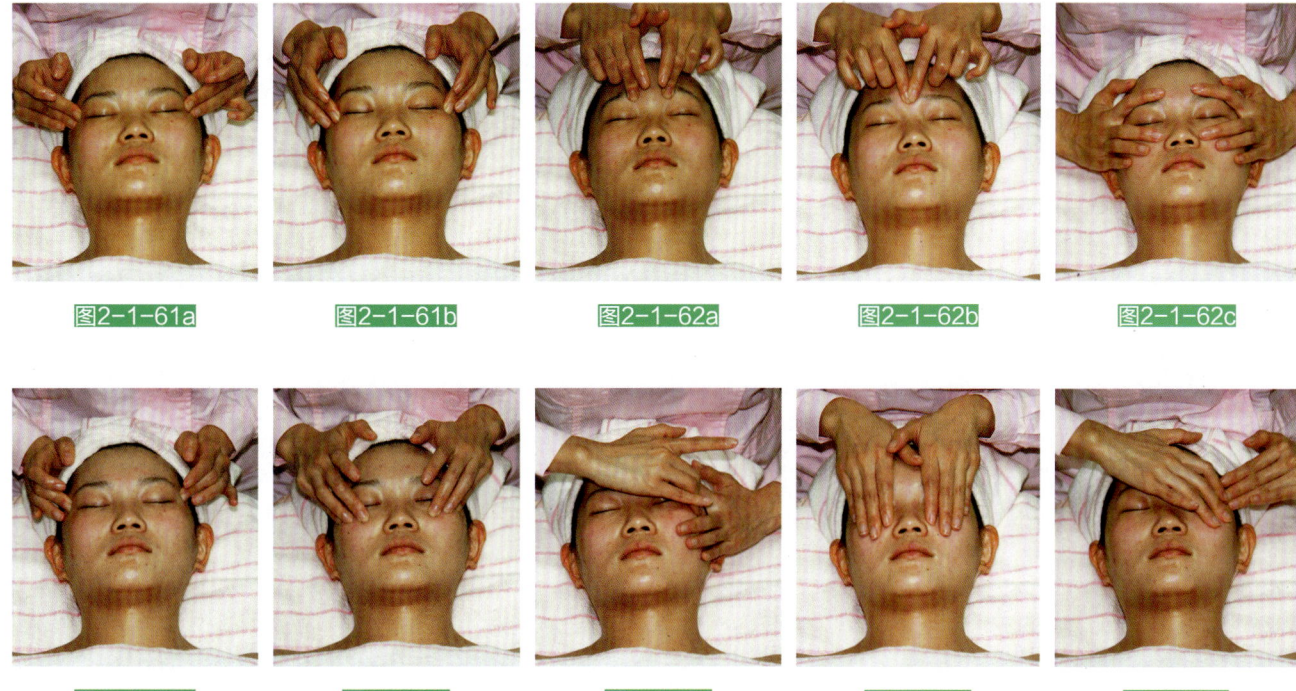

图2-1-61a　　图2-1-61b　　图2-1-62a　　图2-1-62b　　图2-1-62c

图2-1-62d　　图2-1-63　　图2-1-64　　图2-1-65　　图2-1-66

竹穴，再用双手食指重叠点接印堂穴后，做眼部交剪手；最后用中指指腹点按太阳穴（见图2-1-62）。

e. 依次用小指指腹点按瞳子穴、无名指点按球后穴、中指点按四白穴，食指点按承泣穴、四指同时抬起；然后用拇指点按睛明穴，食指重叠点按印堂穴，最后用中指分别点按攒竹穴、鱼腰穴、丝竹空穴和太阳穴（见图2-1-63）。

f. 左手中指、无名指尽量分开，展开左眼角处"鱼尾"纹。与此同时，右手中指、无名指并拢，用其指腹在左手中指、无名指之间摩小圈，然后右手中指、无名指经左眼下眼眶、鼻梁、右眼上眼眶摩至右眼外眼角"鱼尾"纹处，左右手动作交换（见图2-1-64）。

g. 双手手指自然平伸，以食指至小指指腹着力于外眼角，从外眼角沿下眼眶连续、快速地点弹到内眼角，如此反复数次后，调换上下眼眶位置，从外眼角沿眉骨点弹至内眼角（见图2-1-65）。

h. 双手横位，以中指指腹交替向上轻轻拉摩外眼角"鱼尾"纹部位，先拉摩一侧，再拉摩另一侧。反复数次（见图2-1-66）。

i. 双手竖位，四指并拢，以掌根部为主，全掌着力。双掌平行从发际向下轻推至眼部后，轻按眼球稍停片刻，然后双手向两侧抹开（见图2-1-67）。

j. 单侧交剪手提拉外眼角左手交剪手，右手中、无二指沿左侧下眼睑内侧，向外眼角轻推至太阳穴，然后，改用右手交剪手，左手中、无二指沿右侧下眼睑内侧，做轻推至太阳穴。反复数次（见图2-1-68）。

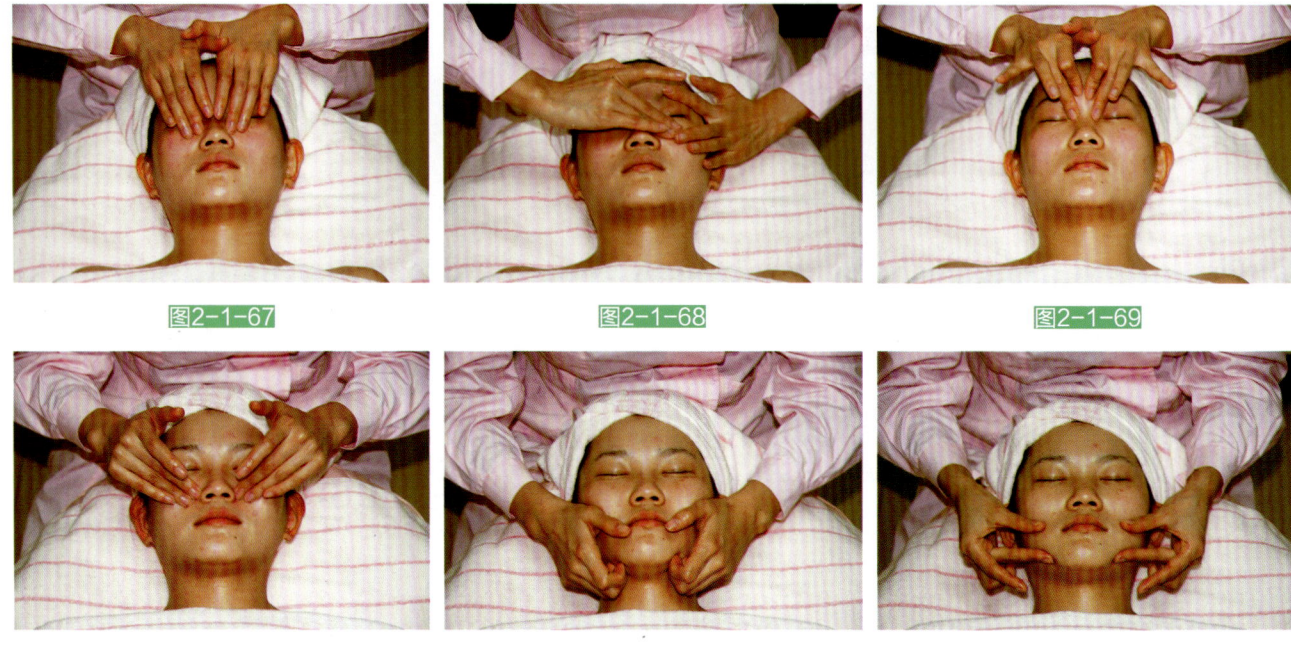

图2-1-67　　　　　　　　　图2-1-68　　　　　　　　　图2-1-69

图2-1-70　　　　　　　　　图2-1-71a　　　　　　　　图2-1-71b

k. 两手在眼部由下向上打圈3~4次后，改用食、中二指在眉头内侧交替上下提拉（见图2-1-69）。

② 操作要点

a. 点按眼部周围的穴位时，着力缓慢轻柔，稳妥准确，逐渐加力，点压力度小。

b. 按眼球时，用力方向垂直于眼球，慢慢按下，着力缓和，不使用爆发力。

③ 作用

a. 眼部按摩具有消除眼角的"鱼尾"纹，防止眼尾肌肉下垂，消除眼袋等作用。

b. 具有疏通气血、养颜明目的作用。

c. 具有放松眼部神经、增加肌肤弹性的作用。

（4）面颊按摩

① 按摩手法

a. 双手横位，中指、无名指并拢，以指腹在两侧面颊沿三条线按摩：从迎香穴经面颊摩小圈至上关穴、从地仓穴经面颊摩至听宫穴、从承浆穴经下颌再经面颊摩至听会穴。如此反复数次（见图2-1-70）。

b. 双手呈半握拳状，用大鱼际着力，在下颌部揉数圈后，再用拇指指腹与食指桡侧相对用力，快速捏提下颌；然后用同样的手法依次揉捏口角、颧部、颊部，最后用拇指指腹和食指桡侧同样快速捏提下颌口角、颧部、颊部等部位。如此反复数次（见图2-1-71a\b）。

c. 双手微握，拇指指腹与中指指腹相对，一张一合，沿迎香穴至上关穴、地仓穴至听宫穴、承浆穴至听会穴三线，反复、持续、快速、均匀地捏提（见图2-1-72）。

d. 以中指指腹轻揉并点按颊车穴后迅速弹起，

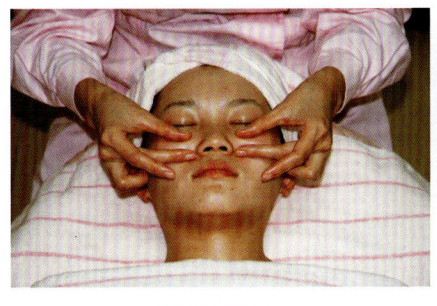
图2-1-72

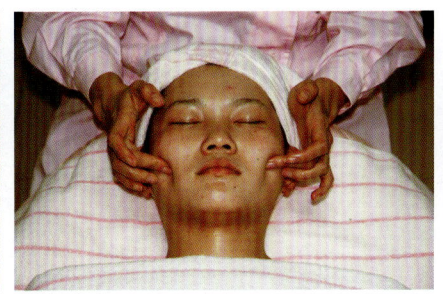
图2-1-73

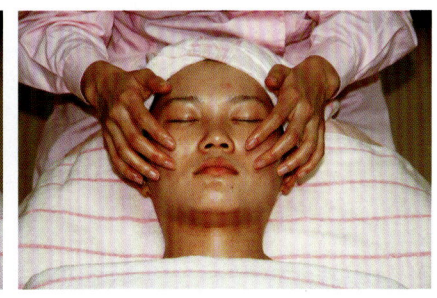
图2-1-74

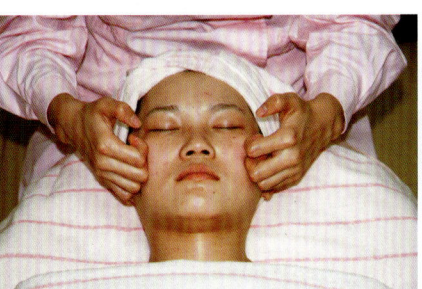
图2-1-75

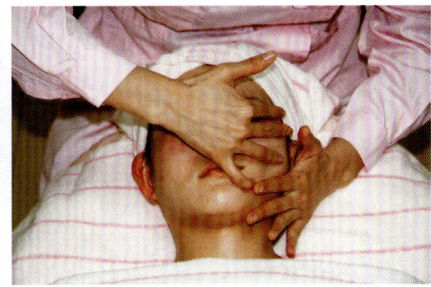
图2-1-76

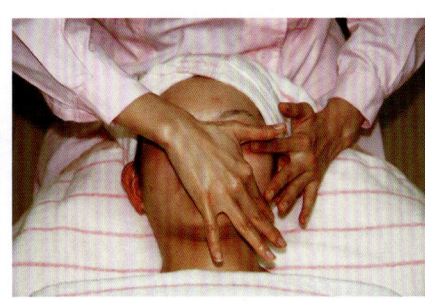
图2-1-77

然后以同样的手法依次轻揉并点按上关穴、下关穴、颧髎穴、迎香穴和地仓穴。如此反复数次（见图2-1-73）。

e. 双手手指分开，平伸。以食指至小指指腹着力于两面颊，以指掌关节的快速屈伸带动四指打圈，做连续、快速的点弹（见图2-1-74）。

f. 双手微握拳，用四指第一关节的背侧部位着力于双面颊，通过腕关节连续的屈伸摆动及指掌关节的旋转运动，带动前臂和四指关节向外、向下旋转滚动；然后用双手在两面颊同时做正向轮指（四指指腹同时点弹两颊）（见图2-1-75）。

g. 单侧同向轮指双手，食指、中指、无名指和小指四指的指腹交替从下向上轮弹左侧面颊，然后用同样的动作轮弹右侧面颊。反复数次（见图2-1-76）。

h. 单侧反向轮指以面颊左侧为例：左手做正向轮指，接右手做反向轮指（从小指至食指），双手交替。然后用同样的手法轮弹右侧面颊（见图2-1-77）。

i. 双侧同向轮指 双手食指、中指、无名指和小指等四指的指腹同时从下向上轮弹两侧面颊。反复数次（见图2-1-78）。

j. 两手背相对，小鱼际着力于鼻唇沟处，分别向两侧耳部拉抹至耳后翳风穴，后用交剪手沿耳廓上下拉抹3~4次，并分别点按耳门、上关穴、下关穴（见图2-1-79）。

k. 双手美容指分别沿颧骨下方推抹至迎香穴并点按，上移至攒竹穴并点按，后沿眉骨滑至太阳穴（见图2-1-80）。

② 操作要点

a. 滚揉面颊时，力度轻重交替，持续不断；操

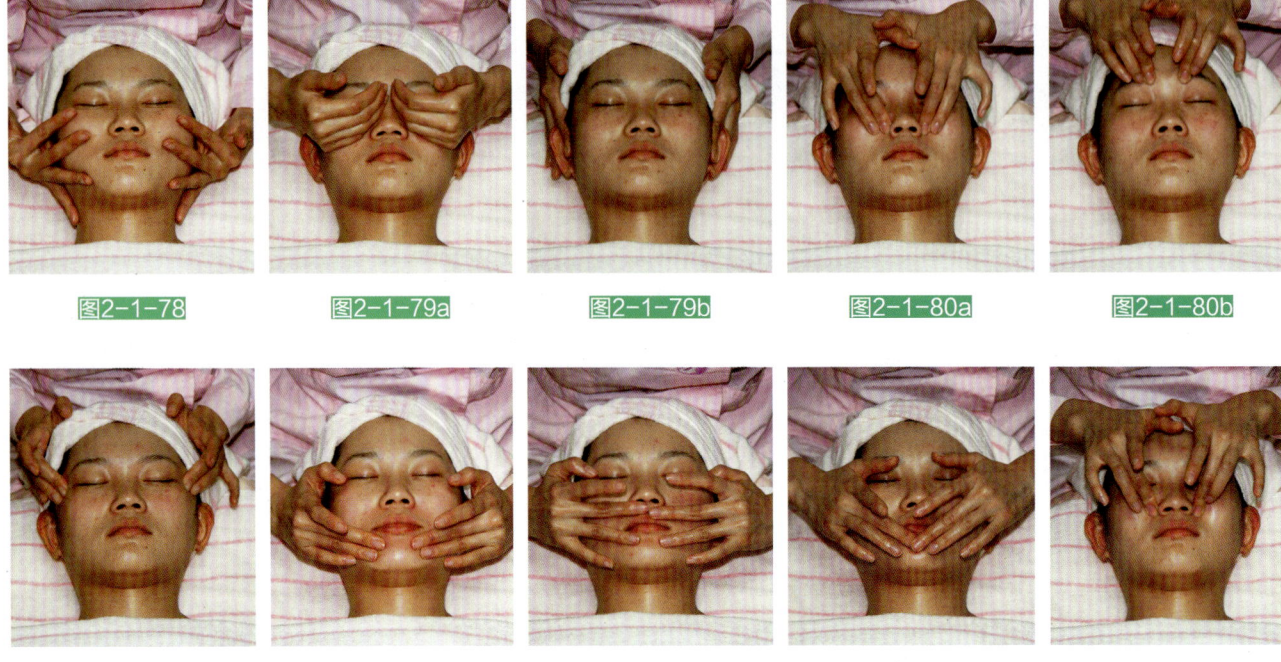

图2-1-78　　图2-1-79a　　图2-1-79b　　图2-1-80a　　图2-1-80b

图2-1-80c　　图2-1-81a　　图2-1-81b　　图2-1-82a　　图2-1-82b

作时，腕部放松，贴实面颊，不跳跃摩擦。

b. 捏面颊时使用的爆发力，刚中有柔，柔中有刚，灵活自如，柔和深透；啄捏时，手法轻重有度，连续移动，轻巧敏捷。

c. 轮指动作轻巧自如，依次不间断。

③ 作用

a. 揉、摩、弹、点面颊可以促进皮脂排出，增加皮肤弹性，疏通面部气血，减缓衰老。

b. 轮弹（轮指）面颊具有坚实肌肉、增加皮肤弹性的作用。

（5）口、鼻部按摩

① 按摩手法

a. 中指、无名指并拢，以指腹在下颌中部同时向两边拉抹至嘴角处；中指、无名指分开，推向人中穴和承浆穴（中指指腹沿上唇外侧至人中穴，无名指指腹沿下唇外侧至承浆穴）；然后中指、无名指沿相同路线拉回嘴角处；最后中指、无名指并拢，用其指腹摩向下颌中部。反复数次（见图2-1-81）。

b. 中指指腹重叠后点按承浆穴，二指分开抹向嘴角两侧的地仓穴，再点按地仓穴。双手中指再次重叠，叠按人中穴，最后两中指分开抹向鼻两侧的迎香穴点按。如此反复（见图2-1-82）。

c. 双手横位，双手食指、中指指腹在上下唇外侧至嘴角两侧交替交剪手（左手的食指、中指分开，沿上下唇外部渐渐拉抚向嘴角两侧，边拉抚，两手指边慢慢并拢）。如此反复（见图2-1-83）。

d. 双手横位，双手食指、中指的指腹在上下唇外侧至嘴角两侧做交剪手，然后向上、外拉抚至颊车穴后，用中指点颊车穴。如此反复（见图2-1-84）。

e. 双手手指平伸，两中指同时从嘴角两侧的地仓穴沿鼻唇沟上拉至鼻两翼的迎香穴，然后用拇指指腹沿原路线轻移，抹至地仓穴。如此反复（见图2-1-85）。

f. 两手中指从鼻头两侧沿鼻两翼，拉抹至睛明穴，再用中指从鼻梁最高点分别向左右两侧轻轻推抚，并慢慢移向鼻头（见图2-1-86）。

g. 双手竖位，四指平伸，拇指交叉，用中指沿鼻两翼上下轻轻推拉（见图2-1-87）。

h. 接上节手位，四指平伸，拇指交叉，当中指指腹推向鼻两翼时，在鼻两翼同时摩小圈。反复多次（见图2-1-88）。

i. 双手横位，中指、无名指并拢，以指腹从眉心经面颊、鼻两侧再到眉心摩大圈（从鼻翼摩至眉心时只用中指）；连续摩数圈后。以拇指交替上下推抹鼻两翼数次，最后停在迎香穴处，用拇指点按迎香穴后迅速抬起（见图2-1-89）。

② 操作要点

a. 多次使用点、弹手法。点、弹时轻而柔，稳而准，逐渐加力，不使用爆发力。

b. 拉抚鼻梁及摩大圈时，动作轻松自如，连贯不间断。

c. 在鼻部施力要略轻，避免顾客感觉呼吸不畅或有不舒适感。

③ 作用

a. 通过点按穴位，可以开窍通穴，调和气血，坚实肌肤，增加皮肤弹性。

b. 摩抚鼻梁及面部能加快皮肤血液循环，减少皱纹。

（6）下颏、颈部按摩

① 按摩手法

a. 双手横位，微握拳。以双手拇指在下颏部位左右往返移动，交叉搓揉（见图2-1-90）。

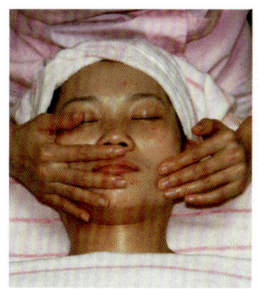
图2-1-83

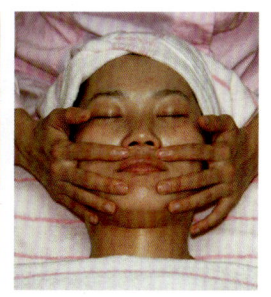
图2-1-84a

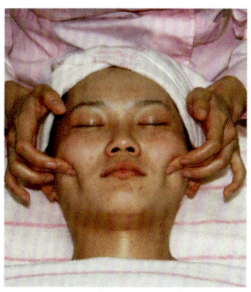
图2-1-84b

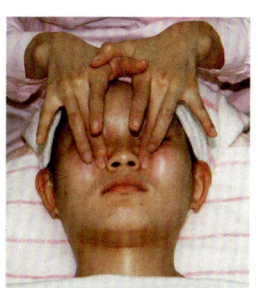
图2-1-85a

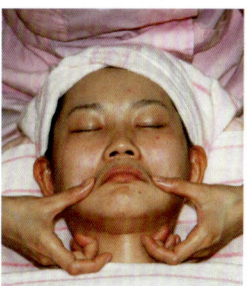
图2-1-85b

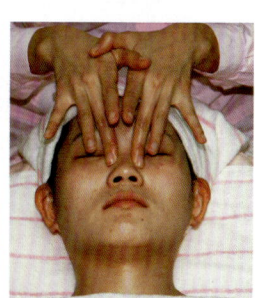
图2-1-86

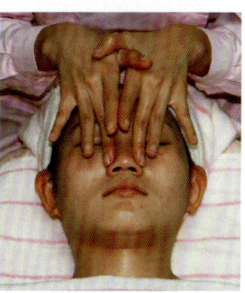
图2-1-87

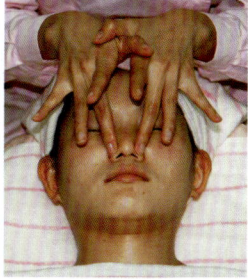
图2-1-88

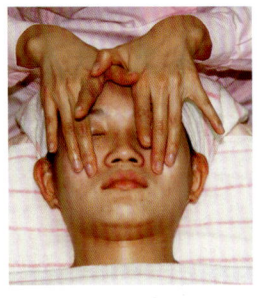 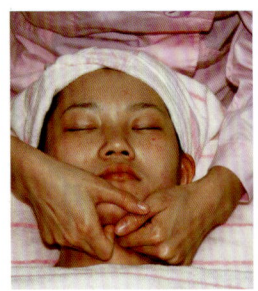 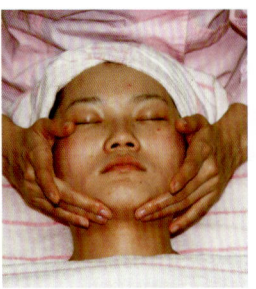 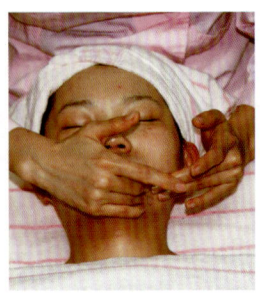 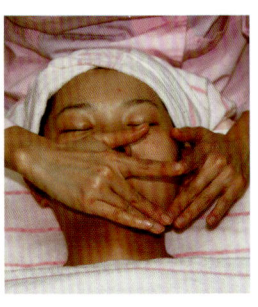

图2-1-89　　　　图2-1-90　　　　图2-1-91　　　　图2-1-92a　　　　图2-1-92b

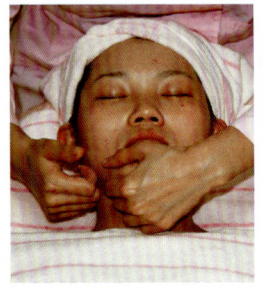 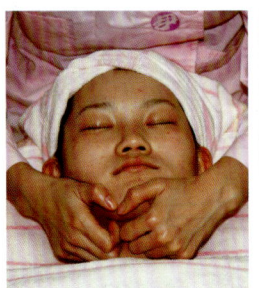 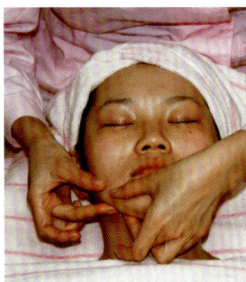 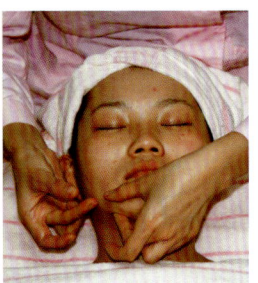 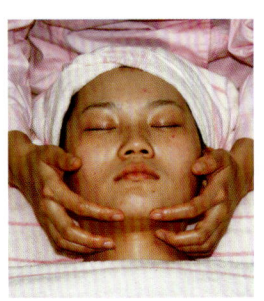

图2-1-93　　　　图2-1-94a　　　　图2-1-94b　　　　图2-1-95　　　　图2-1-96

b. 双手横位，四指并拢并托住下颌，用拇指外侧交替包住下颌向下拉抹数次（见图2-1-91）。

c. 双手横位，中指、无名指并拢，并用指腹在下颌同时摩小圈，摩数圈后两手迅速向下弹离下颌。如此反复（见图2-1-92）。

d. 用双手四指第一关节的背侧部位着力于下颌。通过腕关节连续的屈伸摆动及指掌关节的旋转运动，带动前臂和四指关节向外、向下旋转滚动（见图2-1-93）。

e. 双手呈半握拳状，用大鱼际着力，在下颌部向内揉数圈后，以拇指指腹与食指挠侧相对用力，快速捏提下颌。反复数次（见图2-1-94）。

f. 双手微握，无名指和小指握向掌心，虎口向上，食指自然微弯。以拇指指腹与中指指腹相对用力，一张一合，在下颌部位反复、持续、快速、均匀地捏提（见图2-1-95）。

g. 双手手指分开，以食指至小指指腹着力于下颌，以指掌关节的快速屈伸带动四指打圈，做连续、快速的点弹（见图2-1-96）。

h. 双手中指指腹重叠，点按廉泉穴；同时双手拇指指腹重叠，点按承浆穴；最后中指、拇指一起离开（见图2-1-97）。

i. 双手横位。五指并拢，全掌着力，交替从对侧耳根沿下颌拉抚到同侧耳根。做数遍后，以相同手位由颈部向上拉抚到下颌。如此反复（见图2-1-98）。

j. 用食指、中指分别由下颌中部向两侧翳风穴做交剪手。反复数次（见图2-1-99）。

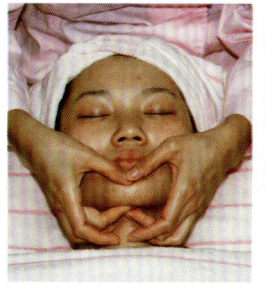 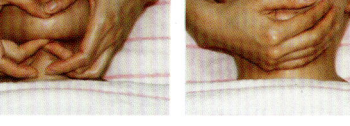 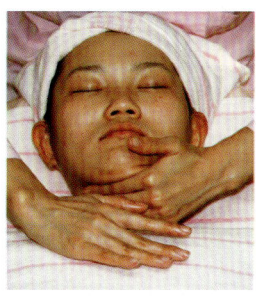 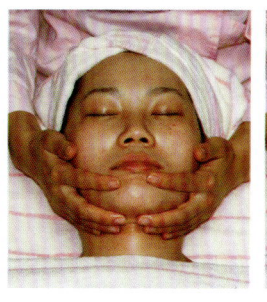 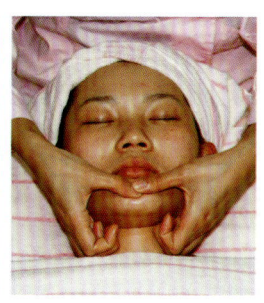

图2-1-97　　　　图2-1-98a　　　　图2-1-98b　　　　图2-1-99　　　　图2-1-100

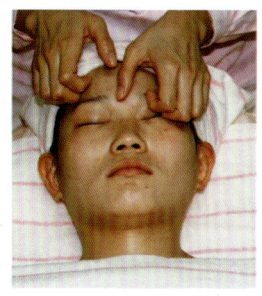 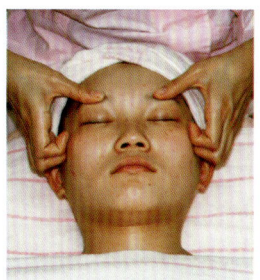 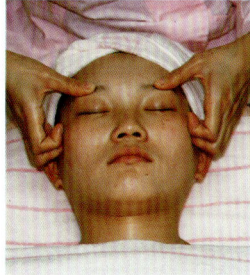 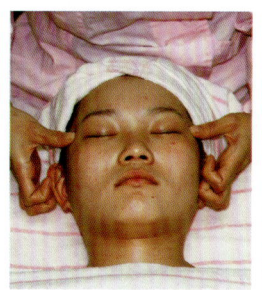 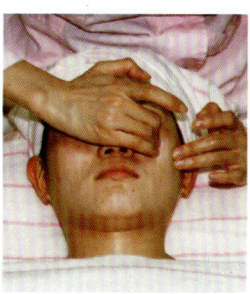

图2-1-101a　　　图2-1-101b　　　图2-1-102a　　　图2-1-102b　　　图2-1-103

k. 用拇指、食指分别点按承浆穴、颊车穴、大迎穴、翳风穴（见图2-1-100）。

② 操作要点

a. 滚揉下颏时，力度轻重交替，持续不断。操作时，腕部放松，贴实下颏，不跳跃揉。

b. 啄捏下颏时，使用爆发力，手法轻重有度，连续移动，轻巧敏捷。

c. "搓""包"下颏时，拇指的力度轻重交替，刚中有柔，柔中有刚，动作缓和连贯，深沉均匀。

③ 作用

a. 揉、摩、弹、点下颏可以促进皮脂排出，增加皮肤弹性，疏通下颏部气血，减缓衰老。

b. 在下颏上使用拇指搓法和包法，其主要作用在于疏通经络，放松肌肉，加速血液循环，增加皮肤的新陈代谢。

（7）面部整体按摩

① 按摩手法

a. 双手四指微握拳，以拇指指腹紧贴于眉心，并从眉心交替拉抹向发际；然后以同样手法从攒竹穴拉抹至发际。如此反复（见图2-1-101）。

b. 双手四指微握，以拇指指腹紧贴于攒竹穴，并从攒竹穴沿双眉拉抹至丝竹空穴。如此反复（见图2-1-102）。

c. 双手横位，中指、无名指并拢，指尖相对，两指指腹紧贴于皮肤。依次拉展额部、面颊、下颏皮肤；每拉展一个部位后，双手中指、无名指都要迅速向内快速推弹（见图2-1-103）。

d. 手横位，双手手指伸直，四指并拢，全掌着

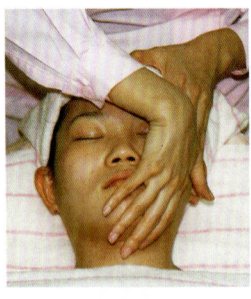

图2-1-104

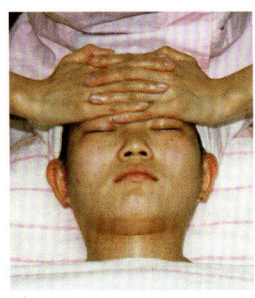

图2-1-106

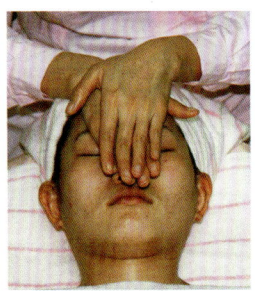

图2-1-105

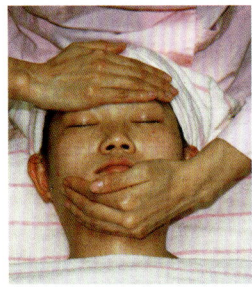

图2-1-108

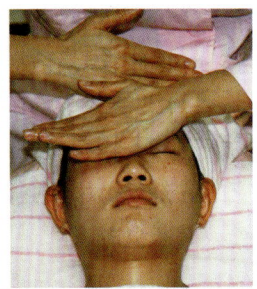

图2-1-107

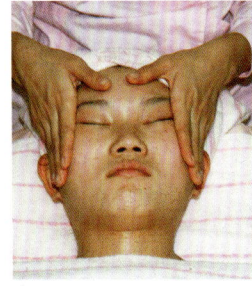

图2-1-109b

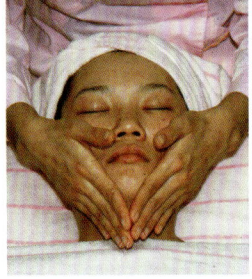

图2-1-109c

力,交替从眉心经额部向上拉抚至发际;后改为手竖位,并交替从中间向上、向外的方向拉抚左面颊,再交替从中间向上向外的方向拉抚右面颊。如此反复(见图2-1-104)。

e. 手竖位,双手手指伸直,四指并拢,全掌着力,双手从发际轻推至眼部,再用手掌轻按眼球后向两侧拉抹开;再以同样手法从眼部下方轻推至双颊,然后向两侧拉抚开。如此反复(见图2-1-105)。

f. 双手横位,五指交叉对握,腕部着力于额中部,同时向两边拉抚至太阳穴时,手掌向下旋转90°,全掌着力。沿双颊轻推至下颌,最后五指再次交叉,并快速向上轻托下颌(见图2-1-106)。

g. 手竖位,双手伸直,四指并拢,全掌着力。全掌依次下压前额、双颊和下颌(见图2-1-107)。

h. 双手横位,手指伸直,四指并拢,全掌着力。一只手按于额部,另一只手托住下颌,双手同时加力,做静止振颤动作。然后两手交换位置重复此动作。反复数次(见图2-1-108)。

i. 双手横位,手指伸直,四指并拢,全掌着力,从眉心交替拉抚至发际;拉抚数次后,双手分别轻移至两额角,旋转90°;改为手竖位,指尖向下,贴面颊轻轻滑下后离开(见图2-1-109)。

② 操作要点

多次使用拉抹、抚、推等手法。操作时,轻重结合,快慢结合,力度适中。

③ 作用

前后相互呼应、简单连贯,大面积着力的动作使顾客充分放松,在顾客身心平静、轻松的状态下结束整套按摩动作。

(8)头部按摩

① 点"四穴"

双手微屈,双手拇指指腹叠起点接神庭穴;两拇指分开，同时点按两侧头维穴；双手拇指再一次叠起，点按头顶处的百会穴；最后两拇指分开，分别点按四神聪穴（见图2-1-110）。

② 拇指拉抚

双手四指微屈，拇指指尖相对，以其指腹沿发际从中间向两边拉抹至耳尖，然后拉抹路线渐渐平行后移；换成手竖位，双手微屈，拇指指尖向前，用其指腹交替从神庭穴拉抹至百会穴。拉抹路线渐渐向两侧平行移动（左手拉抹左侧，右手拉抹右侧）。反复数次（见图2-1-111）。

③ 揉按双耳

双手手指微弯屈，用拇指指腹轻揉耳垂数次，沿耳廓上下反复拉抹揉按；然后两手相对,食指和中指夹住耳轮上下反复拉抚，用手指侧面抚搓耳轮；最后两食指稍抬起，整个手掌就势将耳朵向前推，用耳轮压住耳孔，扣于头部两侧。双掌缓缓用力，轻轻推按数次后慢慢放开（见图2-1-112）。

④ 梳理头发

顾客头发散开，美容师双手扣于头部，四指稍分开，呈"梳子"状。双手交替向头顶梳理头发。如此反复数次（见图2-1-113）。

⑤ 提头发

将顾客头发散开，美容师双手横位，手心向上，四指稍分开。双手五指交错同时插入头发中，然后五指并拢夹住头发，轻轻颤动着上提。如此反复数次（见图2-1-114）。

⑥ 抓弹头部

双手五指稍分开微弯屈，五指指腹着力，手腕放松，抖腕用爆发力迅速抓住头部，又迅速弹离。如此反复数次（见图2-1-115）。

⑦ 叩击头部

双手手指向手心分别微微倾斜，双手合十，掌

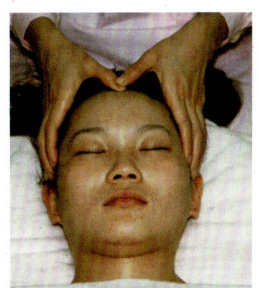
图2-1-110a

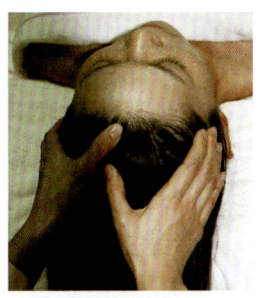
图2-1-110b

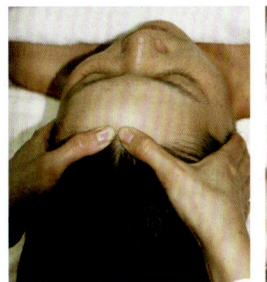
图2-1-111a

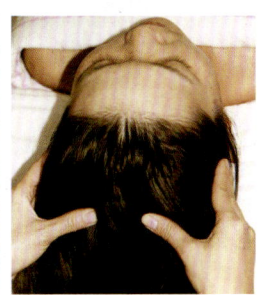
图2-1-111b

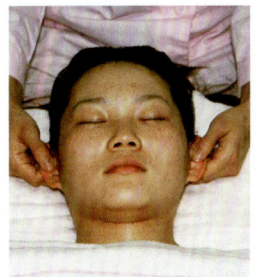
图2-1-112a

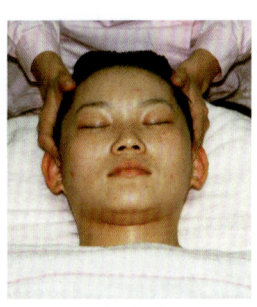
图2-1-112b

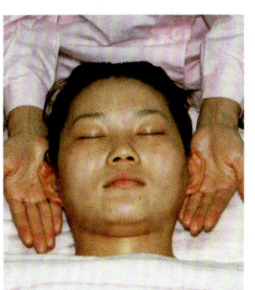
图2-1-112c

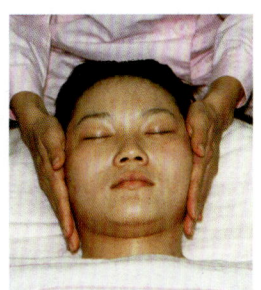
图2-1-112d

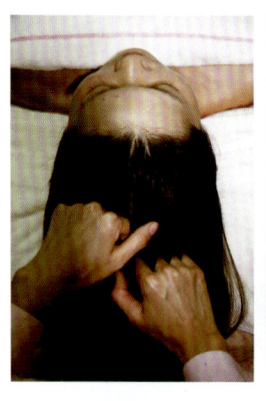 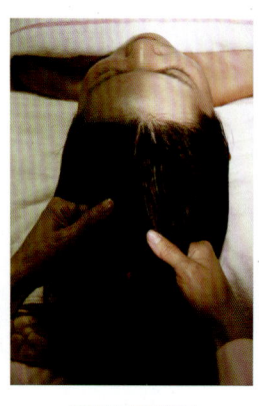 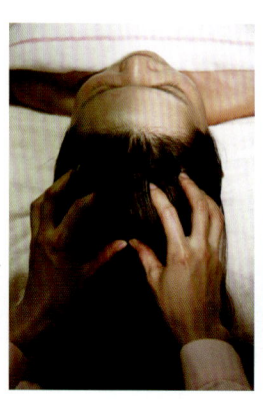 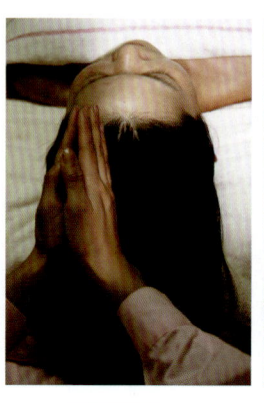 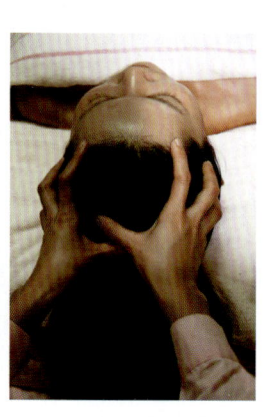

图2-1-113　　　　图2-1-114　　　　图2-1-115　　　　图2-1-116　　　　图2-1-117

心空虚。腕部放松，快速抖动手腕，用双手小指外侧着力，叩击头部。如此反复数次（见图2-1-116）。

⑧ 拿按头部

双手五指稍分开，五指指腹及全掌着力，两手同时大面积拿住头部，并且边抖动边向下按。如此反复数次（见图2-1-117）。

（9）肩、颈部按摩

① 拉抚肩部、点按巨骨穴

双手四指并拢，自然平伸，掌心向上放于肩下颈部。虎口卡在肩部，拇指在肩上方。双手自颈后大椎穴旁向两侧肩部拉抚至巨骨穴处，然后用右指指腹点按巨骨穴，最后四指自巨骨穴抹回大椎穴旁。如此反复数次，止于巨骨穴处（见图2-1-118）。

② 摩小圈，点按风池、风府穴

接上节手位，即双手四指并拢，用指腹部由肩背部的巨骨穴开始，沿肩背上缘及颈后，向内、上方摩小圈至风池穴，用双手中指指腹点按两侧风池穴；然后双手中指指腹叠起点按风府穴。如此反复，止于风府穴（见图2-1-119）。

③ 摩小圈，点按气舍穴

双手中指、无名指并拢，掌心向下，以其指腹自耳后翳风穴处开始，沿胸锁乳突肌走向，向外、向下摩小圈，摩至气舍穴，用中指指腹轻轻点按（此穴有脉跳，点按的力度要轻），然后双手拉抚回到翳风穴。如此反复数次，止于气舍穴（见图2-1-120）。

④ 四指摩圈，按摩肩部接上节手位。双手四指并拢，掌心向下，从气舍穴开始，双手四指指腹同时向外、下方摩圈至两侧肩头。重复数次，止于肩头（见图2-1-121）。

⑤ 按揉肩头，点按巨骨穴

接上节手位。当双手四指从气舍穴摩至肩头时，双手拇指在肩后，四指在肩前，握住肩头头。双手食指、中指、无名指并拢，在肩部巨骨穴处摩圈，并点按巨骨穴。如此反复数次（见图2-1-122）。

⑥ 点"六穴"

双手微握拳，以其拇指指腹从两肩头至颈部依次点按肩撩穴、肩隅穴、巨骨穴、肩井穴、肩外俞穴和肩中俞穴。点按穴位时，应取穴准确，力度由轻到重，由浅而深，慢慢加力，切忌使用爆发力

（见图2-1-123）。

⑦拉抚颈部

手横位，双手四指并拢，掌心向下，合掌着力。双手交替从颈根部向上拉抚至下颏，并慢慢向颈两侧移动，最后止于耳根下方（见图2-1-124）。

⑧拿捏肩臂

双手置于颈部两侧，拇指在肩前，其余四指在肩后，用虎口卡住斜方肌。双手同时用力将肌肉拿起，再松开。自颈部两侧沿双肩、大臂至肘部拿捏，然后沿原路线返回复位。如此反复数次（见图2-1-125）。

⑨叩击肩臂

双手微握拳，两拇指和小指略伸直，整个手呈"马蹄"形。以拇指、小指和大小鱼际的外侧着力。双手交替抖腕，用爆发力叩击双肩、两臂，腕部放松。如此反复叩击数次（见图2-1-126）。

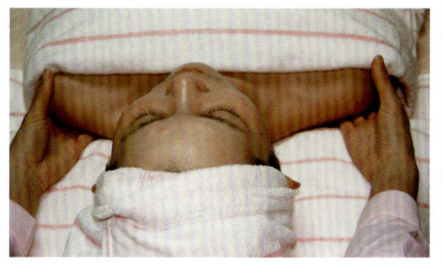
图2-1-118

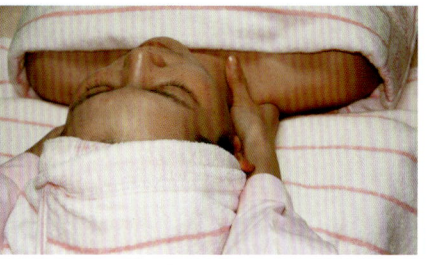
图2-1-119

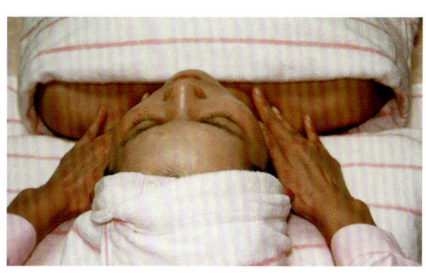
图2-1-120a

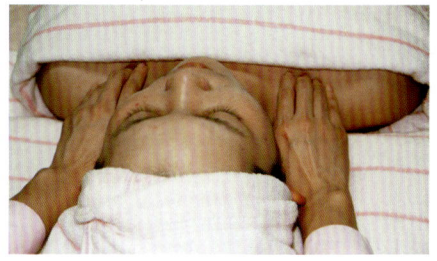
图2-1-120b

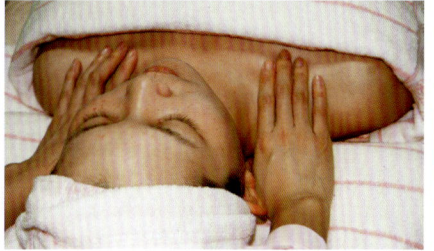
图2-1-121

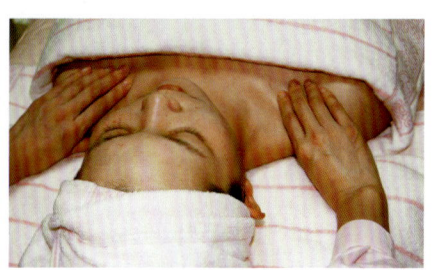
图2-1-122

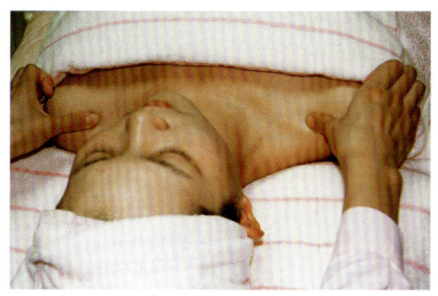
图2-1-123

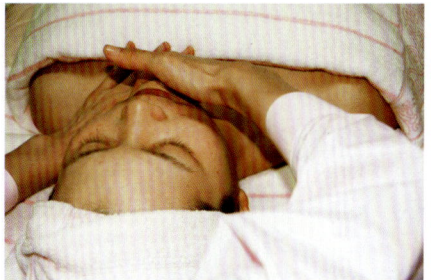
图2-1-124

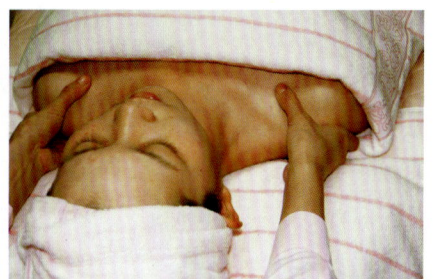
图2-1-125

⑩ 拉抚肩部

手横位，双手四指并拢，手心向下，指尖相对，全掌紧扣颈两侧，向下推抚至气舍穴；在上胸部，双手改为竖位向两侧拉抚；抚至肩头后双手翻掌，绕过肩头至肩背部，沿肩形向上拉抚，最后止于风池穴，如此反复数次（见图2-1-127）。

（10）按摩的基本原则、要求与禁忌

美容按摩具有自身的特点，尤其对面部皮肤而言，与其他种类按摩有显著区别；按摩过程中尽量减少其局部肌肤的位移。要做到：力达深层，而表皮基本不动。在做面部按摩时，为了能够真正达到舒经活血、增加代谢的目的，应注意遵循以下几个基本原则：

① 按摩走向从下向上。当人到一定的年龄以后，由于生理机能的减退，肌肤会出现松弛现象。又由于地心引力的作用，松弛的肌肉会下垂而显现出衰老的状态。因此在按摩时，不应从上向下进行按摩，否则会促使肌肉下垂加重，加速肌肤的衰老。

② 按摩走向从里向外，从中间向两边，在进行面部抗衰老性按摩时，应尽量将面部的皱纹展开，并推向面部两侧。

③ 按摩方向与肌肉走向一致、与皮肤皱纹方向垂直，在按摩时，其按摩方向应尽量与肌肉走向一致。因为肌肉的走向一般与皱纹的方向是垂直的，因此，在按摩时只要注意走向与皱纹方向垂直，就能保证与肌肉走向基本平行一致。

④ 按摩时尽量减少肌肤的位移。当肌肉发生较大位移时，肌肉运动方向的另一侧的肌纤维势必绷

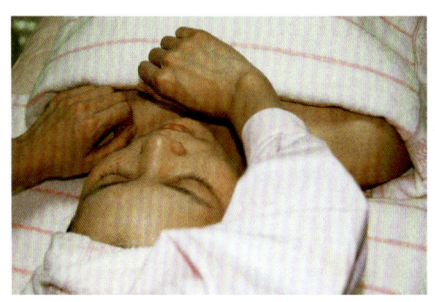

图2-1-126

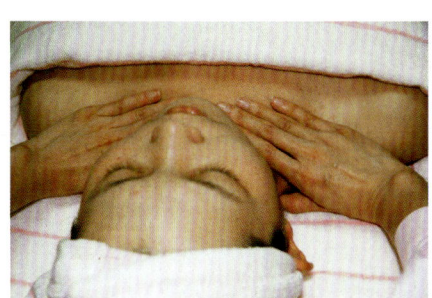

图2-1-127a

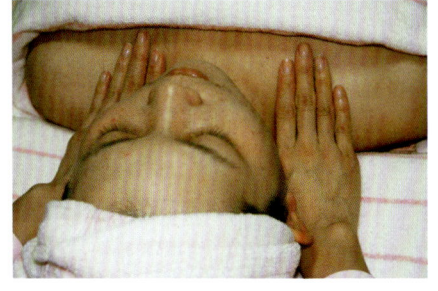

图2-1-127b

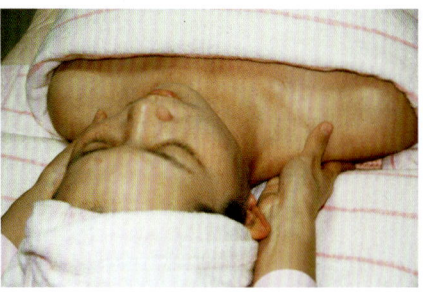

图2-1-127c

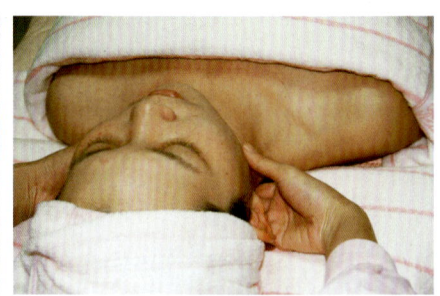

图2-1-127d

紧，过力、持续的张力，会使肌肤松弛，加速其衰老。因此在进行按摩时，要尽量减少肌肤的位移。使用足够量的按摩介质是防止肌肤位移的有效方法之一。

（11）按摩的要求

① 按摩动作要熟练、准确，要能够配合不同部位的肌肉状态变换手形。手指、掌、腕部动作须灵活、协调以适应各部位按摩需要。

② 按摩节奏要平稳。

③ 要按正确的动作频率。先慢后快，再恢复到慢；先轻后重，再恢复到轻，有渗透性。

④ 根据皮肤的不同状态、位置，注意调节按摩力度，特别注意眼周围按摩用力要轻。

⑤ 根据不同部位的按摩要求，合理掌握按摩时间，在整个按摩过程中动作要连贯。

⑥ 按摩时间不可太长，以10~15分钟为宜，整个按摩过程要连贯。

⑦ 点穴位置准确，手法正确。

（12）按摩注意事项

① 在按摩前一定要做面部清洁。

② 最好在淋浴或蒸喷后，毛孔张开时进行按摩。

③ 按摩过程中要给予足够的按摩膏（油）。

（13）按摩的禁忌

下列情况不适合做按摩护理：

① 严重过敏性皮肤。

② 特殊脉管状态，如毛细血管扩张，毛细血管破裂等。

③ 皮肤急性炎症、皮肤外伤、严重痤疮。

④ 皮肤传染病如扁平疣、黄水疮等。

⑤ 严重哮喘病的发作期。

⑥ 骨节肿胀、腺肿胀者。

皮肤护理的步骤与方法

（一）皮肤护理的目的

1. 通过定期养护，去除和防止面部皮肤出现粉刺、痤疮、色斑等各类皮肤问题。

2. 通过对皮肤的按摩、各类护肤品的使用以及各种养护手段、方法，强健肌肤。增强皮肤的活力，延缓衰老。

3. 通过皮肤护理，增加肌肤的弹性、光泽，使人精神焕发，并增强自信心。

（二）皮肤护理的步骤、方法

1. 清洁面部皮肤清洁皮肤分人工徒手清洁和仪器清洁两种方法。在实际操作过程中究竟选用哪一种方法，还应根据顾客皮肤的属性、特点而定。如：油性皮肤因油性大，常常借助磨刷帚进行清洁；而干性皮肤因表面皮脂少，用磨刷帚会过量除去皮脂而使皮肤更加干燥；暗疮皮肤使用磨刷帚清洁会引起皮肤发炎、感染。因此，对于干性皮肤和暗疮皮肤应禁止使用磨刷帚。

2. 判断皮肤的类型，制定护理方案

3. 奥桑蒸汽仪蒸面

4. 脱屑操作时，应视不同性质的皮肤，通过控制操作时间的长短和力度的强弱来掌握脱屑的程度。

（1）干性皮肤可使用去死皮膏或脱屑水轻微脱屑。当使用去死皮膏或脱屑水进行脱屑时，可将脱屑操作放在蒸（敷）面步骤的前面。

（2）油性皮肤可使用磨砂膏较深层脱屑。

（3）中性皮肤介于干、油性皮肤之间。

（4）暗疮、发炎、严重敏感的皮肤不可进行脱屑。

5. 使用美容电疗仪器进行皮肤护理的过程中，

经常需要把某些电疗仪器安排到不同的程序中去使用，以弥补徒手操作的不足。

6. 面部按摩

7. 面膜疗法护理

8. 借助冷式或热式喷雾仪，将皮肤滋润液、收敛剂等液状护肤品喷射在皮肤上，以滋润、收敛皮肤，调节皮肤的酸碱度。

9. 涂营养霜

10. 结束护理工作

（1）为顾客除去包头毛巾。

（2）为顾客除去胸部毛巾。提起左侧毛巾一角至右侧，再提起另一角，同时提两端两角将毛巾提起，把污物抖至污物桶内。

（3）撤去盖在顾客身上的毛巾被。

（4）帮顾客整理好衣物、头发。

（5）如果顾客需要，可为顾客化妆。

（6）以认真、诚恳的态度征求意见，如发现有不妥之处，应及时予以修正。

（7）送走顾客后，应立即整理内务。

① 拧紧、密闭护肤品的瓶盖。

② 洗净、擦干工具、器皿，并彻底消毒。

③ 切断仪器电源，并进行简单养护。

④ 整理美容床及周围环境。

⑤ 换上干净的毛巾，做好为下一位顾客进行皮肤护理的准备。

上述10个步骤是进行皮肤护理的主要的、基本的步骤。由于不同类型的皮肤，又各具特点，因此，在进行皮肤护理的过程中，还应根据不同顾客的具体皮肤类型、特点，采用相应的仪器和程序进行护理。

第二部分/
制定护理方案及制作护理卡

一、制定护理方案、制作护理卡的目的、意义

通过对各种问题皮肤进行正确的分析、准确的判断、制定合理的方案，具有以下目的和意义：

（1）有助于对各种问题皮肤进行有针对性的护理。

（2）每次进行皮肤护理时，能够根据专业记录的情况，进行系统护理。

（3）便于每次护理时，能迅速而准确地了解和掌握皮肤问题及护理概况，从而进行有效的护理。

二、制定护理方案

美容师在日常工作中会遇到各种各样的顾客，他们的皮肤情况各不相同，往往会具有多种皮肤问题并存的现象。面对这种复杂的问题皮肤，高级美容师要能及时做出准确的问题皮肤判断，提出最佳皮肤护理方案、护理方法及所需用的各种护理用品。写出问题皮肤护理表，指导下级美容师进行皮肤护理及治疗工作。

1. 皮肤测试

掌握顾客的皮肤类型是做皮肤护理的基础。只有认清了顾客的皮肤情况，美容师制定出正确的护理方案，才能收到满意的效果。皮肤测试是皮肤诊断的基础。

常用的皮肤测试方法有以下几种。

（1）美容放大镜观察法　用美容放大镜仔细观察皮肤纹理及毛孔状况。操作时应用棉片将顾客双眼遮盖，防止放大镜折光损伤眼睛。

（2）美容透视灯观察法　美容透视灯内装有紫光灯管，可以帮助美容师了解皮肤表面和深层的组织情况。不同类型的皮肤在透视灯下呈现不同的颜色。使用透视灯前，应先清洗面部，并用湿棉片遮住双眼，以防眼睛敏感。待皮肤紧绷感消失后再进行测试。

（3）微电脑皮肤显示器测试法　电脑通过皮肤探测器，收集面部皮肤各方面的材料进行综合分析判断，得出结论。此方法简便、准确，被广泛应用。

2. 皮肤诊断的要点

（1）皮肤的组织情况。

（2）油脂分泌情况。

（3）皮肤血液供应的情况。

（4）皮肤的弹性。

（5）皮肤的温度。

（6）皮肤的酸碱度。

（7）皮肤的湿润度。

（8）皮肤对阳光的反应。

（9）皮肤对气候的反应。

（10）身体健康状况。

3. 对问题较复杂的皮肤进行鉴别、判断的步骤

（1）在初次接待皮肤护理的顾客时，首先要填写、记录顾客的姓名、性别、年龄及皮肤类型等基本项目。准确鉴别、判断顾客的皮肤问题。

（2）正确的鉴别、判断皮肤问题，是选定最佳皮肤护理方案的基础和重要保障。要做到这一点，美容师必须做到以下两点：

① 熟知各类皮肤问题的特点，具备识别和分析各种皮肤问题的能力。

② 熟练掌握各种皮肤测试方法。

（3）鉴别、判断过程中，随时记录使用的测试方法及其观察出的有关数据和现象，以及各种皮肤特征、特点，并填入皮肤护理卡中，为正确判定皮肤问题，制定护理方案提供依据。

4. 对问题较复杂的皮肤进行鉴别、判断的要求与注意事项

（1）询问各种皮肤问题发生的时间长短、有无自觉症状、变化特点及可能的诱发因素。

（2）了解顾客的身体健康情况。

（3）将以上收集的全部信息进行综合分析，得出皮肤诊断结果，记入表中。

（4）当多种皮肤问题同时存在时，应分清它们的轻重缓急，按主次顺序分别列出。以便制定下一步皮肤护理方案的前后顺序。

（5）一般情况下，当多种皮肤问题并存时，诊断及处理顺序应为：炎症、痤疮为先，色斑次之，最后为皮肤的衰老问题。

5. 制定护理方案与问题皮肤的处理

在对皮肤做出正确鉴别、判断后，紧接着就要确定所使用的皮肤护理方案、采用的护理方法和步骤以及选用的护肤治疗用品。这一步骤直接关系到皮肤护理的功效。要做好这一步，美容师必须具备丰富的实践经验，熟悉并掌握各类皮肤的护理程序及各种皮肤问题的有效护理方法，能够妥善解决好复杂皮肤问题护理过程中发生的矛盾，还要精通各类护肤品、治疗产品的成分、作用及效果、使用禁忌等知识。

在处理问题复杂的皮肤时，应采取先解决主要皮肤问题的护理方案，在选用具体的护理方法和各种不同效果的护肤品时，以解决主要皮肤问题为主，同时也要兼顾其他皮肤问题的解决。若原护理方案中的某些方法可能加重另一种皮肤问题时，应根据具体情况，做适当的调整，然后将选用的皮肤护理方案及制定的具体程序、处理方法、选用的护肤用品详细记入表格中。

三 制作皮肤护理卡

1. 制作皮肤护理卡

各美容院、美容中心所制定的皮肤护理卡，没有统一要求，可以根据本单位的实际条件、情况进行设计、制作。但无论所制作的皮肤护理卡是什么形式，都应具有以下内容与功能：

（1）基本情况栏在皮肤护理卡的首页，应该设计有顾客的基本情况栏，包括：时间、顾客的姓名、

性别、年龄、皮肤类型和联系电话等内容。

（2）对顾客皮肤进行鉴别、判断的过程以及结论栏

① 在"过程"这一栏里应设计有：鉴别、判断时所采用的方式、方法，测试的数据和观察的结果等项内容。

② 在"结论"这一栏里，填写经上述测试、观察、鉴别、判断后所下的主要结论。

（3）在"制定护理方案"这一栏里，应该分为三项基本内容：

① 根据鉴别、判断结果，护理过程应分为几个主要疗程，其不同疗程的护理重点。

② 每个疗程的护理程序、基本方法。

③ 每个疗程所采用的主要护肤用品。

（4）对"顾客日常护理的要求与建议栏"，应根据顾客的皮肤情况对顾客提出日常护理的基本要求与主要建议。

（5）"后续记录栏"继首次识别、判断、处理后，在以后的每次皮肤护理时，均应做记录，在这一栏里，应包括如下项目：

① 时间。

② 顾客的皮肤状态及呈现的主要问题。

③ 皮肤护理过程，主要包括：主要程序、方法，是否对原方案进行了调整、调整理由等；所用主要护理品，是否对原方案进行了调整、调整理由等。

④ 护理后的状况。

⑤ 对顾客的主要要求与建议（简单的、可调整的部分）。

在填写护理卡时，对于后续记录栏，要认真填写，便于随时了解、掌握顾客的皮肤变化情况，以便对顾客进行系统、有效的护理。

2. 制作皮肤护理卡举例

皮肤护理记录卡

姓名		性别		年龄		个人爱好		联系电话	
身体健康状况			职业						
所用护肤品									
皮肤诊断分析	额　部：								
	T 字 位：								
	眼　部：								
	双　颊：								
	腮　部：								
	颈　部：								
	其　他：								
	面部瑕疵：								

续表

姓名		性别		年龄		个人爱好		联系电话	
美容院护理建议与方案：									
日常护理建议与方案： 日（白）： 　（晚）： 周：									
护理记录									
次数	日期	服务项目	主要用品、仪器	护理效果	顾客签字	美容师签字	备注
---	---	---	---	---	---	---	---

第三部分/
不同类型面部皮肤的护理

第一节 中性皮肤护理

一、中性皮肤测试的特点、特征及护理方法

中性皮肤肌肤状态良好，皮脂腺、汗腺的分泌量适中，皮肤既不干燥也不油腻。红润细腻而富有弹性，厚薄适中，对护肤产品的吸收力弱，化妆后不易脱妆。皮肤易随季节和健康状况的变化而局部性的变干或变油。中性皮肤多见于青春期前的少女，皮肤pH值在5~5.6之间。

（一）护理要点

（1）定期做深层清洁。
（2）以保湿、滋润、防晒为主。
（3）随季节变化调配适当的护肤用品。

（二）护理步骤与方法

（1）清洁皮肤。
（2）平衡皮肤酸碱度。
（3）奥桑蒸汽蒸面（普通蒸汽7~8分钟；奥桑3~5分钟，间距20~30厘米）。
（4）脱屑（轻柔磨砂膏或脱屑膏）。
（5）按摩（10~15分钟）。
（6）面膜（15分钟）。
（7）滋润皮肤。
（8）涂日霜。

二、中性皮肤对护肤品的选择

中性皮肤对皮肤护肤品的选择范围较广，重点是保温。

（1）洁肤　选择滋润营养型洗面奶或含弱碱性的

美容皂。

（2）除老化角质　选择细颗粒磨砂膏。

（3）按摩　选择按摩乳或按摩膏均可。

（4）面膜　选择补充水分又温和的软膜。

（5）紧肤　选择营养性化妆水。

（6）护肤　选择保湿性较强又不油腻的护肤霜。

第二节　干性皮肤护理

 干性皮肤测试的特点、特征及护理方法

干性皮肤皮脂含量较少，肤色黯沉，肌肤纹理明显，较粗糙，毛孔较细小，细纹和皱纹明显，即使使用护肤产品，肌肤也很快变回干燥状态。

（一）护理要点

（1）宜选用性质温和的洁肤品清洁皮肤，不要频繁蒸面、脱屑。

（2）保养要充分，特别注意水分的补充。

（3）定期到美容院做全套护理。

（4）营养摄入要均衡，睡眠要充足，注意日常皮肤的养护。

（二）护理步骤与方法

（1）清洁皮肤。

（2）平衡皮肤酸碱度。

（3）奥桑蒸汽蒸面（普通蒸汽5~6分钟，奥桑2~3分钟，间距30~35厘米）。

（4）脱屑（脱屑膏或轻柔磨砂膏）。

（5）阴阳电离子或超声波美容仪营养导入。

（6）按摩（15分钟）。

（7）敷面膜（15分钟）。

（8）滋润皮肤。

（9）涂防晒日霜。

二　干性皮肤对护肤品的选择

干性皮肤纹理细腻，毛孔不明显，皮肤缺少光泽，一般分为缺水性和缺油性两种。

（一）缺水干性皮肤

（1）洁肤　用营养型洗面奶或弱碱性美容皂。

（2）除老化角质　选择细颗粒磨砂膏或去死皮膏。

（3）按摩　选择按摩乳。

（4）面膜　选择补充水分又温和的软膜。

（5）紧肤　选择营养性化妆水。

（二）缺油干性皮肤

（1）洁肤选择营养型洗面奶，不宜使用香皂。

（2）除老化角质选择去死皮液，避免磨砂膏或去死皮膏磨搓时的刺激。

（3）按摩选择滋润性强的按摩霜。

（4）面膜选择倒热膜，促进皮脂腺、汗腺的分泌，或用营养性软膜。

（5）紧肤选择营养性化妆水。

（6）护肤选择冷霜或润肤霜。

第三节　油性皮肤护理

一、油性皮肤测试的特点、特征及护理方法

油性皮肤的皮脂腺分泌旺盛，皮肤油腻光亮，肤色较深，毛孔粗大，经常发生阻塞现象，导致面疱产生。细纹和皱纹等老化现象较不明显，多见于青春期至25岁的年轻人，皮肤的pH值在5~6之间。

（一）护理要点

（1）清洁选用弱酸性洁面品，并用温水洗净皮肤。

（2）以保湿、深层清洁为主。

（3）饮食以清淡为主，保证睡眠充足，精神放松。

（二）护理步骤与方法

（1）清洁皮肤。

（2）平衡皮肤酸碱度。

（3）奥桑蒸汽蒸面（普通蒸汽7~10分钟；奥桑5~8分钟，间距20~25厘米）。

（4）脱屑（轻柔磨砂膏）。

（5）真空吸啜或针清。

（6）消炎、杀菌。

（7）高频电疗。

（8）阴阳电离子或超声波美容仪营养导入。

（9）按摩（视情况而定）。

（10）敷面膜。

（11）用收敛液。

（12）涂日霜。

二、油性皮肤对护肤品的选择

油性皮肤毛孔粗大，皮脂腺分泌旺盛，皮肤油腻而有光泽，纹理粗糙，角质层厚，皮肤较硬。

（1）洁肤　选择收敛性强的洗面奶或香皂。

（2）除老化角质　选择颗粒较粗的磨砂膏或去死皮膏。

（3）按摩　选择按摩乳。

（4）面膜　选择收敛性强的倒冷膜、叶绿素软膜或海藻面膜。

（5）紧肤用收敛性化妆水。

第四节　混合性皮肤护理

一、混合性皮肤测试的特点、特征及护理方法

混合性皮肤面部各部位皮脂分泌状态不一，在面部T形部位（额、鼻、口、下颏）呈油性，其余部位呈干性，前额、鼻部毛孔粗大。混合性皮肤多见于25~35岁之间的人。

（一）护理要点

（1）面部清洁、脱屑以"T"字形部位为主。
（2）其余部位以保湿、滋养为主。

（二）护理步骤与方法

（1）清洁皮肤。
（2）平衡皮肤酸碱度。
（3）奥桑蒸汽蒸面（以油性部位为重点，奥桑5~8分钟；普通蒸汽7~10分钟，间距20~25厘米）。
（4）脱屑（重点油性部位，轻柔磨砂膏）。
（5）阴阳电离子或超声波美容仪营养导入。
（6）按摩（重点油性部位，10~15分钟）。
（7）面膜（15分钟）。
（8）用化妆水滋润皮肤。
（9）涂日霜。

第四部分 / 常见问题性皮肤

第一节　痤疮皮肤护理

一　痤疮的形成

每根毛囊内的皮脂腺负责制造皮脂。正常情况下，死皮细胞会随皮脂分泌排出皮肤表面和脱落。当皮脂腺过度活跃时，死皮细胞便会混合过量的皮脂，堵塞毛孔。当毛孔堵塞后，痤疮杆菌便会加速繁殖，使毛孔及周围的肌肤发炎。

二　痤疮皮肤的特征、特点

痤疮又称青春痘、壮疙瘩等，是青年人常出现的一种皮肤问题。青春期的青少年最为常见，随着年龄的增长，30~35岁以后，大部分人可以自愈。根据皮损程度可将痤疮分为两种：即寻常性痤疮和重度痤疮。

（一）寻常性痤疮（粉刺、丘疹、脓疱）

1. 粉刺是痤疮的最初状态，尚无炎症。粉刺有两种：黑头粉刺和白头粉刺。

（1）黑头粉刺　黑头粉刺又称黑头，为开放性（堵塞毛孔的皮脂表层直接暴露在外面，与空气、空气中的尘埃接触）粉刺。黑头粉刺常见于青春发育期的青少年，好发于面部、前胸和后背，其特征为明显扩大的毛孔中的黑点，挤出后形如小虫，顶端发黑。

（2）白头粉刺　白头粉刺又称白头，为闭合性（毛囊口被角质层覆盖，皮脂不能排出）粉刺。白头粉刺好发于面部，有时也长在前胸、后背，为细小的皮下脂栓，表现为米粒大小半球形白色小包，质硬，无自觉症状。

2. 丘疹　皮脂管下半部破裂，皮脂、脂肪酸、死皮细胞等流入真皮层，伴有细菌感染。可见粟粒样或绿豆大小红肿隆起，触之较痛、硬，处理不当，易留疤痕。

3. 脓疱　皮脂管上半部破裂，皮脂、脂肪酸、死皮细胞等流出表面皮肤，并伴有致脓菌感染。可见脓头，若小心处理，将脓液排出，愈合较快；反之，易留疤痕。

（二）重度痤疮

皮脂管受到皮脂腺内残留物刺激而反复破裂的过程中，导致纤维结缔组织增生、包裹而形成。

（1）囊肿可见皮面隆起，无明显疼痛感，破损面较大，触之较软。

（2）两个或两个以上的痤疮基底层破裂后再结合，面积较大，触之较硬，无明显疼痛感。

三 痤疮形成的原因

（一）内因

（1）雄性激素分泌过盛可使皮脂腺腺体肥大，分泌功能增强。

（2）与女性生理周期有关，如与经期、孕期等各种激素分泌不均衡有关。

（3）与消化功能有关，如胃肠功能混乱、便秘、肝功能低下时，易发生痤疮。

（4）与体内缺乏维生素有关，特别是缺乏维生素B族及维生素A。维生素B_6及维生素B_{12}的缺乏，易导致脂质功能的混乱，维生素A的缺乏易使毛囊口发生角化。

（5）与遗传及肤质有关，人体皮肤毛囊皮脂腺受体对雄性激素的敏感性及毛囊的角化程度具有遗传性，一般肤质粗黑的人，青春期时易发生痤疮。

（6）过度疲劳、睡眠不足、精神紧张、压力过重等都易造成内分泌或植物神经紊乱，引发痤疮。

（二）外因

（1）清洁、保养不当，皮肤清洁不彻底、使用碱性洁肤品，或使用过于油性的化妆品等。

（2）饮食不均衡，高糖、高脂、油炸、辛辣、冷饮等刺激性食物，会使痤疮恶化。

（3）长期服用药物或涂擦药品，如口服避孕药或其他激素类药物，外搽皮质激素类外用药，会引起痤疮加重或暂时见效、反弹加重等。

（4）环境污染，如日晒、辐射、粉尘等均会刺激毛囊口发生角化，堵塞毛孔。

（5）不良习惯，如挤压、针挑、挖抠等不良习惯都易导致细菌感染并造成皮脂漏，使痤疮反复发作，不能根除。

（6）季节的影响，身体中的雄性激素分泌量，在一年中会有季节性的波动。通常10月份达到高峰，5月份处于低谷，这主要是受日照时间的长短不同所致，雄性激素分泌过盛则会引发痤疮。

（7）化学物质的接触、吸入或摄取也会引发痤疮，如油炸、烧烤的烟气，贴身衣物上浸染的油脂，污染的空气中的重金属离子等。

四 护理要点

（一）针对不同类型的痤疮，分别选择治疗药物及美容手段，是治疗的重要环节。

（二）治疗原则是先治痤疮，炎症消退后，再进行祛斑、美白护理。

（三）正确使用痤疮针，痤疮针是对痤疮进行清理时用的一种工具。其使用方法是：

（1）严格消毒。

（2）以近乎平行于皮肤的角度，用痤疮针尖锐的一端，从痤疮皮肤最薄的部位将痤疮轻轻刺破，不可刺至真皮层。

（3）将痤疮针衔有小圆环的一端对准痤疮刺破口，沿刺破口周边部位向中心处用力下压，将痤疮内包含物彻底挤压排出。

（4）操作完毕，应及时将痤疮针彻底清洗、消毒。

痤疮针不仅可以清理痤疮，也可以对黑头、白头及其他部位的脓疱进行处理。

（四）痤疮伤口的处理

（1）用高频电疗仪的玻璃电极对伤口及周围皮肤进行打点式火花电疗，帮助伤口消炎、收口、愈合。

（2）在处理后的痤疮部位涂痤疮消炎膏或痤疮收口膏。

五 护理程序与方法

（1）清洁皮肤。

（2）用奥桑蒸汽仪蒸（奥桑8~10分钟；普通蒸汽15分钟，间距20~25厘米）。

（3）痤疮不严重而又需脱屑者，避开痤疮部位做局部脱屑。

（4）真空吸管吸啜。

（5）针清。使用痤疮针对痤疮进行清理治疗（每次至多清理5~6粒）。

（6）用高频电疗仪对痤疮部位进行打点式火花治疗。

（7）导入收缩毛孔精华素。对于仅是黑头、粉刺而无炎症或痤疮不严重者，用阴阳电离子仪或超声波美容仪，将收缩毛孔精华素、脱脂精华素导入皮肤。

（8）使用樟脑按摩膏进行面部局部（避开痤疮部位）按摩5~10分钟。

（9）敷痤疮冷冻面膜或涂痤疮底霜，倒冷膜，也可倒热膜，畅通毛孔，排出过多的皮脂。

（10）喷痤疮收缩水。

（11）在痤疮刺破伤口处涂痤疮消炎膏或痤疮收口膏。

（12）面部其他部位涂痤疮治疗霜。

六 痤疮皮肤的日常护理

引发痤疮的主要原因是：皮脂腺分泌皮脂过多，又不能及时排出、堆积于毛囊内，毛囊口处的皮脂与灰尘接触，受尘埃中的不洁微生物感染而形成痤疮。其日常防护措施是：

（1）经常用温、热水彻底清洁痤疮部位。对于面部痤疮，最好每日用温、热水彻底清洁2~3次以上，以防止油脂的堆积。

（2）注意合理调节日常饮食结构，少吃甜食、油腻和辛辣的刺激性食物，注意调节消化系统功能，使大便通畅，体内毒素及时排出。

（3）日常生活要有规律。不要经常熬夜，避免造成内分泌紊乱，加重感染。

（4）炎症期不用彩妆化妆品。炎症期使用较多的彩妆化妆品易引起重复感染。

（5）不要用手指甲挤痤疮。用不洁的手指甲去挤痤疮，挤后又不做任何消毒处理，极易造成重复感染，加重感染程度。同时，由于操作不当而损伤真皮会留下疤痕。

七 痤疮皮肤护肤类化妆品的选择

在护肤类化妆品的基质中添加硫黄或胶体状硫

黄、过氧苯酸、雷锁辛（间苯二酚）、氯霉素、甲硝唑等成分，具有消炎杀菌、改善角化异常、抑制痤疮生长等作用。同时，可辅助用于痤疮的治疗。在对痤疮皮肤进行日常护理、选用护肤类化妆品时应注意以下几点：

（1）由于痤疮皮肤的皮脂分泌旺盛，皮肤易出现污垢，因此，宜选用洁肤类护肤品；护肤时，宜选用护肤品中含油量较少的水质性护肤品。

（2）由于痤疮皮肤所分泌的过多皮脂粘着尘埃后，形成堆积，堵塞毛囊孔，使毛囊孔口扩大、发炎而形成痤疮。因此，除选用洁肤类护肤品清除脂垢、通畅毛孔外，还应选用具有抑制、治疗痤疮的护肤品。

（3）痤疮皮肤严禁使用含有颗粒性成分的护肤品，因为其只能加重痤疮的程度。尚没有形成痤疮的油性皮肤最好也少用含颗粒性的护肤品，因颗粒性成分与皮脂混合容易堵塞毛孔和汗孔，形成痤疮。

第二节　色斑皮肤护理

这是一种面部的色素障碍性皮肤病，是黑色素细胞的产物。它分布的密度决定着皮肤颜色的深浅。

一　黑色素的形成

1. 细胞内的活动

黑色素细胞吸收酪氨酸，并在酪氨酸羟化酶的作用下，转化为多巴，多巴继续氧化成黑色素，最后聚合成黑色素颗粒。

2. 细胞间的活动

黑色素将向表皮移动到达角质层，然后自然脱落。皮肤健康时，黑色素的合成与分解过程趋于平衡状态，但在某些因素的影响下，皮肤排出黑色素的能力减弱，导致黑色素滞留在皮肤表面上，形成色素沉着。

二　色斑皮肤的类型及特点

1. 雀斑的特征、特点

雀斑的皮疹为棕褐色或淡黑色芝麻大小的圆形或卵圆形斑点，表面光滑，不高出皮肤，无自觉症状。多发于暴露部位，以面部最多见，也可发于肩背部。日晒后颜色加深，秋、冬季节变淡。雀斑常自5岁左右开始出现，青春期更明显。

2. 黄褐斑的特征、特点

黄褐斑为淡褐色或淡黑色形状不规则的斑片，不高出皮肤。发于面部，对称分布，以额、颊、颏部皮肤多见。病程缓慢，无自觉症状。

3. 色素痣的特征、特点

色素痣为局限性的淡褐色、暗褐色或黑色斑疹，大小不等，形状不一，有些痣上有粗黑短毛。常自幼年开始出现，可长在身体的任何部位，无自觉症状（非色斑皮肤护理治愈范畴）。

4. 老年斑的特征、特点

老年斑为数毫米至数厘米大小的淡褐色或黑褐色隆起性皮疹。表面粗糙，呈乳头状。常见于老年人的面部、手背等处，整个皮疹好似贴在皮肤上似的（非色斑皮肤护理治愈范畴）。

5. 日光斑的特征、特点

好发于鼻部、颧骨外侧、颈部等处，为淡褐色、形状不规则的斑片。由于紫外线的过度照射，使黑素细胞很快生成黑色素，生成的黑色素慢慢被推到皮肤表面。一般来说，健康的皮肤会很快分解黑色素，但是新陈代谢功能因老化减退时，黑色素就会沉积在皮肤内，形成色斑。

此外，各种外伤如痤疮、挤抠、挠抓、烫伤等，均可引起色素沉着。一些不良化妆品中的香料、色素、重金属、防腐剂、杀菌剂等有害成分也会损伤皮肤的表皮。多发于前额、太阳穴、面颊、眼周、下颌等处，形成黑褐色斑片，并伴有脱皮现象。

三 护理要点

（1）防晒　一年四季都要选用防晒护肤品。
（2）美白　选用美白系列护肤品。
（3）保湿　定期到美容院进行面部全套护理，同时要保证皮肤水分的充足。

四 色斑皮肤的护理

护理程序与方法：
（1）清洁皮肤。
（2）用奥桑蒸汽仪蒸面（慎用）。
（3）脱屑（必要时）。
（4）涂祛斑霜，用超声波美容仪进行治疗。
（5）面部按摩。
（6）祛斑精华素（美白精华素）导入。
（7）涂祛斑（美白）底霜，倒热膜或敷祛斑面膜。
（8）涂美白爽肤水。
（9）涂祛斑霜。

五 色斑皮肤的日常护理

对于色斑的日常护理，主要是针对由酪氨酸酶活动而造成的活性斑，即对雀斑和黄褐斑而言。其主要防护措施是：

（一）有效调节内分泌

由于色斑，特别是黄褐斑的产生与内分泌失调有关，因此在日常生活中，要注意内分泌的调节。主要应做好以下几点：

（1）日常生活及饮食要有规律。
（2）保持充足、合理的睡眠。
（3）劳逸结合，保持愉快、良好的心境。

（二）防止紫外线的照射

由于紫外线具有减少表皮中的硫氢基的作用，从而减弱了对酪氨酸酶的抑制，进而加速了黑色素的产生。因此在日常生活中，应尽量避免紫外线的照射。应尽量做到：

（1）外出涂防晒霜（膏）。
（2）在阳光照射较强的地区和季节出行时，应戴遮阳帽、墨镜或打遮阳伞。
（3）要尽量防止或避免皮炎及肌肤创伤。因为皮炎和肌肤创伤同样具有减少表皮中硫氢基的作用。进而加速了黑色素的产生。同时，由于皮肤具有顽强的再生和自我修复能力，因此当肌肤出现创伤时，黑色素细胞也同时增长，所以我们会看到，当伤口愈合后的一段时间里伤口处呈褐色。
（4）多吃富含维生素C的水果、蔬菜，因为维生素C具有良好的美白作用，故在日常生活中，应多吃一些富含维生素C的水果、蔬菜，尤其是妊娠期的孕妇。

（5）正确、合理选用化妆品。有些彩妆化妆品中，含有少量超标的重金属，长期使用会造成皮肤表层黑色素的沉着、堆积，因此，在选用彩妆化妆品时。应注意：

① 使用彩妆化妆品要适当，最好不要长期着过浓、厚的彩妆。

② 选用彩妆化妆品时要了解其品质，禁用劣质化妆品。

六 色斑皮肤护肤类化妆品的选择

皮肤出现色斑是一个较为普遍的问题，其形成的原因也很复杂。针对色斑皮肤的防护，在选择护肤类化妆品时，通常注意两个方面：降低或阻碍黑色素细胞分泌黑色素和防止紫外线的照射；减少色斑的形成。

（1）阻碍黑色素细胞分泌黑色素，是祛斑、增白的途径之一。早期的祛斑、增白化妆品中所添加的主要成分是氢醌和汞（水银）。但是氢醌会造成黑色素细胞失去分泌黑色素的功能；而汞的见效期长，易出现中毒现象。因此，化妆品中已基本不用汞剂和氢醌作为祛斑的增白剂。

新的、效果比较好的祛斑增白添加剂有：熊果苷、曲酸、抗坏血酸及其衍生物、超氧化物歧化酶、半胱氨酸、维生素C等。一般常选用的雀斑霜则是以硬脂酸、沉降硫黄、水杨酸、丙二醇或羊毛脂、十六醇、曲酸、壬二酸等为主要祛斑、增白成分的。

（2）皮肤经紫外线照射后，会产生色斑或加重色斑，因此，阻止紫外线对皮肤的直接照射，是祛斑增白的有效途径之一。防紫外线照射的常见化妆品有：防晒霜、防晒蜜、防晒油等防晒系列用品，其中的主要成分是无机粉体：二氧化钛、滑石粉、氧化锌等。据有关实验表明，有些配方的防晒用品，其对紫外线的遮挡率高达80%以上。但多数防晒用品对皮肤均有一定的刺激，长期直接使用，反倒会使皮肤出现色素沉着，表面变得粗糙。因此在选用防晒系列护肤品的同时，应在皮肤上先涂敷一层营养霜或隔离霜。另外在营养性护肤品中，含蜂乳、鹿茸、芦荟，以及含超氧化物歧化酶、曲酸等成分的护肤品，都有一定的防晒作用。

第三节 衰老性皮肤护理

一般人体身体机能的发育会在25岁左右停止，之后就将走向老化。皮肤老化主要是由于阳光曝晒、压力、经常性刺激及新陈代谢的变化等因素导致肌肤结构改变的结果。这些有害因子严重影响了真皮层的支撑功能，从而使得表皮肌肤松弛下垂，皱纹与其他老化症状也随之产生。

衰老性皮肤的特点

肌肤的弹性下降，肌肤变得粗糙或肤色变得晦暗、无光泽，皮下组织减少、变薄，皮肤松弛、下垂，皱纹增多，色素增多等。

二 衰老性皮肤的主要成因

（一）外界环境

（1）皮肤被含有紫外线的阳光照射过久，皮肤就会因干燥而导致皱纹的产生，皮肤就会变得晦暗。

（2）季节的变化与空调导致皮肤水分的蒸发。

（3）过于丰富的面部表情如眯眼睛、皱眉、大笑、抿嘴等，导致附近肌肉经常性收缩而过多地牵拉皮肤，形成皱纹。

（4）吸烟会加速肌肤老化的过程，同时也会使唇部纹理变得明显。饮酒过量易造成皮肤微血管破裂和浮肿现象的发生，长此以往将造成问题皮肤的形成。

（5）经常性使用过热的水洁面或淋浴，会破坏皮肤天然的皮脂膜，丧失保湿功能而导致皮肤逐渐老化。

（6）不正确的姿态如侧睡、趴睡、托腮等会过度挤压面部肌肉而产生皱纹。

（7）体重经常起伏波动，如当体重增加时，皮肤将伸展扩张，体重减轻时，皮肤恢复自然状态，但随着年龄的增长，肌肤在回复的过程中，无法再恢复到以前的状态，而导致皮肤松弛、产生细纹和皱纹。

（二）内部环境

（1）人体内的自由基是一种极活泼、不稳定、生命周期短的化合物，因为不稳定，所以会与体内的细胞组织产生化学反应，这种化学反应可统称为氧化。人体的老化过程其实是一个"氧化过程"。这是因为自由基不断产生，会使皮肤组织细胞失去正常的功能，造成对皮肤的损害。

（2）随着年龄的增长，性激素分泌功能逐渐减退，使皮肤逐渐失去光泽，易干燥和出现皱纹。

（3）过度疲劳、睡眠不足、暴饮暴食、压力等也会加快皮肤的老化。

（4）各种慢性病如消化器官疾病等都会加快皮肤的老化。

三 护理要点

（1）保湿。选用补水系列护肤品，如含芦荟、透明质酸、天然保湿因子等成分的护肤品。

（2）防晒。一年四季涂抹防晒霜，配备防晒用品、用具。

（3）抗氧化。选用含有抗氧化成分的护肤品，如含有超氧化物歧化酶（SOD）、维生素E、维生素C等成分的护肤品。

（4）保持乐观、向上的心态，多吃碱性食物，保证充足的睡眠等。

四 衰老性皮肤的护理

护理程序与方法：

（1）清洁皮肤。

（2）用去死皮膏（水）进行脱屑。

（3）奥桑蒸汽仪蒸面（普通蒸汽10~15分钟，间距30~35厘米）。

（4）根据不同部位的不同状况，有重点地进行按摩，每次15~20分钟。

（5）用阴阳电离子仪或超声波将抗衰老精华素导入皮肤。

（6）敷营养面膜或倒热膜，并配维生素E或胎盘膏底霜。

（7）拍擦滋润液。

（8）涂营养面霜。

五 衰老性皮肤的日常护理

每个人都将走向衰老，这是自然界的必然规律。人的肌肤也是同样。但如果及早注意加强皮肤的护理，特别是日常护理，就可以推迟、延缓人的肌肤衰老过程。因此在日常生活中还应注意：

（1）加强身体锻炼，保证身体健康，使之保持良好的新陈代谢机能。

（2）保持合理的饮食结构，不挑食、偏食，摄入足够且适量、均衡的营养。

（3）保持生活环境的空气清新，保证充足、合理的睡眠。

（4）劳逸结合，保持乐观良好的心境。

（5）不长时间在光线昏暗的环境中工作、学习。

（6）防止不合理的快速减肥。

（7）在气候恶劣的环境中，注意肌肤的保暖，防风沙，防日晒（防紫外线照射）。

（8）合理、正确地选用化妆品、护肤用品。

（9）注意皮肤的日常保湿，使之保持滋润，保持肌肤的弹性。

（10）不吸烟、少饮酒。

注意加强肌肤的护理和日常保养，能够减少假性皱纹的出现，从而达到延缓衰老的目的。

六 衰老性皮肤护肤类化妆品的选择

抗衰老问题是皮肤护理的一个普遍问题。衰老是一个不可抵御的自然规律，任何人或早或晚终究会走向衰老。但是，在科学技术日益发达的今天，我们有能力减缓衰老的过程。通过护肤品减缓皮肤衰老的途径可以归纳为三条：保湿、推迟肌肤功能的衰退——减除自由基和补充活性物质。

1. 肌肤的保湿

随着年龄的增长，汗腺、皮脂腺等器官组织机能的减退，汗液和皮脂分泌的减少甚至消失，皮肤首先出现的现象是干燥。随之而来的是皮肤变厚、变硬，失去光泽和弹性，出现皱纹，甚至会出现色素沉着等现象。因此防止肌肤干燥，进行日常性的保湿护理，就成为减缓衰老的一个重要环节。因此，应注意选用含有保湿成分的护肤品。在保湿护肤类化妆品中，常用的保湿成分有：透明质酸、可溶性胶原蛋白、果酸、维生素E、尿素等。

此外，还可以选择用具有保湿能力的基质配制的护肤品，如基质含甘油、羊毛脂、卵磷脂、丙二醇等成分时，基质就会具有明显的保湿作用。

2. 推迟肌肤功能的衰退——减除自由基

当人进入中年以后，皮肤组织中氧自由基的含量会逐年增加。过量的氧自由基，除了破坏生物膜、杀伤白细胞、激活病毒外，还损伤表皮、伤害真皮纤维，损害皮脂腺和汗腺管组织细胞中的细胞核，从而造成皮肤正常解剖结构的破坏，影响皮肤对营养物质的摄取。皮肤细胞营养不良，导致其功能逐渐衰退，从而引起皮肤的老化。因此，应注意选用具有减少或清除氧自由基的护肤品。在护肤类护肤品的成分中，超氧化物歧化酶（SOD）、维生素E、赖氨酸有机锗（AGO）、烟酸（维生素PP）、金属硫蛋白（MT）、过氢化物酶（CAT）、谷胱甘肽过氢化酶（CSHP）等，均具有明显地减少、清除皮肤组织中的自由基、阻断自由基对皮肤的损伤的功能，从而起到抗皮肤衰老的作用。

3. 为肌肤补充活性物质

人到中年，皮肤组织的细胞和其他脏器的细胞一样，会由于生理活性物质的减少，导致细胞从机能到结构均会出现不同程度的衰退，因此有必要补充生理活性物质，如表皮生长因子（EGF）、脱氧核糖核酸（DNA）、核糖核酸（RNA）、必需的氨基酸、激素、生物碱、维生素以及作为辅酶的各种微量元素等。应选用含有这些活性物质的营养性化妆品；或选用含有这些活性成分的纯天然植物营养性化妆品，如灵芝霜、珍珠霜、鹿茸霜、当归霜、人参霜等；或选用含有这些活性成分的各种动物提取液制成的营养性化妆品，如珍珠水解液、含胎盘水解液、含白蛋白或丝肽等成分的化妆品。在补充肌肤活性物质的护肤品中，几种常用的营养类成分具有如下特点与作用：

（1）含珍珠类成分的营养性化妆品。珍珠中含有丰富的硬蛋白和24种微量元素，能参与皮肤酶的代谢，促进皮肤组织再生。珍珠还具有抑制褐脂质增多的作用，从而起到抗衰老和养颜的作用。

（2）含蜂乳类成分的营养性化妆品。蜂乳中含丰富的烟酸和其衍生物，其中的娄黄龄素是铁配位体，能固定铁质分子，使之无法提供多余电子而形成自由基，因此能对抗自由基对皮肤组织的破坏，起到延缓皮肤老化的作用。同时蜂乳中所含丰富的丙种球蛋白和其他生物活性物质，可以提高老年人皮肤的防御能力。

（3）含人参类成分的营养性化妆品。人参提取液中的人参活性成分能兴奋皮肤组织代谢、促进皮肤血液循环、活化皮肤组织，故而能防止皮肤脱水变硬，增加皮肤弹性，阻止皮肤起皱，因而起到抗衰老作用。

（4）含水解蛋白类成分的营养性化妆品。水解蛋白类可与皮肤产生良好的相溶性和黏性，尤其是胶原蛋白，能恢复皮肤弹性、填充皱纹，达到抗皮肤衰老的目的。

（5）含维生素类成分的营养性化妆品。维生素A能改善角化过程、增厚真表皮、增加皮肤弹性、调节上皮细胞生长和活性，可以防止皮肤老化；维生素C能促使纤维细胞产生胶原蛋白，还可以减弱色素沉着；维生素E有保湿作用、抗氧化作用，是自由基清除剂，能延缓皮肤衰老。所以，使用添加维生素的营养性化妆品有抗衰老作用。

此外，含黄芩、花粉、芦荟等天然物质，以及含果酸、泛酸、表皮生长因子、超氧化物歧化酶等生物成分的化妆品，均有一定的延缓皮肤衰老的作用。

第四节　敏感性皮肤护理

 一　敏感的定义

敏感是指感受力强，抵抗力弱，受到外界刺激后会产生明显反应的脆弱。

 二　敏感性皮肤的特征、特点

（1）皮肤薄，表面干燥缺水而粗糙，皮肤毛孔紧闭细致，隐约可见毛细血管，有时可见到红斑、脱屑、红肿等现象。

（2）皮肤对季节、气候变化的适应性差，遇冷热变化、刮风、日晒等情况，会出现皮肤发痒，脱皮，起皮疹。

三 敏感性皮肤的成因

（一）先天原因

有的敏感性皮肤与遗传有关，一般多为敏感体质

（二）后天原因

（1）环境季节交替，气温、湿度的变化、环境的污染、紫外线等均易诱发。
（2）身体器官性疾病如胃肠功能紊乱、内分泌失调等。
（3）营养不均衡，过度偏食，机体营养不良。
（4）忧郁、精神压力大、紧张等。
（5）长期服用或涂擦激素类药物。
（6）使用碱性护肤品，过度脱屑、清洁等。
（7）不良化妆品如某些化妆品中的酒精、色素、香精、防腐剂的刺激。
（8）动物毛发、金属饰物、化纤制品、易挥发物的刺激。

四 护理要点

（1）避免一切热、酒精、电流、摩擦等不良刺激。
（2）选用无香精、无色素的单一产品，避免频繁更换护肤品。
（3）减少使用化妆品的时间，注意日常皮肤的养护。
（4）在对敏感性皮肤的顾客进行护理时，无论是操作过程还是选用护肤品，均应注意避免对顾客皮肤形成刺激。

五 护理程序与方法

（1）清洁面部。
（2）（必要时）用软化皮肤膏脱屑（禁用磨砂膏脱屑）。
（3）用奥桑蒸汽仪远距离蒸面（视情况）。
（4）用超声波美容仪导入精华素。
（5）面部穴位按摩（中式指压穴位），避免大面积揉按面部皮肤。
（6）倒模。
① 可厚涂防敏底霜，倒冷膜。
② 可将特制冰水纱布盖在脸上，将防敏面膜涂于纱布上，20分钟后，将纱布与面膜一同取下。
（7）喷防敏爽肤水。
（8）涂防敏性营养霜。

六 敏感性皮肤日常护理

对敏感性皮肤的日常防护措施：
（1）避免接触可能引起过敏的物质。
（2）注意皮肤保养，避免风吹日晒和干燥。
（3）选用护肤品要慎重。可根据自己的情况选用一种适合自己的产品，长期使用，避免滥用护肤品。
（4）调节饮食、睡眠，生活要有规律。

七 敏感性皮肤护肤类化妆品的选择

敏感性皮肤往往对很多护肤品都有反应，尤其对一些药物性护肤品反应更明显。因此，最好选用

天然材料制作的高级护肤香皂和中性护肤霜，不宜使用药物类护肤品，也不宜使用含有动物蛋白的面膜和营养霜。敏感性皮肤不能一次大量使用某种护肤品。在选用一种未使用过的护肤品之前，一定要在前臂内侧少量试擦，如24小时后无过敏反应，方可使用，否则不能使用。不要频繁更换护肤品。一般情况下，不宜使用修饰类美容护肤品。尽量选用质量高、不含香料、不刺激内分泌系统的护肤品。

当出现过敏反应时，不宜再使用各种护肤品。应使用凉开水将引起过敏的护肤品轻轻洗掉。不要使用香皂，不能用热水烫洗。如果皮肤发痒而未见水疱，可以用茶叶水湿敷患处，茶叶中的鞣酸有收敛作用，可以止痒，再涂些含激素的药膏。如果皮肤患处出现水疱，最好去皮肤专科就诊。若无条件就诊，用2％的硼酸水湿敷患处，再涂用激素药膏，口服抗过敏药，如扑尔敏、维生素C等。

第五节　眼部皮肤护理

 黑眼圈

（一）黑眼圈的含义

当眼部皮下血管中的血液循环不好，导致眼圈淤血，或眼圈周围发生色素沉着时，均会在眼睛周围形成青蓝色或深褐色的阴影，称为黑眼圈。

一个人如果体质健康，容颜红润，精神饱满，就不会眼圈发黑。因此严格地说，黑眼圈属于一种病态，通常情况下当眼圈发黑时，常伴有面无光泽，神情憔悴，精神疲倦等症状，影响了容貌的美观。

（二）形成黑眼圈的主要原因

1. 睡眠不足、疲劳过度

在人体疲劳过度，特别是夜间伏案写作等长时间用脑、用眼，睡眠不足，眼睑得不到休息而处于紧张收缩的情况下，该部位的血流量长时间增加，就会引起眼圈皮下组织的结缔组织中的血管充盈，从而导致眼圈淤血，滞留下黯黑的阴影。

2. 休息不够引起的肾亏损

肾为先天之本，休息不足可引起肾亏损，肾亏损则两眼缺少精气的滋润濡泽。黑是肾之本色。肾气耗伤则肾之黑色浮于上，因此眼圈发黑。

3. 久病体弱、大病初愈

大病初愈或久病体虚的人，由于眼周围皮下组织薄弱，皮肤易发生色素沉着，并极易显露在上、下眼睑上，出现一层黑圈。此种情况尤多见于肾上腺皮质机能紊乱，内分泌及代谢障碍，心血管病变和微循环障碍以及慢性肾病、肝病、结核病和其他慢性、消耗性疾病患者。

4. 月经不调

黑眼圈还常出现于月经不调的患者，尤多见于未婚女青年。患有功能性子宫出血、原发性痛经、月经提前或错后、经期过长、经量过大等，均会出现黑眼圈。这些情况或多或少兼有贫血或轻度贫血。在面色苍白、缺少光泽的对照下，黑眼圈会显得更突出。

（三）护理程序与方法

（1）清洁面部皮肤。

（2）离子喷雾蒸面10分钟。

（3）导入营养精华素（或除皱精华素）。

（4）以眼部啫喱或活性细胞精华素替代按摩膏，做眼部按摩10分钟（以局部穴位按揉为主）。

（5）用电子按摩仪或超声波美容仪对眼部（不包括上眼睑）周围进行按摩10分钟。

（6）做蛋白胶原面膜或眼膜。

（7）清洁面部。

（8）眼部周围涂眼霜，其他部位涂润肤霜。

每周做2次，6至8次为一个疗程。

（四）日常护理方法

（1）对症下药，请教医生找出病因及时治疗有关疾病，有助于黑眼圈的消除。

（2）保持精神愉快，减少精神负担。生活有规律，节制烟、酒，保障充足的睡眠，促使气血旺盛，容颜焕发，黑眼圈自然会减轻或消除。

（3）加强眼部的按摩，改善局部血液循环状态，减少淤血滞留，可预防、减轻和消除黑眼圈。

（4）保持眼部皮肤的滋润与营养供应。

（5）注意从饮食中多吸取脂肪、蛋白质、氨基酸及矿物质等，如瘦肉、蛋类、豆制品、新鲜的蔬菜、水果等，以及富含维生素A的食物，如花生、黄豆、芝麻等，对消除黑眼圈均有一定的功效。

 # 去除眼袋

（一）眼睑与眼袋

眼睑俗称眼皮，分上眼睑和下眼睑。眼睑的结构由外向内可分为5层：

（1）皮肤眼睑的表皮，薄而柔软。

（2）皮下组织为薄而疏松的结缔组织，弹性较差。如有感染、肾炎等疾病时易引起眼睑水肿。

（3）肌层主要由眼轮匝肌和上睑提肌组成。

（4）睑板是由致密结缔组织构成，呈半月形软骨样的薄板，为眼睑的支架，分上、下睑板。

（5）睑结膜紧贴于眼睑内面。

（二）眼袋

由于眼睑皮肤很薄，皮下组织薄而疏松，很容易发生浮肿的现象，这种眼睑浮肿的现象就称为眼袋。医学上称眼袋为眼睑袋状畸形或眼睑松垂。

（三）眼袋的主要形成原因

正常情况下，眼袋的形成主要受年龄的增长因素影响。依照生物遗传规律，一般在50岁左右才出现眼袋，但有家族眼袋遗传史者，可出现于青少年时期。眼袋的出现易使人显得苍老、憔悴。其主要形成原因如下：

1. 年龄的老化

人到了中老年，由于眼睑皮肤逐渐松弛，皮下组织萎缩，眼轮匝肌和眼眶隔筋膜的张力降低，出现脂肪堆积等，形成眼袋。

2. 家族遗传

家族的遗传是眼袋形成的一个重要因素，可出现于青少年时期，而且随着年龄的增长愈加明显。

3. 肾脏有病、失眠、疲劳等

肾脏有病、怀孕期间、月经不调、睡眠不足或疲劳等，都会因血液、淋巴液等循环功能减弱，造成眼睑部体液堆积而形成或加重眼袋。

（四）护理程序与方法

（1）清洁面部皮肤。
（2）用奥桑蒸汽蒸面8~10分钟。
（3）以减肥霜替代按摩膏做眼部按摩15分钟。
（4）敏感性皮肤慎用减肥霜，可用眼霜替代。
（5）按摩动作取面部按摩动作中眼部的按摩方法。
（6）使用电子仪器（眼袋冲击机或超声波美容仪）15分钟。
（7）倒模。
（8）清洁。
（9）眼部涂去除眼袋霜或抗皱眼霜，其他部位涂润肤霜。

每周做2~3次，倒模需隔6~8天做一次。一个月为一个疗程。

（五）去除眼袋的日常护理方法

（1）保持充足的睡眠及睡眠质量，忌熬夜。
（2）临睡前少喝水，并将枕头适当垫高，使容易堆积在眼睑部的水分通过血液循环而疏散。
（3）劳逸结合，减少疲劳。
（4）经常做眼睑部按摩，通过肌肉的运动来促进血液循环。
（5）多吃胡萝卜、番茄、马铃薯、动物肝脏、豆类等富含维生素A和维生素B_2的食物，均衡体内的营养结构。

三 注意事项

在为顾客进行皮肤护理时，如果顾客的皮肤问题比较复杂，应认真分析，逐一治疗，循序渐进，切不可急于求成。如当顾客既有色斑，又有痤疮时，在护理中应注意以下几点：

（1）必须先治好痤疮，再治色斑。
（2）在痤疮的护理中禁用发紫光电疗仪进行电疗，以免使色斑加重，可采用超声波护理。
（3）在治疗色斑时较有效的方法是祛斑精华素导入，但由于其治疗原理是抑制黑色素细胞分泌黑色素颗粒，所以，在治疗护理过程中不可突然停止祛斑精华素的使用，否则会出现反弹现象。
（4）一般情况下，单纯的皮肤护理，只能缓解或降低色斑的黑色素沉着程度，目前的护理方法还很难将其彻底治愈，如皮肤问题严重，应建议顾客到皮肤病诊疗单位就诊。

对于较复杂的问题皮肤进行护理，比一般的皮肤护理难度大，技术要求高，其主要要求与注意事项有：

（1）认真观察不易发现的问题。如：有的敏感性皮肤在初步鉴定时不易发现。这时，就需要采用不同的方式反复地观察，要做到对皮肤的问题不丢、不漏。
（2）正确确定较复杂问题护理的顺序。
（3）针对复杂问题中的某一类问题进行护理时，应注意避开采用可能会加重另一类皮肤问题的方法与护肤用品。

第五部分 / 面部刮痧理疗

第一节　刮痧美容概述

一、刮痧美容的定义

刮痧美容：是运用刮痧的方法，在人的面部或身体上进行刮拭，以舒经通络、平衡阴阳、驱风散寒、行气活血、加速细胞修复，从而改善人的容颜或形体。

二、刮痧美容的方法和功效

1. 方法

运用特制工具刮、擦、揉、点、按、摩、拍、切、梳、推、运……

2. 功效

（1）促进气通血顺，让体内毒素由血管或毛细孔排出体外，开泻毛孔腠理（皮肤、肌肉的纹理），调整阴阳平衡，加速皮肤新陈代谢及细胞修复、更新，达到舒缓皱纹，活血除疮，抗氧美白，保健养肤的美容功效。

（2）刮头可以秀发，刮痧可以嫩肤，刮脚可以修身，刮身可以美肤。

三、美容刮痧的刮拭力度

轻者为补，重者为泻，慢者为补，快者为泻，时间长者为补，短者为泻，顺经为补，逆经为泻。

（1）补法——以轻弱力度刮痧，适合于干性皮肤、皮肤敏感及痤疮等；

（2）平补平泻法——以中等力度刮痧，适合任何肤质及穴位刮拭。

（3）泻法——以强重力度刮痧，适合于肌肉丰满结实者或中央部位。

美容刮痧的刮拭力度

	补法	泻法
压力	轻	重
速度	缓	快
时间	长	短
方向	顺经络走行方向、向心	逆经络走行方向、离心

第二节　刮痧美容器具与介质

一、鱼形刮痧板：面部刮痧美容常用

1. 配用介质
从植物中提取的精华油——润滑、补充营养。

2. 使用
面部刮痧时，操作者双手使用刮痧板，一上一下似鱼儿相互追逐嬉戏在面部表皮，给人以极美的享受，鱼嘴部与鱼尾部专门作用于定位定点的点穴设计，鱼的身、背、腹部多用于面部经络的刮拭和摩、抚。

3. 功效
鱼型面部刮拭定位点穴能促进面部血液运行，改善微循环，摩、抚时具有凉血抗敏、安心定神的功效。

梳型刮板：主要用于"毛发美容"

1. 配用介质
采用有养阴补肾、保肝驱风、止痒消脂、乌发亮发作用的首乌、黑芝麻、旱莲草等中药提取液。

2. 使用
梳的一端可用于头部皮肤毛孔的疏通，一般先沿着任督二脉梳理30下，再梳理两侧膀胱经各30~50下。菱形的那一端，可作用于身体打通身体的任脉和督脉。根据痧症程度，可刮拭头部及身体的相应穴位。

3. 功效
刮拭头部并打通任督两脉，活跃大脑皮层，增加记忆和思维能力，帮助缓解不安与焦虑，同时刺激毛囊，减少脱发，促使白发变黑，激发毛发再生，具有美发护发的辅助功效。

三、三角形刮痧板：主要用于四肢、足、手掌、颈部

1. 配用介质
肢体刮拭采用含驱风散寒，活血化瘀作用的桂枝、丹参、红花等成分的液体或油剂。颈部则采用

含抗衰老成分的乳、膏。

2. 使用

底边波纹恰好让手指、脚趾关节通过，斜边刚好能刮拭手掌及掌背，顶角用于点按四肢穴位。斜边的另一个作用是符合颈部的刮拭。

3. 功效

用于手脚部位护理，通过刮拭关节，舒畅筋脉，气血通达，行气消淤，使四肢活动自如，抗寒保暖，顶风防晒。而颈部则通过独特的刮痧驱毒刮拭法，重拾颈部皮肤的伸张弹力，防止松弛下垂，减少双下巴产生的可能。

四 长方形刮板

用于全身肌肉厚实的部位，疏通经络的效果较佳。

1. 配用介质

采用挥发、渗透力强，并含强筋壮骨、祛痰开窍、排毒嫩肤重要成分的膏霜或油。

减肥——采用配有大黄、荷叶成分的减肥乳或纤体液。

增肥——采用具有健脾消积、热身暖胃功效的介质，如鸡内金蛋黄油。

2. 使用

长方形刮拭板应用范围广，四面光滑，横竖刮拭尽可发挥，作用于全身肌肉厚实部位，疏通经络效果甚佳。

3. 功效

通过肩部归元刮拭，协调全身，刮肩排毒，刮背驱湿，有助于增强人体对各种有害刺激的防御能力，滋润全身肌肤，驱病强身。

第三节　面部刮痧的操作方法

一 工具选择：鱼形刮痧板（见图2-5-1）

图2-5-1

二 操作步骤

（1）分别用鱼头、鱼尾点按面部穴位：承浆、地仓、人中、迎香、睛明、攒竹、鱼腰、丝竹空、太阳、球后、承泣、四白、巨髎、印堂、发际线周边的穴位（点按穴位时不可过重，以揉按为主）。

（2）用刮痧板身刮拭面部三线（见图2-5-2）：

① 下巴至太阳

② 嘴角至太阳

③ 迎香至太阳

（3）从太阳至额头交替拉抹刮拭（见图2-5-3）。

（4）双板同时提刮双侧面颊（见图2-5-4）。

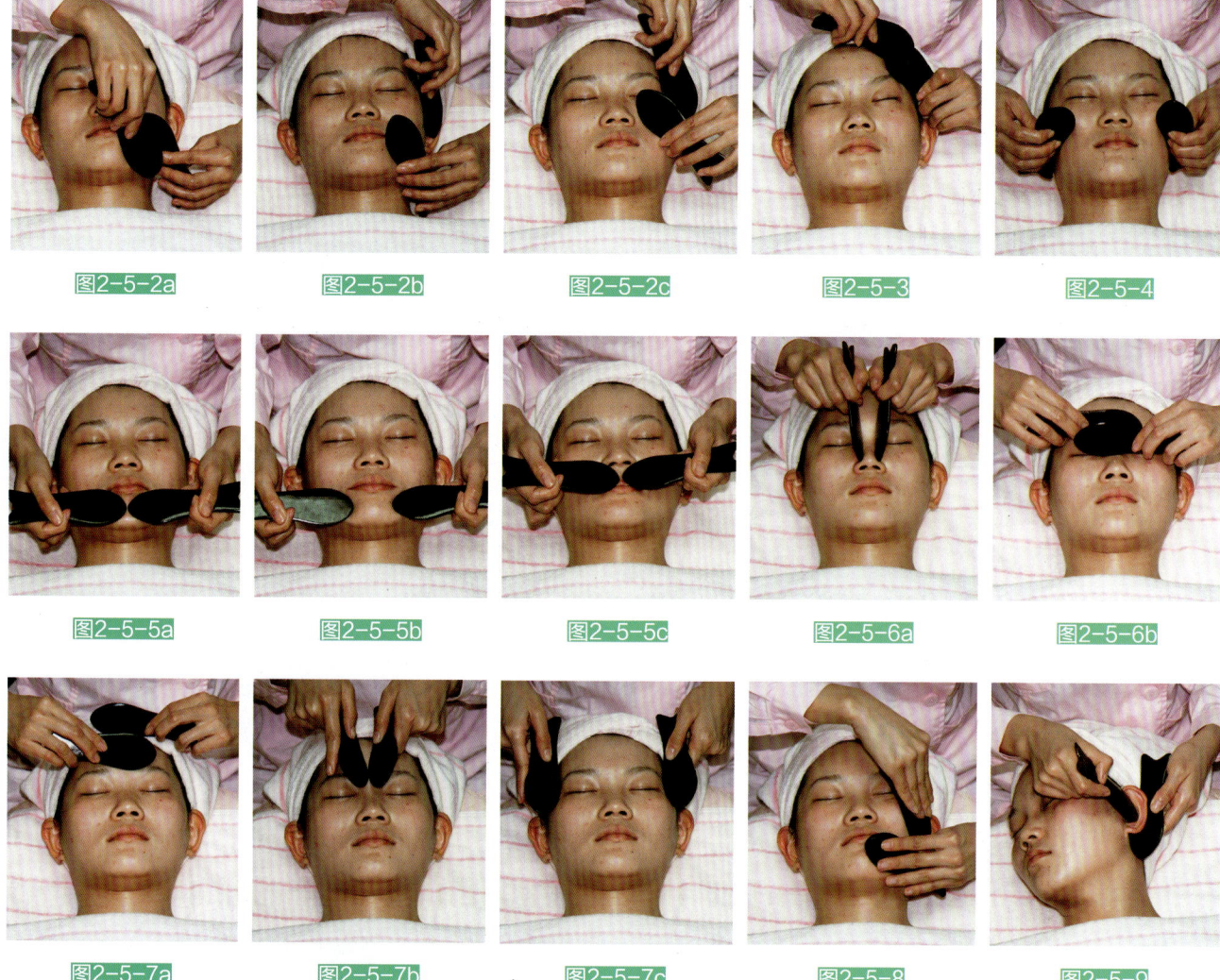

图2-5-2a　图2-5-2b　图2-5-2c　图2-5-3　图2-5-4

图2-5-5a　图2-5-5b　图2-5-5c　图2-5-6a　图2-5-6b

图2-5-7a　图2-5-7b　图2-5-7c　图2-5-8　图2-5-9

（5）鱼头平板刮拭口周（见图2-5-5）。

（6）鱼头夹住鼻梁进行刮拭（隆鼻者禁做），鱼身交替拉刮鼻梁（见图2-5-6）。

（7）刮额头，先由眉上刮至发际线，再由额心刮至两侧太阳穴（见图2-5-7）。重复3~5遍。

（8）按抚动作，用面部刮痧板身做圈脸的上提安抚动作，动作要柔和不可力度过大（见图2-5-8）。双手，双板同时进行。

（9）头部侧位刮拭（做完一侧再做另一侧），用一侧板作为支撑板，另一侧板鱼嘴沿着耳朵的轮廓进行刮拭，由内耳到外耳方向进行（见图2-5-9）。

（10）2~9节每个动作重复3~5遍。

（11）面部刮痧力度不可太重，效果以面部红润即可。严重痤疮者禁做。

第六部分 / 面部美容仪器

第一节　常用美容仪器

美容仪器是美容师进行皮肤护理的辅助仪器，在使用过程中要根据不同的皮肤性质选用，才能达到预期的效果。

皮肤测试仪（活特氏）

（一）工作原理（见图2-6-1）

皮肤测试仪主要由紫光管和放大镜构成。紫光光谱具有特殊的紫光，是目前鉴别皮肤性质的最佳光。不同的皮肤性质在吸收紫光后，会表现出不同的颜色特点。此时再用放大镜加以扩放，在紫光下观察皮肤的不同反应，便能有效地鉴别皮肤性质。皮肤测试仪就是基于不同物质对光的吸收、反射的差异原理及紫光的特点而工作的。

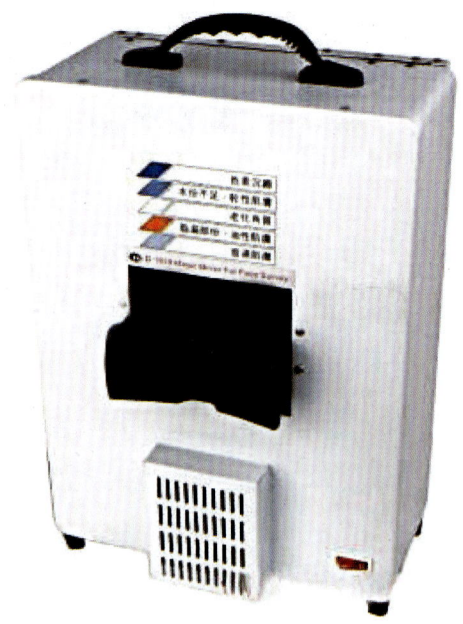

图2-6-1

（二）皮肤测试仪（活特氏）的应用目的

皮肤测试仪可以使不同的皮肤显现出不同的颜色，通过观察这些不同的颜色，达到测试皮肤性质的目的，以便于在美容护理时采取相应的措施。

目前较为常用的皮肤测试仪有箱式测试仪和手提式测试仪两种。一般箱式测试仪适用于美容护肤品专柜或美容院咨询处。顾客无须躺在床上即可检测皮肤，操作方便，不受场地限制。操作时顾客将头部探入箱内，闭目，面部与测试仪间隔15~20厘米，美容师坐于顾客对面，观察测试仪内皮肤的反应，鉴别皮肤；而手提式测试仪则常用于美容护肤过程中，顾客需躺在床上检测皮肤。

（三）操作方法

（1）清洁皮肤后，用湿棉片覆盖被测者眼部。

（2）美容师手持皮肤测试仪，灯管朝向顾客，水平面置于被测者面部。测试仪与面部间距为15~20厘米。

（3）观察测试仪下皮肤的颜色。

（4）确定皮肤性质与问题，测试完毕及时关闭开关，将测试仪放回原位。

（四）注意事项

（1）测试前必须用湿棉片覆盖被测者眼部。

（2）测试的时间最长不能超过2分钟。

（3）掌握好测试仪与被测者面部距离，不能近于15厘米。

（4）有色斑的皮肤不宜使用。

（五）相关知识

1. 不同皮肤在测试仪下的反应

在测试仪紫光管照射下，不同性质的皮肤会在放大镜下显示出不同的颜色。

青白色——健康的中性皮肤；
青黄色——油性皮肤；
青紫色——干性皮肤；
深紫色——超干性皮肤；
橙黄色——粉刺皮脂部位；
淡黄色——粉刺化脓部位；
褐色、暗褐色——色素沉着部位；
紫色——敏感皮肤；
浮悬的白色——表面角质老化。

面部反映出的亮点，一般是护肤品的痕迹或灰尘。

2. 皮肤测试仪的日常养护

（1）每天用干布擦拭，置于常温通风的地方，防止受潮。

（2）使用时轻拿轻放，以免紫光管破损。

（3）使用到一定时期后，紫光管因灯丝老化而不起辉。换同样功率的紫光管后便可继续使用。

电脑显微检查仪

（一）工作原理（见图2-6-2）

这是一种运用高清晰度摄像及高科技电脑进行皮肤诊断的仪器。它通过探头将皮肤及毛发状况多倍放大显示在电脑显示屏上，能对皮肤和毛发进行具有比较性的仔细检测。

（五）日常养护

（1）每天用干布擦拭，注意防尘。

（2）使用完毕立即放回原位并及时关闭开关。

三 皮肤清洁刷

（一）皮肤清洁刷的功能（见图2-6-3）

（1）可清除皮肤表面及毛囊深层污垢。

（2）可进行有节奏有韵律的按摩。促进血液循环，使衰老皮肤得到按抚。

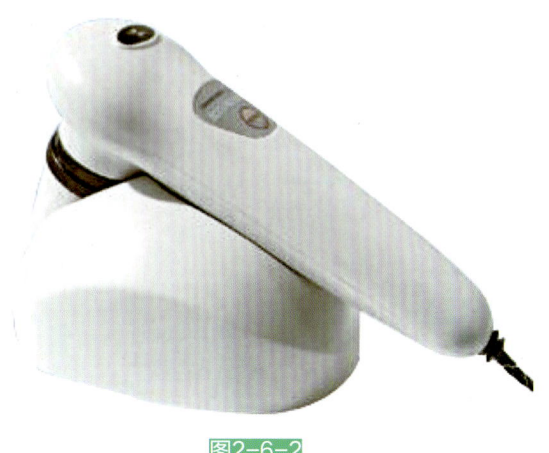

图2-6-2

（二）功能

可对皮肤进行50倍放大，对毛发进行200倍放大，还可以分析肤质、油质和水分。仪器的运用可诊断分析皮肤和毛发出现的生理、病理性变化，是选择适合皮肤保养品、疗程护理、准确的肤质检测的标准。

（三）操作步骤与方法

（1）清洁皮肤。

（2）将探头置于被测部位。

（3）皮肤检测。

（4）确定皮肤性质与问题，测试完及时关闭开关，将探头放回原位，制定护理方案。

（四）注意事项

（1）美容师使用前应消毒双手。

（2）测试前必须消毒探头。

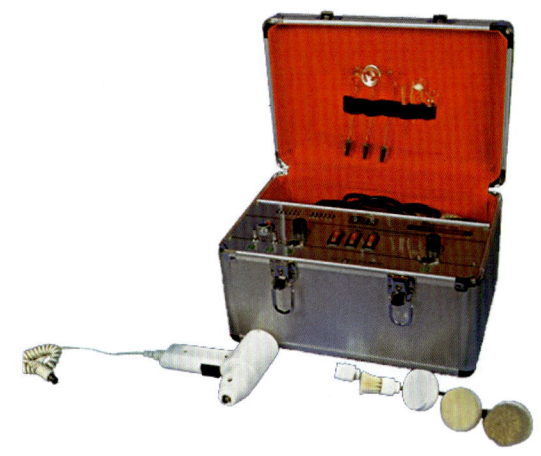

图2-6-3

（二）清洁刷的使用

（1）将清洁刷消毒备用。

（2）清洁皮肤时在操作柄上安装清洁刷，按下开关、调整转速旋钮。

（3）将毛刷呈水平方向置于皮肤上，由额—鼻—右面颊—下颌—左面颊—鼻—额的方向清洁，毛刷与皮肤的角度要随面部弧度而变化。

（4）大刷头用于额、面颊、下颏，小刷头用于鼻、鼻梁、嘴角、下颏沟等部位。

（5）刷头转动时手只需提稳操作柄，掌握方向和力度，无需用力下按和帮助刷头转动。

（6）清洁刷清洁2~3分钟后关闭开关、取下毛刷，用清水将皮肤清洁干净。

（三）皮肤清洁易发生的问题与注意事项

1. 易发生的问题

（1）清洁刷在使用过程中出现起伏不平的现象。

（2）痤疮发炎皮肤、破损皮肤造成感染，细嫩的皮肤发红、有灼痛感。

2. 注意事项

（1）手持操作柄的力度要均匀协调。

（2）痤疮皮肤、破损皮肤及细嫩敏感皮肤禁止使用。

（3）清洁刷要及时消毒。

四 奥桑喷雾机

（一）奥桑喷雾机的工作原理与结构（见图2-6-4）

奥桑喷雾机由蒸汽发生器和臭氧灯构成。蒸汽发生器由玻璃烧杯和电器元件组成，其原理与电水壶相似。置于烧杯内的电热元件经电流产生热能，使烧杯内水温逐渐升高，直至沸腾后产生蒸汽，从蒸汽导管的喷口处喷出雾状气体，这就是普通喷雾。在喷口处装有臭氧灯，工作时对微生物核酸蛋白质具有破坏作用，致使细胞发生变质或死亡，具有较强的杀菌消炎效果。普通蒸汽在臭氧灯作用下产生具有杀菌消炎作用的蒸汽——这就是奥桑喷雾。

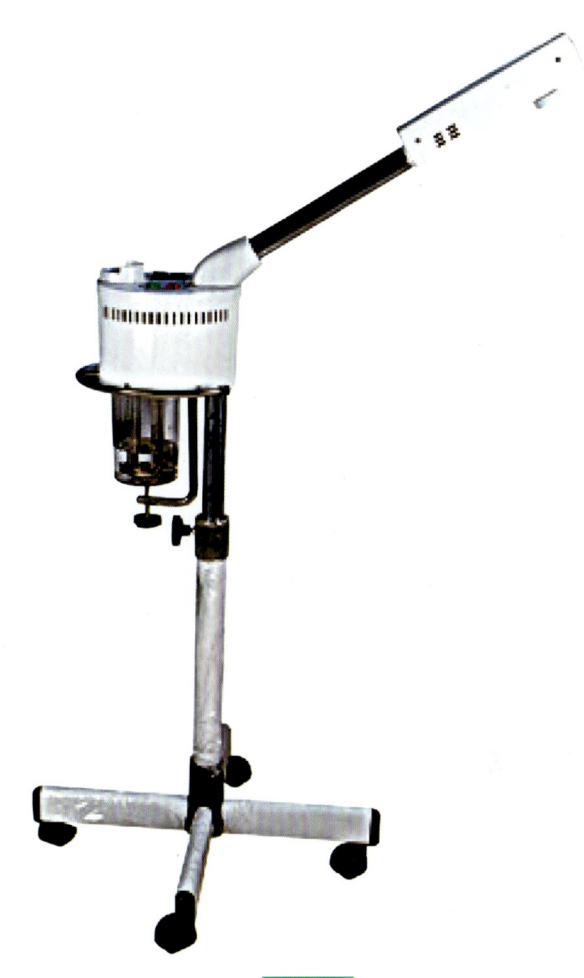

图2-6-4

（二）奥桑喷雾机的功能

（1）补充皮肤水分，使皮肤表皮软化。

（2）扩张毛孔，便于清除毛孔内的污垢。

（3）杀菌消炎，增强皮肤免疫功能，尤其是对痤疮皮肤的护理具有较强的效果。

（三）操作步骤与方法

（1）首先向奥桑喷雾机的玻璃烧杯中注入蒸馏水。蒸馏水含杂质较少，可以保证热水系统不结碱，从而延长喷雾机的使用寿命。水位标准：加水的最高标准以不超过玻璃烧杯上的红色标线为准，没有红色标线的烧杯，水位注入到烧杯的4/5，最低水位要高于电热元件。

（2）接通电源。

（3）按下红色开关，红色开关是普通蒸汽开关，按下后5~6分钟便有雾状气体产生。当普通蒸汽喷雾产生后，再按下绿色离子开关，便产生奥桑蒸汽。

（4）眼部上垫湿的消毒棉片，待蒸汽均匀喷出后再将仪器移至面部，进行喷雾护理。

（5）调整奥桑喷雾机与面部的间距。喷雾机的气体应从顾客头部上方向下喷射，其间距根据皮肤性质而定。

（6）使用完毕后关闭开关，切断电源。

（四）注意事项

（1）将喷口调至从额头向颈部喷射的角度，并因人而异地调好喷口与面部的距离。

（2）依皮肤性质掌握好喷雾时间，最长不能超过15分钟。

（3）色斑皮肤、敏感皮肤、微细血管破裂的皮肤不做奥桑喷雾。

（4）加水时水位不能高于烧杯的红色标线或烧杯的4/5。

（五）相关知识

1. 奥桑喷雾机应用的时间和距离

皮肤性质不同，奥桑喷雾使用的时间、喷口与面部的距离应有所不同。

（1）中性皮肤　喷口与面部距离为25~30厘米，奥桑喷雾应用时间为3~5分钟。

（2）油性皮肤　喷口与面部距离为20~25厘米，奥桑喷雾应用时间为5~8分钟。

（3）痤疮皮肤　喷口与面部距离为20~25厘米，奥桑喷雾应用时间为8~10分钟。

（4）干性皮肤　喷口与面部距离为30~35厘米，奥桑喷雾应用时间为3分钟。

（5）敏感皮肤　喷口与面部距离为35厘米，普通喷雾时间为5~8分钟。

（6）色斑皮肤　喷口与面部距离为30~35厘米，普通喷雾时间为10分钟。

（7）微细血管破裂皮肤　喷口与面部距离为35厘米，普通喷雾时间为5~8分钟。

2. 奥桑喷雾机的日常养护

（1）喷雾机要使用蒸馏水，每周清洗两次玻璃烧杯。使用时最低水位要高于电热元件，使用需加水时，先关闭开关后再加水使用。

（2）每天用干布擦拭机体，用毕及时关闭开关，切断电源。

（3）奥桑喷雾机的喷口产生喷水现象，可能是由于水中有杂质将喷口堵塞，使蒸汽形成水珠喷出。此时首先要更换烧杯内的蒸馏水，再用纱布擦拭喷口，清除污垢。如有水垢，用软质金属丝沾清水轻轻刷洗，或将电热器浸泡于6:4的白醋与水中用毛刷轻轻刷洗。

（4）当蒸汽四散而不集中时，可能由于烧杯口上的橡胶软垫老化，使杯口处密封不严，影响喷雾效果，这时需更换老化的杯口垫圈，并在使用时将杯子旋紧。

五 阴阳电离子仪

（一）阴阳电离子仪的结构与工作原理

阴阳电离子仪主要由整流器、滤波稳压器及金属电极构成（见图2-6-5）。其构造原理基于离子的同性相斥、异性相吸规律。当美容用品以溶解状态涂于皮肤时，可分解出离子，在直流电场的作用下，离子会做定向移动，阳离子从阳极向阴极方向移动，阴离子从阴极向阳极方向移动，药物离子或精华素渗入皮肤内，在局部形成离子堆。皮肤局部药物吸收浓度比口服药物浓度高出数倍，使其达到相应的效果。

阴阳电离子仪的功能是通过金属电极与导药钳将电流通过人体而发挥作用的。仪器上正极处于工作状态时，顾客手握的电极为阳极，人体为正电位，可使营养充分吸收，仪器使用呈导入状态。将旋钮调向负极，负极处于工作状态时，顾客手握的电极为阴极，人体为负电位，可将体内有害物质、金属离子等排出体外，仪器使用呈导出状态。

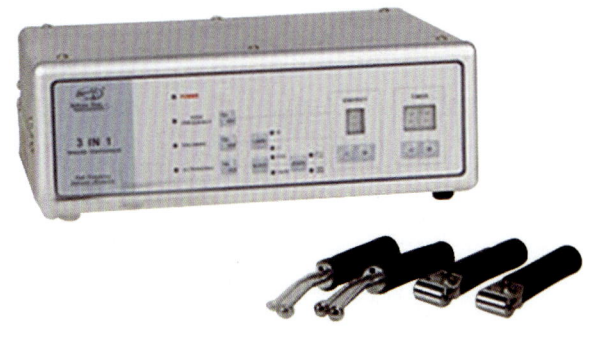

图2-6-5

（二）阴阳电离子仪的功能

（1）减少皮肤内沉积的金属离子。外界的有害物质及使用的有色护肤品中的一些金属离子成分，通过角质细胞和毛囊渗入皮肤，在皮肤内沉淀，形成色素，并使皮肤粗糙老化。一般的美容护理难以排除这些有害物质，而阴阳电离子仪可以将金属离子导出体外。

（2）补充皮肤营养。随着年龄的增长，人自身的营养难以达到皮肤的需求，皮肤越来越需求大量的营养予以补充。但皮肤的吸收功能却也达不到其所需要的量，而阴阳电离子仪可将营养成分导入皮肤。

（3）正电极产生酸性反应，安静神经，减低血液供应，强健纤维组织，收缩毛孔，减少红痕，将酸性物质带进皮肤。

（4）负电极产生碱性反应，刺激神经，增强血液循环，软化纤维组织，增强皮肤弹性。

（5）溶解皮肤中积聚过多的皮脂，将杂质导出体外。

（6）增强细胞的通透性，将不易渗透的营养物质导入皮肤深层，使皮肤的深层得到护理。

（三）操作步骤与方法

1. 导出

（1）请顾客握好电极棒。

（2）将浸透生理盐水的棉片缠绕在导药钳上，将导药钳置于顾客额部，旋钮调至负电位，按下开关并调整电流强度。

（3）导药钳在皮肤上以"之"字形或螺旋形移动，导药钳始终不离开皮肤，整个过程3~5分钟。

（4）导出完毕后调整电流回零并关闭开关，将导药钳从皮肤上拿开并取下棉片。

2. 导入

导出后用湿棉片擦拭皮肤后再进行导入程序。

（1）将精华素的1/2涂于皮肤，尤其是重点部位，其余的精华素浸透棉片缠绕在导药钳上。

（2）将导药钳置于顾客额部，电极旋钮调至正电位，按下开关并调整电流强度。

（3）导药钳在皮肤上以"之"字形或螺旋形移动，导药钳始终不离开皮肤，整个过程3~5分钟。

（4）导入完毕后调整电流回零，关闭开关。将导药钳取下并把顾客手中的电极收回。

（四）使用禁忌

（1）心脏病患者、体内有金属架者及孕妇禁止用阴阳电离子仪。

（2）导药钳应用棉片缠紧，将电流从弱调至强，使顾客逐渐适应。

（3）操作时请顾客将金属饰物取下，导药钳在皮肤上不停地移动，但移动要缓慢。

（五）日常养护最易发生问题的处理

（1）通电时电极棒与导药钳要避免相撞。电极与仪器的连接软线要理顺，不能反复缠绕。仪器要用干布擦拭，使用后及时将湿棉片取下。

（2）接通电源后如工作显示灯显示，但顾客无感觉（压力表表针不动）时，应查看导药钳、电极棒的连接线是否有断裂现象；查看仪器与电源的连接是否有接触不良的现象。如果有，则应首先将电源接实，将断线部位重新焊接。

（3）接通电源后如工作显示灯不显示、无工作状态时，应检查仪器背后熔丝是否被烧断，若烧断可换上同样规格的熔丝。

六 超声波美容仪

（一）超声波美容仪的工作原理及作用（见图2-6-6）

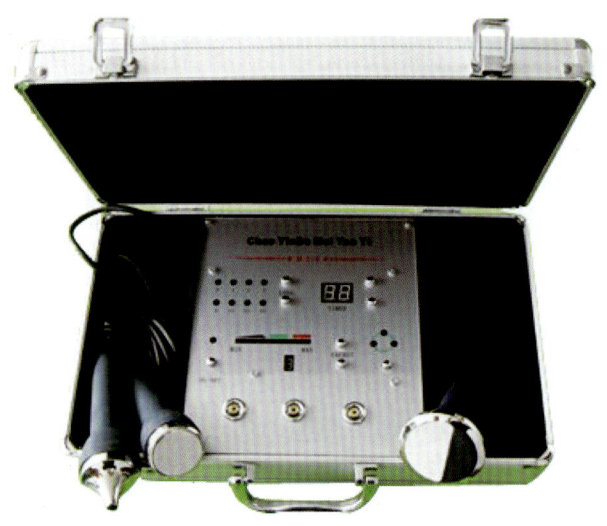

图2-6-6

1. 工作原理

超声波美容仪是通过不能引起正常人听觉反应的机械振动波作用于人体而产生美容效果的美容仪器。

超声波美容仪的声波源于超声波发射器。发射器中有一个晶体薄片，在相应频率的电场作用下，晶体薄片能准确而迅速地随交变电场频率而周期性地改变体积（压缩与伸展），由此形成机械振动，向周围的介质传播而产生一种疏密交替的波形。

一般超声波美容仪的输出波有两种或两种以上。

（1）连续波超声射束不间断地连续发射，其强度始终不变，这种波形声波均匀，热效应明显。

（2）脉冲波超声射束有规律地间断发射，每个脉冲持续时间很短，其特点是减少超声波产生的热效应。

2. 作用

正常人的听觉在16~20000Hz声波范围内，超过20000Hz的声波为超声波。超声波美容仪作用于人体时可产生机械作用、化学作用和温热作用。

（1）产生机械作用的超声波可使组织中的细胞随之振动，改变细胞的容积，增强细胞通透性和新陈代谢，使皮肤富有光泽和弹性。

（2）产生化学作用的超声波的生物化学作用基于其聚合反应和解聚反应。聚合反应是将许多相同或相似的小分子合成一个较大分子的过程。小剂量超声波可促进细胞内蛋白复合物的生成过程，对受损部位组织的再生具有刺激作用。解聚反应是大分子黏度下降，分子量减小的过程。超声波作用时，药物溶解黏度可暂时下降，利于局部吸收。

（3）产生温热作用超声波的热效应是一种内生热，由声波束的能量被吸收及细胞收缩伸展的摩擦而生热。

（二）超声波美容仪的功能

（1）超声波美容仪的声波冲击能破坏色素细胞内膜，阻止色素细胞的繁殖。并能帮助祛斑精华素渗入皮肤，从而化解色素，使色斑变浅，面积变小。

（2）超声波具有机械按摩效果，可调节皮下细胞膜的通透性，使皮肤对营养有效吸收。

（3）促进局部血液循环，加强代谢功能，使缺水、缺氧的皮肤得到补充。

（4）溶解皮下脂肪，加速皮下吸收，使积聚过多的水分和脂肪分解，使眼袋和黑眼圈现象得到改善。

（5）超声波可将药物渗透到螨虫感染部位，治疗螨虫感染的皮肤。降低皮肤的神经兴奋性，达到镇静神经和镇痛作用。

（三）操作步骤与方法

（1）消毒声头，将仪器工作旋钮调向预热位置，时间调至3分钟。

（2）清洁皮肤，蒸汽局部处理黑头粉刺，涂上适用不同皮肤的药物或精华素、油剂、水剂或膏。

（3）视应用面积的大小选择声头。面积小的部位用小声头，声波强度调至0.5~$0.75W/cm^2$。面积大的部位用大声头，声波强度调至0.75~$1 W/cm^2$，时间调至8~10分钟。

（4）操作时美容师手持声头要稳，力度均匀，移动缓慢，呈"之"字形或螺旋形移动，使皮肤得到充分的声波护理。

（5）操作完毕关机后，声头离开皮肤放回原位。药物精华素在皮肤上保留5~8分钟，使其充分渗透。

（四）使用禁忌

（1）做超声波护理前必须清洁面部，涂上足够的面霜或药物后再使用超声波。以防皮肤受损。

（2）整个面部护理最长时间不超过15分钟，并根据皮肤薄厚，调整声波输出强度。

（3）敏感皮肤护理的声波输出强度要低，力度要轻。

（4）10次为一个疗程，第二个疗程与前一个疗程间隔1周。

（五）超声波美容仪的日常养护

（1）声头用后消毒擦干，保持洁净干燥。仪器及配件置于干燥环境，避免与酸、碱性物质接触。

（2）应用干布擦拭声头，轻拿轻放，用后放回原位。

七 高频电疗仪

（一）高频电疗仪的结构与工作原理（见图2-6-7）

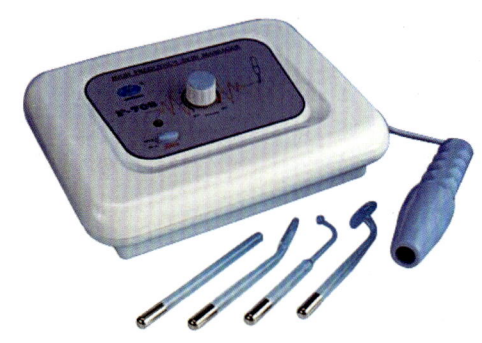

图2-6-7

高频电疗仪主要由高频振荡电路板和少量的电容电阻及半导体器件构成。配件有可插入玻璃电极的绝缘电极棒及玻璃电极。电极棒内置有升压变压器。电极棒的一侧有电路输出通过的软线。当连接电极棒的软线与仪器接通后，按下开关，在高频振荡电路板的作用下，产生断续的高压高频电流。这种高频电流可使玻璃电极产生放电现象，玻璃电极内充有氦气或氖气，发出蓝色或粉红色的光，同时发出"吱吱"的声音，使人体局部的末梢血管交替出现收缩与扩张，使空气中的氧气电离产生臭氧，从而起到改善血液循环和杀菌消炎的作用。

（二）高频电疗仪的功能

（1）促进血液循环，增强淋巴腺的活动，供给表皮营养，排除有害物质。

（2）增强细胞新陈代谢，帮助皮肤呼吸和排泄。

（3）在纤维组织上产生热效应，增强细胞通透性，帮助溶剂渗透入皮肤。

（4）杀菌消炎，加快伤口愈合，增强皮肤免疫功能。

（三）操作步骤与方法

1. 间接电疗

（1）将消毒后的玻璃电极插进塑胶电极棒旋紧。

（2）顾客手沾滑石粉、握住玻璃电极，按下开关，使电流经过手部通向身体。

（3）美容师以安抚式手法按摩，由颈部至颌、面颊和额头。

（4）将电流强度调至零位，关闭开关，取下玻璃电极。

这种方法具有刺激纤维组织、保持和恢复皮肤弹性的作用，适用于干性皮肤和衰老性皮肤。

2. 直接电疗

（1）将溶解皮脂的精华素或面霜涂敷于皮肤上，美容师手持电极棒，将玻璃电极置于顾客颈上，按下开关。

（2）电极在面部以螺旋式或"之"字形按摩，按额头—鼻梁—鼻翼—右面颊—下颏—左面颊—鼻翼—鼻梁—额头的顺序进行。

（3）将电流强度回零，关闭开关，取下玻璃电极。

这种方法可加强有效成分的充分渗透，溶解皮脂，适用于油性皮肤。

3. 火花电疗

（1）用湿消毒棉片盖住顾客眼部，美容师手持电极棒按下开关。调整电流强度，进行点状接触，点击炎症部位，一个部位一次性最长照射10秒钟。

（2）当玻璃电极与皮肤接触时，电极与皮肤间会产生一连串火花，略有针刺感属于正常现象。

（3）将电流强度回零，关闭开关，取下玻璃电极。

这种方法具有较强的杀菌效果，使伤口愈合加快。适用于痤疮发炎皮肤和创面皮肤。

（四）使用禁忌

（1）对细嫩的皮肤进行火花治疗时应用薄纱覆盖皮肤，使电流经过薄纱渗透皮肤，减少电流对皮肤的刺激。

（2）体内有金属架者及孕妇禁止使用。

（3）使用前必须先装好玻璃电极再按下开关，电流从弱调到强，用毕电流强度回零。

（4）操作前应用湿棉片覆盖顾客眼部或请顾客闭上眼睛，点击时一个部位一次时间不得超出10秒。

（5）雀斑和色斑皮肤者不宜使用此仪器。

（五）高频电疗仪的日常养护及易发生的问题处理

（1）仪器要用干布擦拭，电极导线要理顺，玻璃电极轻拿轻放，仪器放置于干燥通风平稳的地方。

（2）接通电源后若工作显示灯无显示，可能是因为电极棒的连接软线有断裂现象，使电源被切断。电极棒的软线连接处是容易受损的部位，如出现断裂，应将线头重新焊接。也可以查看电极棒内高压线包是否完好，高压线包是否击穿或高压线组层间出现击穿。一般情况下，局部短路是常见故障。高压线包受损时要由专业人员用漆包线重新绕制线包或更换新高压线包。另外，还可以查看仪器背后的熔丝（保险丝）是否烧断，若烧断可换上同样规格的熔丝。

（3）接通电源后玻璃电极内没有放电现象，可能是玻璃电极顶端金属帽有裂纹，电极内不能形成真空，没有过电现象。如果玻璃电极有裂纹则不能继续使用，应更换。

八 真空吸喷仪

（一）真空吸喷仪的基本原理（见图2-6-8）

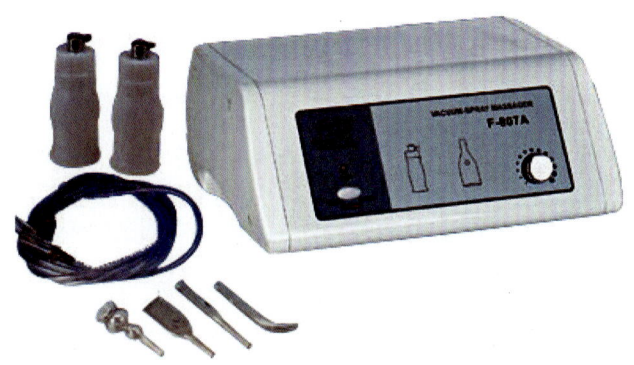

图2-6-8

真空吸喷仪主要由真空泵和电磁阀构成。有真空吸啜和冷喷两组功能。仪器工作时产生一串脉冲，其周期由电位器调节，脉冲经二级放大后，由3BG2集电极接电磁阀3DF输出。正脉冲时电极有输出，使电磁阀移动，气流通过，负脉冲时电极无输出，电磁阀复位，气流截止，由此而产生真空吸喷功能。用于吸喷工作时，气泵工作产生负压，使软管内形成真空，吸出污垢。

（二）真空吸喷仪的功能

（1）清除毛孔深层污垢及皮脂，使皮肤呼吸正常，刺激纤维组织，增强皮肤弹性。

（2）促进局部血液循环，将血液引向表皮，供给表皮营养，促进淋巴液循环，排除皮肤内有害毒素。

（3）冷喷可以刺激扩张毛孔，使其得到收敛。

（三）操作步骤与方法

1. 真空吸嘬

（1）将消毒后的玻璃吸管套入软管。

（2）按下开关，在手背上试吸力的强弱，调整力度旋钮。

（3）吸嘬有三种操作方法：间断吸嘬、连续吸嘬和强力吸嘬。应用于不同的皮肤，用于油性皮肤、粗厚的皮肤时吸力强些；用于干性皮肤、敏感皮肤、衰老性皮肤时吸力弱些。

吸嘬时食指、无名指与拇指指腹用力，将管口对着皮肤，持稳真空吸嘬管。中指指腹可随时灵活点按玻璃吸管上的透气孔。

① 间断吸嘬操作时中指在玻璃吸管的透气孔上频繁地、有节奏地点接，形成间断吸嘬效果。持玻璃吸管的手移动要快，吸放频率快而有节奏。这种方法吸力弱。适用于细嫩、松弛、较薄的皮肤。

② 连续吸嘬中指闭住吸管透气孔，随吸管连续移动一定时间再放松透气，这样的吸嘬力较强，适用于油脂较多、皮肤较厚的部位。

③ 强力吸嘬这种方法用于油脂特多的部位。闭住透气孔的中指始终不放松，管口对着多脂部位一吸一放，吸嘬力度很强，常常用于鼻尖、鼻翼等有黑头粉刺的部位，效果十分明显。

2. 冷喷

将喷瓶套进软管，中指和拇指捏住瓶身，食指按住喷瓶透气孔。使喷瓶内产生压力，收缩水呈雾状喷出。美容师持喷瓶应从顾客额头向面部喷洒，以防鼻孔进水。

（四）操作注意事项

（1）吸管移动要快，不能在一个部位过长时间地吸嘬。

（2）根据顾客的皮肤性质调整吸力的强弱，可先在手背上试吸力后再用于面部皮肤。

（3）配合蒸汽做吸嘬，双手要密切配合。

（4）眼周皮肤薄不可做真空吸嘬。

（5）做冷喷时要由额头处向下颏方向喷。

（五）相关知识

1. 主要用品用具

酒精棉、棉棒、消毒棉、收缩水、真空吸喷仪及配件。

2. 日常养护

（1）各种配件轻拿轻放。使用完毕将软线理顺，依次放置至原位。

（2）玻璃吸管用后要及时消毒。

（3）仪器应用干布擦拭，置于干燥通风的环境中。

3. 发生问题的原因与维修方法

（1）若接通电源后工作灯无显示、无通电现象，应查看仪器背后熔丝是否烧断，若烧断可更换同样规格的熔丝。

（2）当接通电源后工作灯有显示，但没有吸力功能，应从以下几方面检查：

① 查看软管是否有老化断裂现象，老化有裂纹时管内不能形成真空，吸管便无吸力。如裂纹在管的两头可剪掉一段，继续使用；如裂纹较多或在中间，应更换新软管。

② 查看软管与连接插座吸口处是否有堵塞物影响吸力的形成，将污垢清除后即可产生吸力。

③ 真空泵内抽进水或泵内有污垢，堵塞真空叶轮，使气量变小甚至叶轮不动，因而使管内无吸力，应请专业人员打开机器清理真空泵的水及污垢。

第二节　专业美容仪器

BIO魔术手

（一）魔术手的工作原理（见图2-6-9）

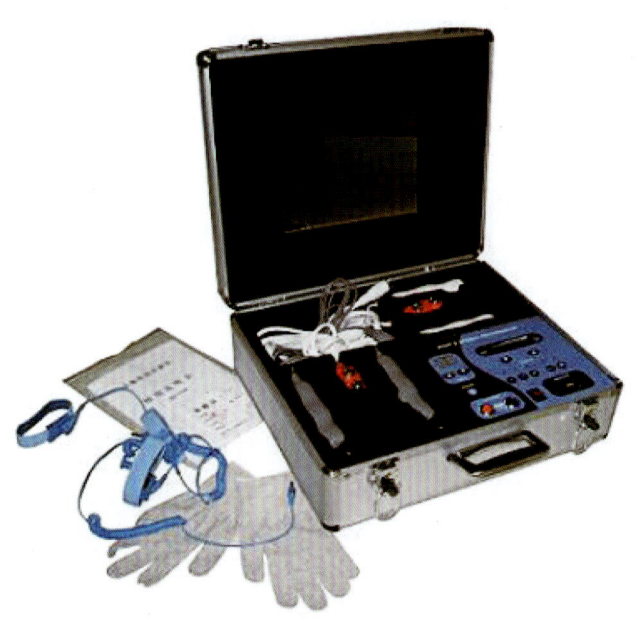

图2-6-9

魔术手是利用生化微电流与人体细胞活动的生物电相似所产生的共鸣作用来调动人体自身能量，激发细胞组织的活动力，恢复人体的生理平衡与活力。具有促进脸部和身体的淋巴良性循环，促使细胞重生，增强弹性，紧肤拉皮，减少蜂窝组织及分解脂肪块的作用。

（二）魔术手的功能

魔术手具有拉皮、除皱、瘦脸、提臀四大功效。

（1）提高皮肤保湿能力、收敛能力。

（2）促进血液及淋巴循环，维持正常的新陈代谢功能，强化血管壁，改善微血管扩张、肤色晦暗的现象。

（3）深入刺激细胞的机能，补充其生物电能。促进细胞活化，加速细胞代谢及消除黑斑。改善皮肤的吸收能力。

（4）强化肌肉组织，恢复皮肤弹性，对脸部坚挺、臀部提升有明显的效果。

（5）收缩毛孔，去除老化角质，恢复细胞正常的离子排列组合，解决皮肤问题。

（6）具有消炎、抗菌及愈合伤口的能力。

（三）步骤与方法

1. 护理前的准备

将所需的仪器及附带常规护肤品准备好，分析顾客的面形特点，确定所需要改善的部位，并向顾客说明护理所需的时间和在操作过程中的反应，让顾客做好心理准备。

2. 护理的程序与方法

（1）用清洁乳清洁皮肤，再用去角质霜去除皮肤上多余的角质。

（2）倒出少许精华液于容器中备用。

（3）接通电源，打开仪器开关。

（4）美容师先套上绝缘手套，再戴上导电手套。注意戴手套时只可触碰操作面板，不要触摸电流插座等。

（5）美容师手涂精华液，为顾客轻按全脸1~2分钟，然后依操作程序进行面部按摩，由脸部的下方开始做起，面部护理时间为30分钟。

（6）关闭电源，清洁护理部位。

（7）遇面形轮廓欠佳者，可再用修改轮廓精华油或按摩霜，做手工按摩5分钟。

（8）面膜敷面15分钟。

（四）注意事项

（1）面部化妆及身体污垢需要清洗干净，做手工按摩5分钟。

（2）使用手套时务必先戴绝缘手套。

（3）操作进行中若肌肤干燥，则无法达到最佳效果，务必保持肌肤湿润。

（4）顾客须卸除手表及金属类饰品。

（5）美容师戴上手套后，双手不要接触仪器操作面板以外的电源、插头等电器。

（6）护理前，顾客避免大量饮酒、进食。

（7）受伤部位及孕妇腹部避免使用。

（8）面部护理时间为30分钟，身体局部护理时间为20分钟。

（五）使用禁忌

（1）心脏病患者禁用。

（2）女性妊娠期或经期禁用。

（3）过敏体质者禁用。

（4）血友病患者禁用。

（5）皮肤传染病者禁用。

（6）美容整形使用硅胶者禁用。

（六）相关知识

仪器日常养护：

（1）使用接合器连接或取下时，切勿拉扯电线部分。

（2）仪器使用后，需小心脱下手套及连接电线的部分。

（3）手套清洁时选用温和的软性清洁剂洗涤，再用清水浸透，自然风干，不可用手拧干或放入紫外线消毒箱内。

（4）不可以自行对仪器、电线、专用插头进行分解或修理。

（5）仪器用干布擦拭，切勿用水浸湿。

（6）仪器放置应避免阳光直射或放在灰尘、油烟较多的场所。

二 铲皮机

（一）工作原理（见图2-6-10）

（1）抑制酪氨酸酶，利用诱导电压将黑色素分解排出。

（2）每秒振动28000次的超声波频率，使净化水雾化，把毛细孔中的油垢、护肤品的污垢瞬间乳化，再由诱导电压引导至探头杀菌处理，使青春痘、皮肤问题在短时间内迅速改善。

（3）利用超高频的声波急速把毛细孔中阻塞的粉刺瞬间乳化、无痛清除，以达到皮肤的彻底清洁

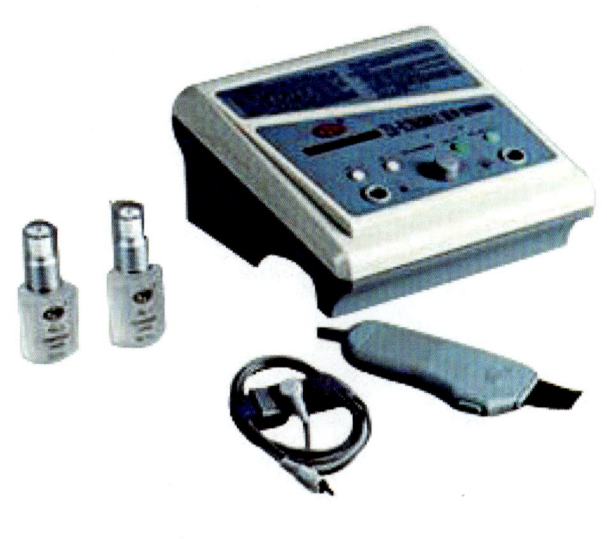

图2-6-10

效果。

（4）超声波能量振动及超声波对肌肉的温热效果，去除皱纹与肌肉的松弛。

（5）以特殊探头清除污垢及老化的角质层，安全有效。

（二）功能

无痛去粉刺，清除青春痘、角质层、黑色素，除皱、拉皮、提臀、健胸。

（三）操作方法

（1）将机器接上规定的电源后，打开机箱后面的电源总开关。

（2）按动面板上的电源开关，此时对应的指示灯亮，时间显示为"0:0"。

（3）按动时控增加开关来设定其工作时间（一般为15分钟）。

（4）按动工作开关，相对应的指示灯亮，此时机器正处于等待状态。

（5）踏下脚踏开关，铲皮机头会发出轻微的振动声，调节功率输出后即可开始运作。

（四）注意事项

（1）调节各旋钮时，切勿突然加速或减速。

（2）若使用时间过长，会导致输出功率降低，此属正常现象，并非机器问题。此时只需关掉输出，让铲皮头冷却后，可重新工作。

（3）铲皮头属精密部件，需小心保护，切勿跌落。

（4）使用完后，应清洁铲皮头，用干布擦净。

三 注氧仪

注氧仪采用变压吸附原理，接通电源瞬时即可连续从空气中分离出高浓度且无尘、无菌的带有活性因子的氧气，使皮肤更好地吸收营养。

（一）作用原理（见图2-6-11）

1. 注氧

将带有一定气压、浓度超过95%的高纯氧气协同雾化成细小微粒的纯净水喷注于皮肤，可在短时间内启动皮肤的呼吸功能，增强细胞的活跃性，将皮肤吸收营养的能力大大提高。同时细小的水雾微粒附着于皮肤表面，通过氧气压力的帮助，对皮肤起到强效补水和深层清洁的作用。

2. 输氧

皮肤在呼吸功能启动和高度清洁的环境下，将高浓度、高营养的面膜巾敷于面部，对皮肤进行较高强度的定点输氧，使皮肤对护肤产品的吸收达到最大值，可使产品发挥其最大功效。

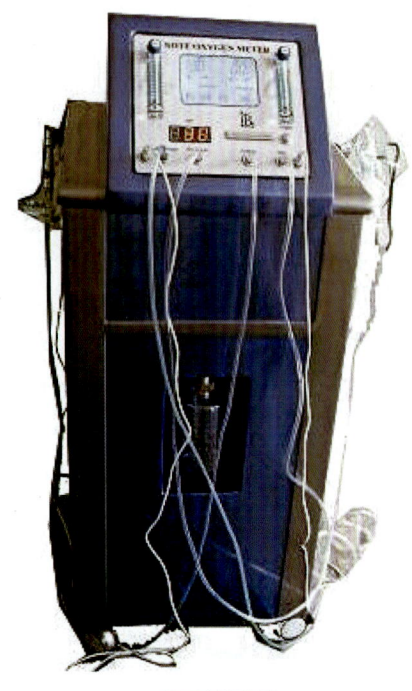

图2-6-11

3. 吸氧

带有一定湿度的高纯度氧气，通过呼吸系统进入人体，首先可净化肺部，对亚健康状态有明显的缓解和改善。

（二）操作步骤

1. 洁面：用洁面产品清洁面部。
2. 根据顾客皮肤实际情况进行去角质护理。
3. 爽肤，给皮肤补充水分的同时二次清洁皮肤。
4. 在面部均匀涂抹按摩膏。
5. 打开仪器电源开关，设定工作时间。
6. 注氧（15分钟）。

（1）将仪器调节到注氧模式，氧泵流量计数归零。将适量纯净水倒入氧枪中，按下氧枪开关向后拉，直到喷枪内纯净水呈雾状连续喷出。

（2）一手持氧枪距皮肤5~10厘米的距离，从下颌至额头，以向内打圈的形式按抚皮肤，另一手配合氧枪做向上提拉动作（下巴—耳前、嘴角—耳前、鼻翼—发际、内眼角—发际、额头—发际），力度要均匀适中。

（3）结束后，上营养面膜纸。

7. 输氧（15分钟）。

（1）将仪器切换至输氧状态。

（2）从额头中间开始，由中间向两侧横向移动，将喷嘴贴于面膜巾上进行定点输氧，使面膜巾上的营养成分快速地被皮肤吸收。每个部位需停3~5秒。

① 两眉中间至中央发际线为起点，平行向额头侧发际线移动。

② 下眼眶至耳前、下眼眶下端0.5寸至耳前、鼻翼至耳前。

③ 唇上部至耳根处、嘴角至耳根、下巴分三段平行至耳根。

8. 吸氧（20分钟），此步骤可与定点输氧同步进行。

（1）将吸氧管的隔板置于顾客上嘴唇处，鼻管对准鼻腔，顺势将软管线绕于耳后至头顶，固定收口即可。

（2）调试氧泵流量，氧气即可输出。氧泵的流量计数控制在3以下。

（3）吸氧过程中，可根据顾客的感受和实际状况进行增减。

9. 操作结束后，关闭仪器开关。

（三）注意事项与禁忌人群

（1）仪器应放置在通风、干燥处，避免阳光直射。仪器底部为氧气收集仓，应远离火源。

（2）注氧枪要轻拿轻放，防止重摔。注氧枪内只可放入纯净水，不可放入精华素或其他溶液，以免发生堵塞，且需要定时清洗（放入纯净水喷2分钟）。

（3）各连接软管不可强行拉拽和折叠，以免发生断裂、漏气情况。

（4）整个操作过程中，可根据皮肤的实际情况合理安排每一个步骤的操作时间，但整体时间不得高于1小时。

（5）年龄在60岁以上者及严重心脏病、哮喘等其他病症患者需经医生许可后，方可接受吸氧护理。

四 冰电波拉皮机

（一）原理（见图2-6-12）

1. 射频

可发射传播的电磁波，简称RF，即高频交流变化电磁波的简称。电磁波作用于人体皮肤可以转化为热能。

冰电波拉皮护理以表皮恒定冷却、电波深层加热为核心技术。通过智能表皮冷却系统使皮肤表皮温度保持在1℃，确保皮肤舒适不受损伤，利用电磁波产生热能传导作用，使皮肤深层温度升高。当真皮层温度环境达到45~60℃时，胶原纤维自然产生立即性收缩，刺激真皮层产生胶原蛋白而修复纤维结构，最终实现紧致肌肤、填平皱纹、恢复皮肤弹性和光泽的效果。

2. 立即性作用

真皮层胶原纤维达到45~60℃时，会立即产生收缩，可以让松弛的肌肤在治疗后，马上感到向上提升、收紧的效果。

3. 长期性作用

在治疗后的2~6个月中，皮肤自身的胶原蛋白逐

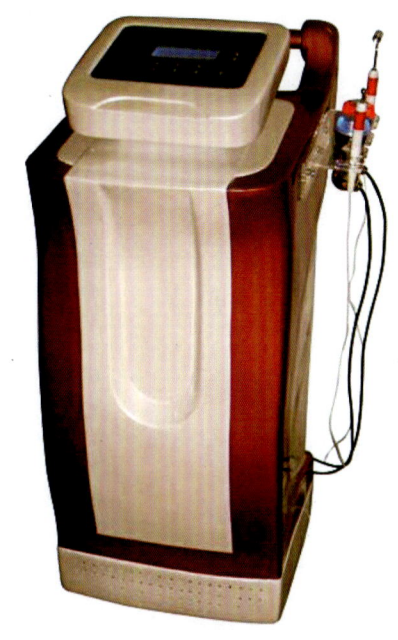

图2-6-12

渐新生与重建，皮肤的皱纹会逐渐变浅，恢复弹性、光滑、紧致的年轻化状态。

（二）功效

（1）收紧并提升松弛的肌肤，祛除皱纹。

（2）促进血液循环，改善晦暗肌肤。

（3）收细毛孔，改善痤疮留下的色素印、浅表凹陷疤痕。

（4）改善黑眼圈、眼袋，提升眼角下垂。

（三）操作步骤

（1）开启电源。

（2）连接电极电源板：将电极电源板与功能枪的连接口正常连接，然后将电极电源板用温热毛巾包住，放置于顾客舒适的、与皮肤接触的位置。

（3）开启仪器功能：开启制冷功能，仪器有蜂鸣声提示，此时仪器正常运行。

（4）用面膜刷将啫喱凝露涂于顾客的面部需要治疗的部位，启动开始键，开始操作。

（5）全脸以由下向上、由外向内打圈的方式进行操作，按照顾客的承受能力调节能量及操作的速度，有温热感即可。皱纹严重的部位可重点治疗。

（6）1.5~2个小时后结束治疗。

（四）疗程

六次为一疗程，每次间隔时间为7~10天。

（五）禁忌人群

（1）严重心脏病并装有心脏起搏器者禁做。

（2）严重的高血压、肾病、糖尿病、癫痫病、恶性肿瘤及癌症患者禁做。

（3）孕妇、正处在哺乳阶段内者禁做。

（4）严重毛细血管扩张者、皮肤破溃、伤口未愈合者禁做。

（5）面部做过金丝植入、硅胶填充者禁做。

（6）年龄超过60岁者禁做。

（六）注意事项

（1）整个疗程中，不得接受其他面部治疗性护理项目的服务。

（2）治疗后加强防晒，用温水洁面，要大量补水，以提高细胞充足的活性。

（3）治疗过程中，摘除顾客与技师身上的金属饰品，以免影响能量传输。

（4）关闭手机，更不可通话，以免损坏手机接受能力。

五 光子嫩肤仪

（一）工作原理（见图2-6-13）

全新的光子技术复合型的光子源是通过特定的宽光谱强脉冲光，直接作用于皮肤组织，产生光化学作用和光热作用，刺激皮肤深层的胶原蛋白增生，增强皮肤弹性，裂解色素，达到去除色斑的目的。

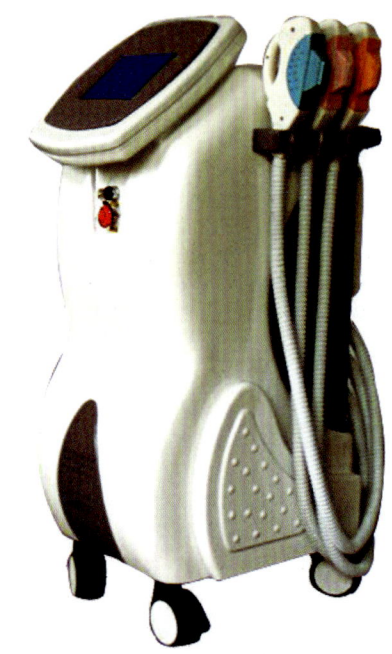

图2-6-13

（二）功能

去除面部红血丝，清除或淡化各种色斑、雀斑；收缩毛孔，治疗毛孔粗大；抚平细小皱纹，去除黑眼圈，治疗酒糟鼻，去除痤疮红斑，增强肌肤弹性，使肌肤重现健康光彩，去除皮肤瑕疵，整体改善肤质。

（三）要点

（1）科学"全自动感应记忆系统"，能自动感应不同皮肤的状况而设定适应的能量。

（2）在疗程进行前，无须再分析皮肤，简化专业美容师操作上的麻烦。

（3）安全性极佳，绝不会对皮肤造成伤害；治疗中无痛感，治疗后无需休息。

（4）光斑面积可调，适用于各种类型和各个部位的皮肤，全面满足顾客需要。

（四）治疗范围

（1）面部红血丝(毛细血管扩张)、去除红脸症状。

（2）收缩粗大毛孔、消除或减淡痤疮印。

（3）增厚肌肤胶原层、恢复增加皮肤的弹性。

（4）最大限度地清除或淡化雀斑、老年斑等。

（5）最大限度地清除或淡化日晒损伤造成的色素沉着，美白皮肤。

（6）抚平细小皱纹或减少眼部皱纹、消除黑眼圈。

（7）美白身体各部位肌肤。

（8）祛除或抑制身体各部位多余毛发的生长。

（五）操作方法

（1）以坚持全脸治疗为基准，先清洁面部皮肤。

（2）将冷凝胶均匀涂抹于治疗处，做到即涂即治（术前可将冷凝胶置于冷冻室低温保存）。

（3）先在耳旁或下巴处做测试光斑（1~2个），然后进行皮肤即刻反应的观察，轻微的发红可能在1~3分钟后出现。如果皮肤发红明显，应适量减少能量密度。

（4）将导光体与冷凝胶直接耦合贴于皮肤表面，对于敏感部位应稍提高到2~3毫米。

（5）对于皮肤黑、较敏感者，24~28小时皮肤出现延迟反应较常见，不能因为当即反应不太明显而随意提高能量密度。

（6）对于黄褐斑，有一部分人可能出现色素沉着的现象，能量选择过高时，色素沉着的程度会更重，一定要谨慎保守。

（7）治疗后，冷敷（不是冰敷，不低于4℃）10~20分钟，术后1~3天不可使用有刺激的或功效性的化妆品。一个月内使用防晒霜（防晒指数为SPF15），严防日晒。皮肤无不良反应的情况下可以化妆。

（六）使用禁忌

（1）怀孕妇女禁做。

（2）日常工作时不可避免强(日)光照射人群禁做。

（3）对光敏剂药物过敏者及对强光过敏人群禁做。

（4）皮肤敏感、极易感染者禁做。

（5）癫痫病患者及疤痕体质人群禁做。

（6）治疗部位带有开放性伤口者禁做。

（7）长期依赖化妆品祛斑患者在接受治疗前，应提前停止使用该护肤品两个月以上方可接受治疗，否则极易造成治疗失败。

（8）治疗脸部时，眉毛与上眼皮之间为治疗禁区。

（七）操作注意事项

（1）仪器内部有危险的高压，请保持所有的面板和盖板闭合。

（2）不使用时，治疗头应放在挂钩上。

（3）治疗头治疗时会发出高强度脉冲光，此时应确保治疗头仅指向治疗部位。

（4）应确保操作人员和治疗者意外地暴露在强光下时（无论是从光治疗头中直接发出的或经过反射的）都有防护措施。

（5）操作人员都应佩戴防护眼镜，即使佩戴防护眼镜也不可直视治疗头中发出的强光。

（八）术后注意事项

（1）术中治疗时，治疗部位局部出现轻微红肿，色素向外渗出，均属正常的术后反应。

（2）恢复期间，治疗部位的色素在3~7天内会明显加重发黑，10~20天内色素逐渐变淡消失。

（3）操作者在操作过程中一定要选用合适的能量密度值，按照操作要求进行，术后不会留有色素沉着痕印。

六 激光治疗仪

（一）原理（见图2-6-14）

根据"选择性激光破坏"原理，采用只对色素敏感的激光波长击碎色素组织，色素碎粒被人体自然吸收，达到祛斑美容的目的。这种特定波长的激光对色素周围的正常肌肤不起作用，因此不会造成对人体的损伤。采用先进的Q开关技术，使激光脉冲的作用极短，不到一亿分之一秒，因此没有灼烧感。这种美容仪具有两种特定的激光波长，因此除斑范围很广，既有利于美容院节约资金，又方便顾客。

（二）治疗范围

利用激光瞬间发射的高能量，有效穿透表皮，准确到达真皮层的色素团，有效去除色素性皮肤病变和混合色料形成的色素沉着。可治疗黑、蓝、红、棕、褐等色素沉着。还可用于洗眉、洗眼线、洗唇线、洗文身、洗斑痣等多项美容手术。

（三）操作方法

（1）按要求连接电源线，插入电源插座，同时安装好脚踏开关。

（2）选择枪头（1064纳米与532纳米输出光头）。

（3）确认紧急停止开关的红色按钮在抬起位置。

（4）将钥匙插入开关中，调至开启位置上，此时机内水泵运转，系统进入待机状态，以确保水流循环正常。

（5）按下Simmer键，再按下Work键，系统进入准备工作状态。

（6）踩下脚踏开关，有激光输出，选择适值能量及频率，调节能量键和频率键（操作前先在手背调试能量适值）。

（7）瞄准器对准治疗部位附近，踩下脚踏开关，激光输出。此时可从该部位（非治疗部位）逐渐移进治疗部位进行治疗。

（8）治疗完毕，首先松开脚踏开关，接着按下

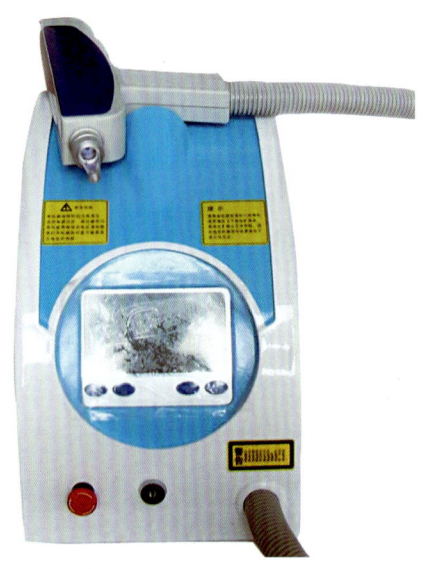

图2-6-14

work键，再按Simmerr键（指示灯熄灭），最后将开关关闭（使用中出现异常情况时，按下急停开关暂停工作）。

（四）注意事项

（1）操作者应身着浅色或白色工作服，尽可能避免激光对人体的辐射。

（2）治疗前，操作人员可为反应敏感的治疗者在其治疗处外敷麻药，同时须向其说明恢复时间及效果的相对缓慢。

（3）操作过程中应避免激光光束伤及非治疗部位，要做到专人操作。

（4）在洗眼线时，操作者一定要确保治疗者的眼球安全。

（5）金属器械可造成激光反射，操作时应避免激光直接照在器械上，尽量不用反光器械。

（6）操作时应避免戴手表、项链、手镯等可反射激光的饰品。

（7）人体组织的色素对激光的吸收不同，治疗时所需剂量的选择应由小到大。

（8）治疗后1~3日内禁止在出血处进行描眉、水洗、触摸等易感染行为。

（9）应注意防晒，以免引起色素沉着。

（五）操作禁忌

（1）心脏病患者、高血压患者、孕妇应慎用。

（2）治疗部位带有开放性伤口者慎用。

（六）术后禁忌

（1）治疗部位结痂后，不能自行抠除。

（2）治疗部位有血点渗出时，24小时内不能沾水。

（3）治疗后为防眼部肿胀，可先冷敷半小时再热敷半小时。

（4）为加速伤口愈合可配合使用修复类护肤产品。

第三篇 身体护理

- 本章通过对身体护理知识的讲解
- 使学生熟练掌握身体护理项目技术
- 掌握身体护理的应用程序
- 着重介绍身体护理的实用仪器

课题概况

课题名称： 身体护理

课题内容： 减肥、健胸、调整瘦体形、肩颈及手部皮肤护理、身体实用仪器及设备

课题时间： 104课时

教学方式： 本课题以理论教学、实际演示教学与PPT演示结合。

1. 指导教师对身体护理的知识及技能进行讲解和示范。
2. 培养学生对身体护理程序的认知。
3. 示范各种专业项目手法。
4. 介绍功效性身体护理项目。
5. 讲解身体护理仪器的技术应用。

教学要求： 应用理论结合实践进行身体护理知识及技术的讲解，以实践性为主导进行各种护理项目的操作指导。

训练目的： 培养学生的实践工作能力及操作判断力，指导学生将知识与技术结合应用。

作业要求： 在实践过程中积累各种身体状态的特点，并编写护理报告，通过各种资源，搜集各种先进美体技术。

第一部分 / 减肥

第一节　肥胖的分类与形成原因

 肥胖的含义与分类

（一）肥胖的含义

肥胖的含义是：人体内脂肪堆积过多。当身体摄取的能量超过消耗的能量时，剩余的能量就转化为脂肪储存在体内，明显超出正常人的平均量，并引起机体代谢、生理、生化的异常变化。肥胖不仅是一种不健康的表现，而且有碍美观。

皮下脂肪属于有机化合物，由3个分子的脂肪酸和1个分子的甘油化合而成。一位30岁左右的女性，其体内脂肪量应占体重的22％左右，超过30％~35％即为肥胖。皮下脂肪组织一方面能够吸收和贮存脂肪，供给人体活动消耗；另一方面具有保温和保护体内各个器官免受外力撞击的作用。同时，对保持人体体温的相对平衡也起着一定的作用。

脂肪虽然对人体具有一定的好作用，但是生成过多，消耗减少，形成皮下脂肪的大量积存，就会造成因脂肪过剩而肥胖。

脂肪容易积存的部位有：头颈、背脊、乳房、腹部和臀部。女性的脂肪一般多积聚在乳房、臀部、腹部和大腿，身体外形多表现为胸高、腹大、臀部宽圆。男性的脂肪大多积聚在头颈、脊背和腹部，特别是下腹部。

皮下脂肪的测定，有专门的测量仪器，可以通过X线摄影、超声波、水下称重和脂肪细胞数量计算等方法测定。

（二）肥胖的分类

按其不同的形成原因可做如下分类：

肥胖症包括单纯性肥胖（原发性肥胖，其中有体质性肥胖、获得性肥胖），与继发性肥胖（病理性肥胖）和遗传性肥胖。

（三）检测人体肥胖的基本计算方法

一个体形均匀的人，身高与体重应该相称。由于种族、地理环境、营养条件、遗传等因素的影响，加之审美观点的不同，各个国家和地区对身高与体重的比例都有不同的标准。

近年来，我国学者经过大量的调查检测，研究出了与我国民众标准体重与身高、年龄、健康状况有关的几种计算方法：

1. 比较简单的计算方法

长江流域以北的"北方人"：

理想体重（kg）=[身高（cm）－150]×0.6+50

长江流域以南的"南方人"：

理想体重（kg）=[身高（cm）－150]×0.6+48

指数百分比 =（实际体重－理想体重）÷理想体重×100%

（1）指数百分比在±5%的范围内时均为正常体重。

（2）指数百分比在5%~10%时为超重。

（3）指数百分比在10%~25%时为轻度肥胖。

（4）指数百分比在20%~40%时为中度肥胖。

（5）指数百分比在40%以上为重度肥胖。

（6）指数百分比在－5%~－20%时为消瘦。

（7）指数百分比在－20%以下为重度消瘦。

2. 比较细致的计算方法

18~25岁的青年，按下列公式得出：

身高（cm）	标准体重（kg）
150	身高-102
150~155	身高-105
155~165	身高-（105~107）
165~170	身高-（107~109）
170~180	身高-（109~111）
180以上	身高-（111~115）

25岁以上者则按上述方法测得的体重再加2~4千克为标准体重。

（1）超出标准体重5千克以内（约占体重的10%以下）为超重。

（2）超出标准体重5千克以上（超体重10%以上）为肥胖症。

① 超出标准体重10%~20%者为轻度肥胖。

② 超出标准体重20%~40%者为中度肥胖。

③ 超出标准体重40%以上者为重度肥胖。

3. 低于标准体重5千克以下者为消瘦

二 肥胖的形成原因

大多数肥胖症的发生与遗传、营养过剩、运动不足、内分泌失调以及身患疾病等因素有着密切关系。因此，按其形成原因的不同，肥胖可分为以下几种：

（一）单纯性肥胖（原发性肥胖）

95%的肥胖者属于单纯性肥胖，其分类又有两种。

1. 体质性肥胖

体质性肥胖与遗传有关。体质性肥胖的患者在出生后或半岁左右就出现肥胖症状。这种肥胖症的人，身体的脂肪细胞数增多，其细胞体积较一般肥大，饮食控制不易见效，个体饮食亢进、摄取过多、运动量不足者尤为显著，对胰岛素作用不敏感。多表现为全身肥胖。

2. 获得性肥胖（成年起病型肥胖）

获得性肥胖者一般从20~25岁以后，由于运动量不足、营养过盛或遗传因素，使脂肪细胞肥大，但无数量上的增生。其主要形成原因是：

（1）食糖过多　糖不但易于吸收、还能增强促进脂肪生成的酶的活性，又能促进胰岛素的分泌。胰岛素具有促进脂肪合成的作用，从而使脂肪蓄积，导致肥胖。

（2）节制饮食　不恰当地减少进食量和餐次，会增加有关酶的活性，反而促进脂肪合成。合理的饮食结构主要是从食谱上的配料进行限制，以清淡粗粮为主。

（3）进食速度过快和咀嚼次数过少　进食的速度过快和咀嚼次数过少也会引起肥胖。

一般中青年人的中、轻度肥胖和某些老年性肥胖，大都属于获得性肥胖，采用饮食疗法一般很见效。

（二）继发性肥胖（病理性肥胖）

大约有5%的肥胖患者属继发性肥胖，即继发于其他疾病。继发性肥胖可因中枢神经系统或内分泌系统病变而引起，故又称为"病理性肥胖"。常见的病因有：

（1）脑部肿瘤、外伤、炎症等后遗症，丘脑综合症候群等。

（2）脑垂体前叶功能减退、垂体瘤、产后出血等。

（3）糖尿病前期、胰腺瘤等，使胰岛素分泌过高，脂肪分解过少，因而脂肪合成旺盛，代谢率降低，造成肥胖。

（4）肾上腺皮质增生或腺瘤使肾上腺皮质功能亢进，皮质醇分泌过多引起的"柯兴氏综合征"，其常见的表现为肥胖。

（5）甲状腺功能减退，并常伴有黏液性水肿。

（6）性腺功能减退。如女性绝经期、多囊性卵巢等。

（7）维生素B族缺乏。脂肪在转化为能量的过程中，需要多种营养素参加，尤其是维生素B_1、维生素B_2、维生素B_6、烟酸、胆碱等B族维生素。如果这些营养素不足，就会妨碍脂肪代谢，进而积存于体内导致肥胖。

（三）遗传性肥胖

此类肥胖症，属遗传性原因，并且与家庭饮食结构及生活习惯有关。据有关专家研究统计：父母双方都肥胖，他们的子女有60%~80%可能成为胖子；父母双方中只有一人肥胖，他们的子女有40%能成为胖子；如果父母双方均是瘦子，他们的子女只有10%可能成为胖子。同时，父母肥胖的体形具有遗传性，特别是肥胖的部位也具有遗传性。

第二节 减肥护理

一、减肥的目的

减肥——通过减去人体多余的脂肪，达到如下目的：

（1）减轻心脏的负担。
（2）减少由肥胖引发的疾病。
（3）使人体更健美。

二、减肥护理按摩

（一）腿部减肥按摩方法及程序

做腿部按摩时，大腿前、后与小腿肚按摩分别进行，三组按摩动作相同。这里以大腿部为例。

1. 掌推腿部

右侧位，双手横位，手指自然伸平，指尖相对，全手掌着力于大腿腘窝上方。双手同时用力，推至臀横纹处；然后以指尖为轴，掌部向下旋转90°，指尖向上，变为手竖位。双手并拢放松迅速拉回至腘窝后，手恢复横位（见图3-1-1）。如此反复30~40次。

2. 搓揉腿部

右侧位，双手四指平伸，食指、中指、无名指紧紧并拢，并向手背方向绷直。同时，拇指的掌骨与食指掌骨用力并拢，拇指用力向手背桡侧方向绷紧，拇指与食指间呈"V"字形。然后双手的拇指、

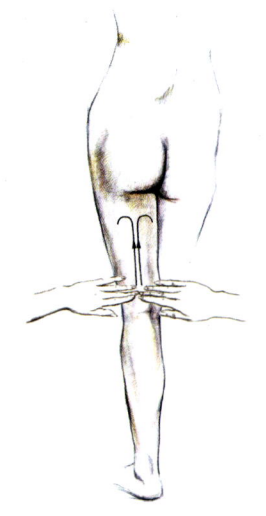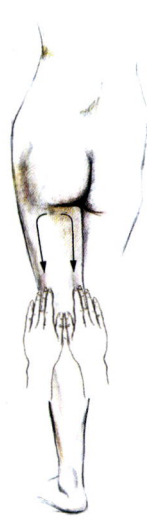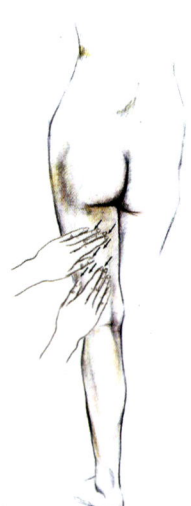

图3-1-1

大鱼际、食指在腿部快速、用力交错揉搓（见图3-1-1），搓揉动作同腹部减肥按摩第6节。如此反复做6~8次。

3. 重复掌推腿部
4. 搓推腿部

侧位（左侧位或右侧位），双手微握拳，用食指、中指、无名指和小指第一关节的背侧部位着力于腿部，双手交替在腿部搓推。从腘窝上侧搓推至臀横纹处（见图3-1-2）。做30~40次。

5. 重复掌推腿部
6. 拿法按摩腿部

右侧位，双手五指微屈，拇指与其余四指指腹对合呈"钳"形。双手虎口相对，同时扣于腘窝上侧。在手与腿部接触时，拇指与其余四指相对用力，将肌肉深层拿起。稍停放开（见图3-1-3），再从腘窝上侧拿捏至臀横纹处为1次，反复做10~20次。

7. 重复掌推腿部
8. 叩击腿部

右侧位，双手五指分别自然并拢稍屈，掌心呈微握拳状，手腕放松，在抖腕的瞬间交替叩击腿部（见图3-1-4）。从腘窝上方叩击至臀横纹处为1次，反复做10~20次。

9. 重复掌推腿部
10. 揉按腿部

右侧位，双手微握拳，用食指、中指、无名指和小指第一关节的背侧部位着力于腿部。双手旋转掌指关节，交错在腿部打圈揉按（见图3-1-5）。从腘窝上方揉按至臀横纹处为1次，反复做10~20次。

11. 重复掌推腿部

（二）腹部减肥按摩方法及程序

1. 掌推法按摩腹部

右侧位（站立在顾客右侧，左腿在前稍弓，右腿在后微绷），手横位。双手四指并拢，指尖相对，全掌着力于小腹部脐下（见图3-1-6），双手同时用力推至肋骨下（小指可触及肋骨时）；双手同时向外侧旋转180°，拇指卡在肋骨下，双手四指翻下托住腰部，抖腕用爆发力向上提一下（见图3-1-6），双手放松并

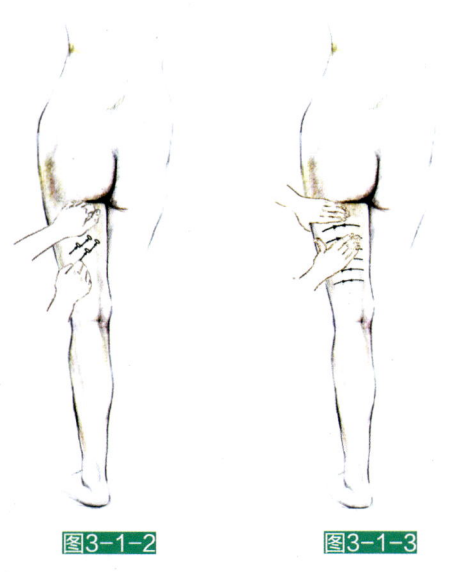

图3-1-2　　　图3-1-3

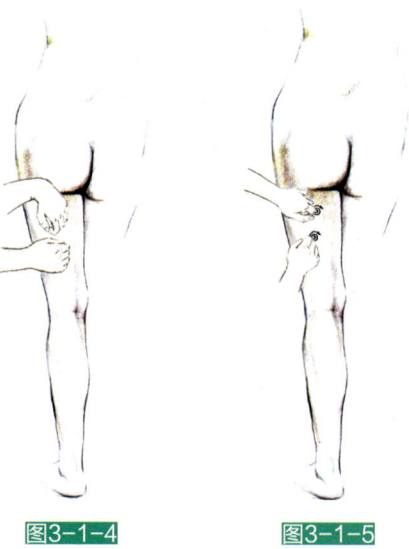

图3-1-4　　　图3-1-5

按原路径返回，复位（见图3-1-6）。如此反复8~10次。

2. 掌揉法按摩腹部

右侧位，右手自然平伸，四指并拢，全掌着力于腹部，逆时针方向快速掌揉（见图3-1-7）。同时左手四指指腹着力，用指揉法辅助配合按摩。如此反复30~40圈后，双手动作交换，左手按顺时针方向快速掌揉，右手用指揉法辅助配合，做30~40圈。

3. 重复掌推法按摩腹部

4. 掌根推按法

右侧位（美容师面对顾客，左腿在前稍弓，右腿在后微绷，弯腰）。双手自然伸平，全掌轻扣于一侧腰部，掌根着力，向腹部迅速交替用力推按（见图3-1-8）。推完一侧后换站位（左侧位），再推按另一侧。每侧推30~40次。

5. 重复掌推法按摩腹部

6. 揉搓法按摩腹部

右侧位，双手四指平伸，食指、中指紧紧并拢，并向手背方向绷直。同时，拇指的掌骨与食指掌骨用力并拢，拇指用力向手背桡侧方向绷紧，拇指与食指间呈"V"字形。然后双手的拇指、大鱼际、食指在腹部交错，快速、用力揉搓。当右手向前推时，左手向怀中拉；交替进行，左手推出时，右手向怀中拉（见图3-1-9）。如此反复30~40次。

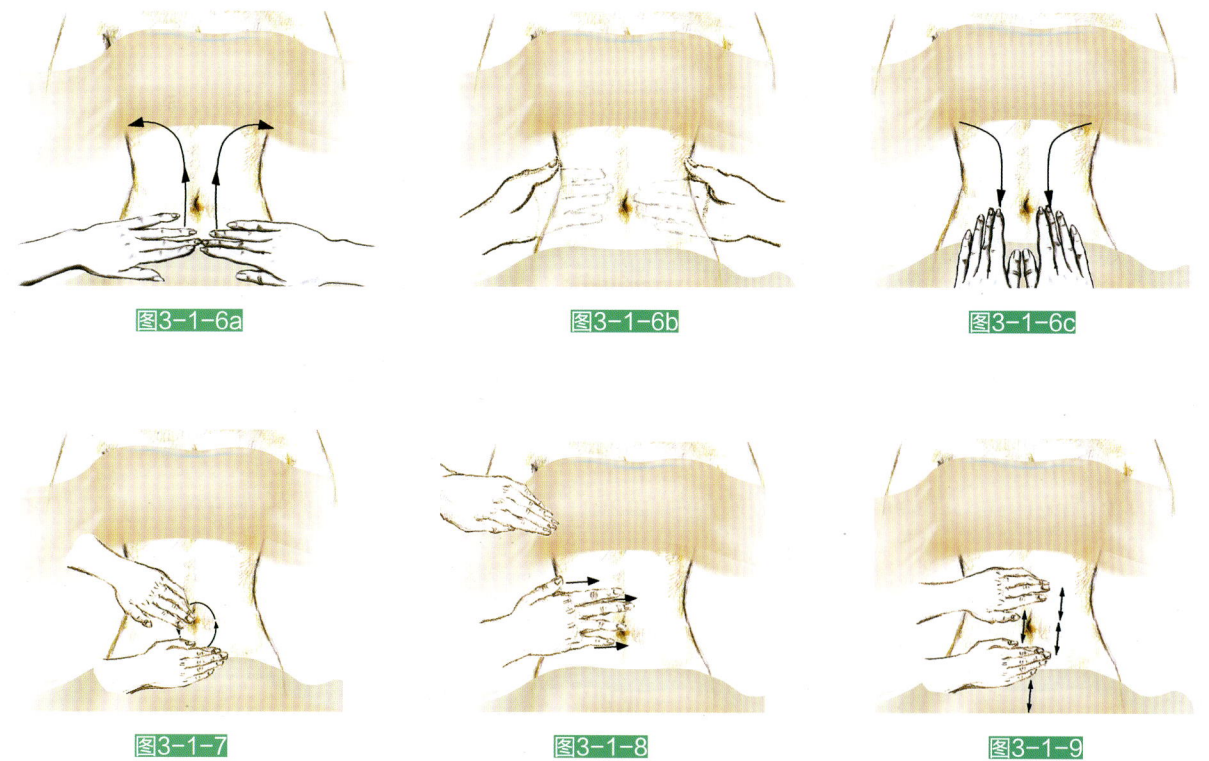

图3-1-6a　　　　　图3-1-6b　　　　　图3-1-6c

图3-1-7　　　　　图3-1-8　　　　　图3-1-9

身·体·护·理

7. 重复掌推法按摩腹部

8. 深层扣提腹部

右侧位，双手五指并拢微弯屈，拇指桡侧、大鱼际、小鱼际、小指尺侧构成"马蹄形"。在"马蹄形"部位着力迅速抖腕（腕部放松），双手交替用爆发力叩击腹部，在手与腹部接触的一瞬间，小指与拇指用力大面积捏住腹部深层肌肉迅速上提（见图3-1-10）。如此反复扣提30~40次。

9. 重复掌推法按摩腹部

10. 深层切提腹部

右侧位，双手五指分别并拢、微弯屈，掌心相对，小指和小鱼际尺侧着力于腹部。双手迅速抖腕（腕部放松），用爆发力切于腹部。在双手的小指和小鱼际尺侧与腹部接触的瞬间，迅速合拢如捧沙状，将腹部深层肌肉提起（见图3-1-11）。如此反复30~40次。

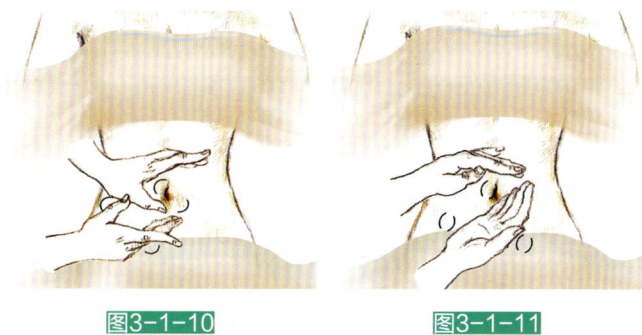

图3-1-10　　　图3-1-11

11. 重复掌推法按摩腹部

12. 推拉按摩腹部

右侧位，左手五指并拢。全掌着力，按于腹左侧脐上，指尖向下；右手虚握拳，扣于腹右侧脐下。双手同时用力拉推按摩：左手全掌着力，从腹左侧拉向腹右侧；右手虚握拳从腹右侧向腹左侧。右手由虚拳扣式变为拳心向上，然后迅速由腹左侧拉回至腹右侧，左手同时全掌着力，从腹右侧推回腹左侧（见图3-1-12）。如此反复30~40次。

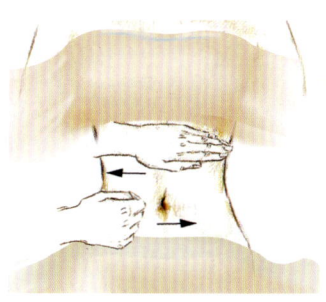　　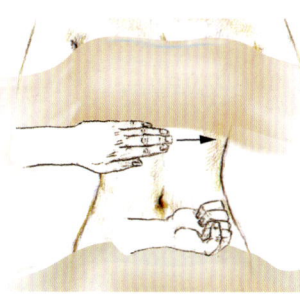

图3-1-12a　　　图3-1-12b

13. 重复掌推法按摩腹部

14. 揉搓腹部

双手四指伸平，虎口相对，放于腹中顺时针、逆时针旋转揉搓腹部脂肪3~4遍后迅速弹起。如此反复8~10次（见图3-1-13）。

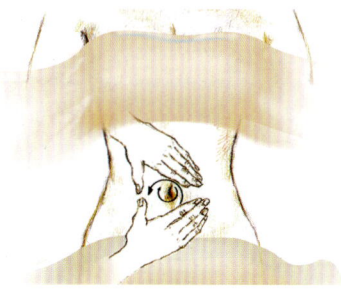

图3-1-13

（三）肩、背、腰、臀部减肥按摩手法

在做肩、背、腰、臀减肥护理时，顾客呈俯位，

美容师站立于顾客左侧（顾客俯位）。左腿在前稍弓，右腿在后微绷，称为左侧位；换至顾客另侧为右侧位。

1. 整体减肥按摩

在对肩、背、腰、臀等部位进行减肥按摩之前，应先做两节整体按摩，使顾客缓缓进入按摩状态。因此，这两节操作应从缓慢、轻柔入手，逐步加大力度与速度。

第1节掌推背部，左侧位，手横位，双手自然平伸，两手中指相对，全掌着力于臀部，从臀部沿脊椎向上推按至颈部；然后双手向外旋转180°，两掌根相对。沿肩胛骨按抚至双腋内侧；最后指尖向上，双手竖位向下拉抚至臀部（见图3-1-14）。如此反复8~10次。

第2节指推背部，左侧位。双手四指微握拳，两手拇指相对，以其指腹由尾骨两侧沿脊椎骨两侧用力慢推至隆骨；然后用两手四指分别勾住左右肩胛提肌，用爆发力向下打一下；然后全掌着力，手竖位，沿脊椎骨两侧拉抹至尾骨两侧（见图3-1-15）。如此反复8~10次。

2. 肩部减肥按摩

第3节双肩摩圈、拉抹，头位。双手拇指分别置于锁骨末端，食指至小指放于双肩背部，虎口卡住两肩三角肌的部位。双手食指至小指同时沿箭头方向（向内）打圈至颈部，然后用力拉抹回位至双肩三角肌部位（见图3-1-16），如此反复10~12次。

第4节沿肩胛骨抹大圈、拉抹双肩，头位。手指尖向下扣于双肩三角肌处，沿肩胛骨从外侧用力打一个大圈，拉抹至颈部，然后分别沿双肩向两侧用力拉抹至臂三角肌处回位（见图3-1-17），如此反复10~12次。

第5节颈椎两侧抹圈、点揉风池穴，头位。右手

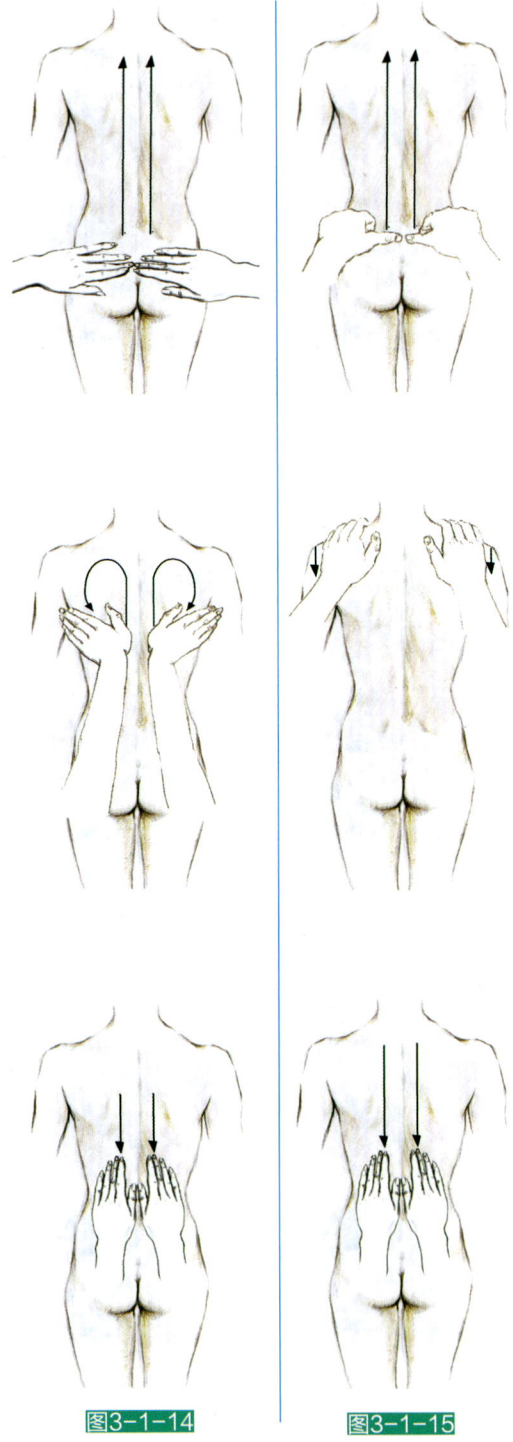

图3-1-14　　图3-1-15

拇指、中指分别从颈椎的隆骨两侧沿颈椎打小圈至风池穴（见图3-1-18），在风池穴点揉8~10次，力度由轻渐重，然后将拇指、中指迅速滑至隆骨两侧回位，如此反复10~12次。

第6节沿肩胛骨外缘抹大圈，头位。双手全掌着力扣于颈部两侧，从颈部向下推至肩胛骨下缘，沿肩胛骨外缘两侧打大圈后用力拉抹至颈部（见图3-1-19）。如此反复10~12次。

第7节提拿双肩、上臂，头位。双手置于颈部两侧，拇指在上，其余4指在下，用虎口卡住肩胛肌（见图3-1-20），两手同时用力将肌肉拿起，再松开。自颈部两侧沿双肩、上臂至肘部拿按，然后依原线路返回复位。如此反复10~12次。

第8节叩击双肩、两臂，头位。双手微握拳，拇指、小指略伸直．虎口向上，以拇指、小指、大小鱼际外侧（着力部位呈马蹄状）着力，抖腕用爆发力叩击双肩、两臂（见图3-1-21）。如此反复叩击40~50次。

第9节同第4节。

第10节同第1节。

第11节抚摩大圈，左侧位，手竖位。双手五指自然并拢、平伸。全掌着力于背部自上向下，自内向外沿肩胛骨外缘抚摩大圈后复位（见图3-1-22）。如此反复10~12次。

3. 背部减肥按摩

第12节推搓背部，左侧位。双手微握拳，用食指、中指、无名指和小指的四指第一关节的背侧部位着力于背部。以前臂带动手部，在背部交错推搓（见图3-1-23）。如此反复30~40次。

第13节深层扣提背部，左侧位。双手四指并拢微握拳与拇指配合，如同双手各拿一个茶杯，其虎口向上。迅速抖腕（腕部放松），双手交替用爆发力

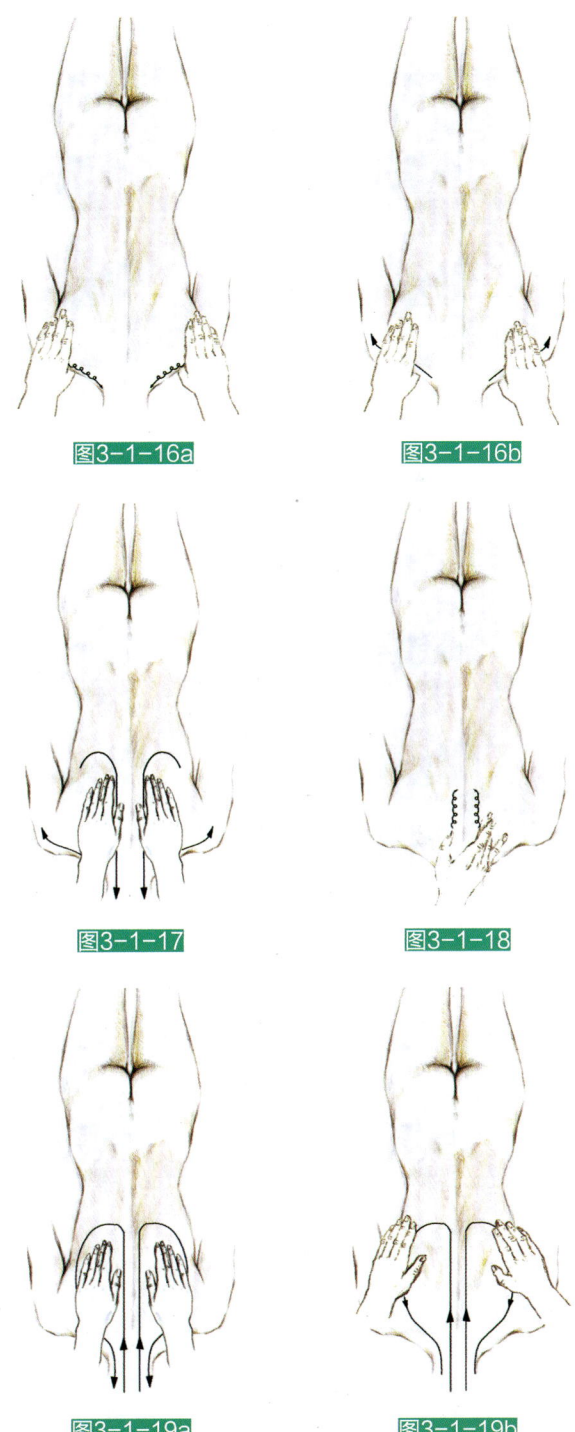

图3-1-16a　　　图3-1-16b

图3-1-17　　　图3-1-18

图3-1-19a　　　图3-1-19b

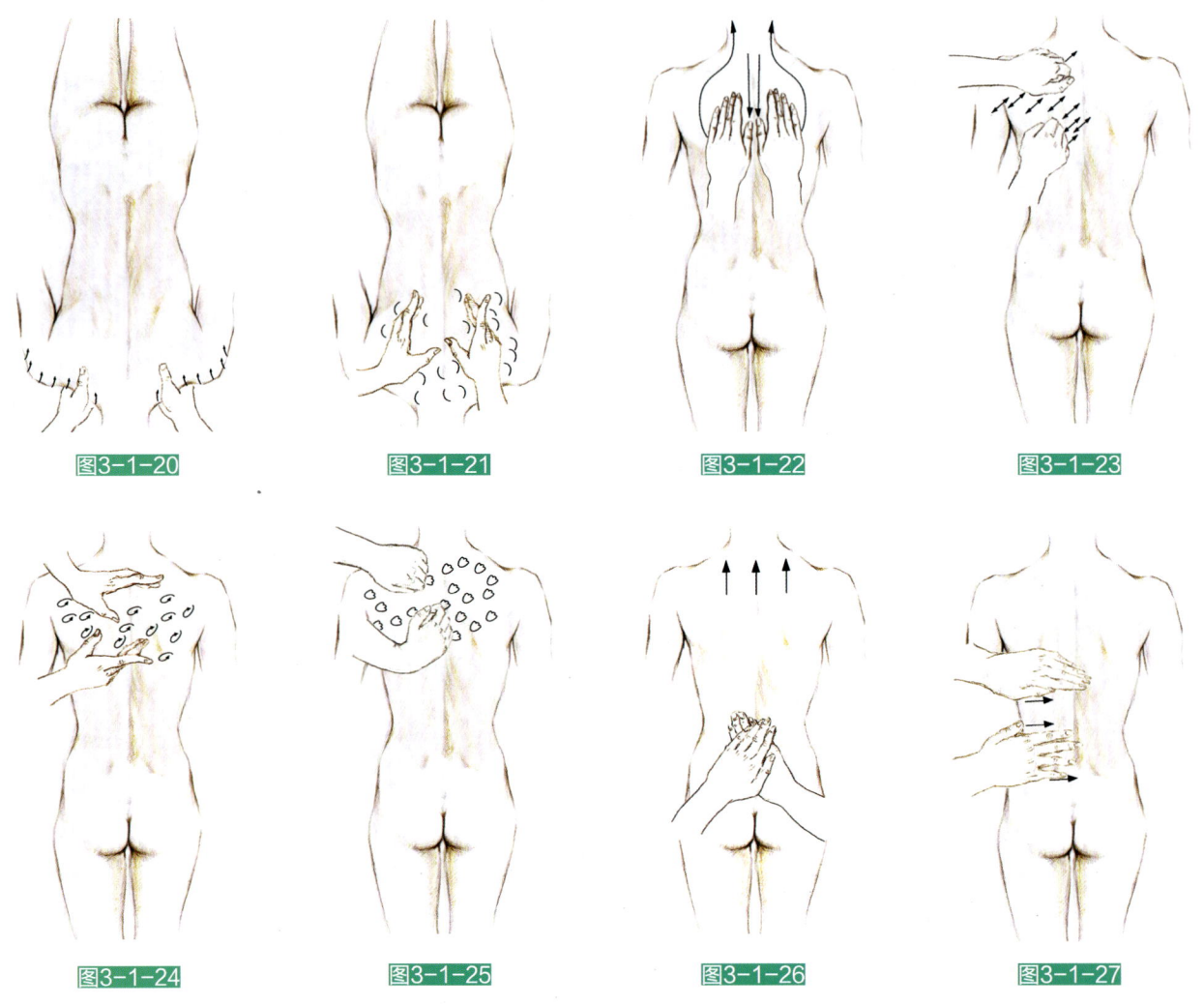

图3-1-20　　　图3-1-21　　　图3-1-22　　　图3-1-23

图3-1-24　　　图3-1-25　　　图3-1-26　　　图3-1-27

叩击背部，在手与背部接触的一瞬间，小手指与拇指用力握住背部肌肉迅速上提（见图3-1-24）。双手如此交替反复扣捏30~40次。

第14节叩击背部，左侧位。双手自然弯曲虚握拳。腕部放松，分别以双手四个手指（拇指除外）的第一关节着力，迅速抖腕，双手交替用爆发力叩击背部（见图3-1-25）。如此反复叩击30~40次。

第15节推按背部，左侧位。双手四指并拢，自然平伸。左手按在右手上，全掌着力于尾骨上侧，用力向上直线推至颈部。再用同样的手法从左臀部推至左肩、右臀部推至右肩，复位（见图3-1-26）。如此反复6~8次。

第16节同第1节。

4. 腰部减肥按摩

第17节掌推腰部，掌推左侧时，左侧位。双手自然平伸，掌根着力于腰部，向腰部迅速交替用力推（见图3-1-27）。推完一侧后换站位（右侧位，掌推右侧），再推另一侧，每侧掌推30~40次（注：切不可不换站位而在左侧位换双手向上拉抹的动作拉抹右侧）。

第18节大鱼际旋揉腰部，左侧位。双手自然平伸，同时用大鱼际着力于腰部，旋转手腕，利用腕力，在原部位做环状摩擦后缓慢位移，直至皮肤发热为止（见图3-1-28）。

第19节轻叩腰部，左侧位。双手虚握拳，交替叩击腰椎两侧部位。在抖腕瞬间叩击并迅速弹起，力度要轻（见图3-1-29）。如此反复叩击50~60次。

第20节按揉腰部，侧位。掌根部紧贴于腰部皮肤，做环状按揉（见图3-1-30），直至皮肤发热为止，切勿擦破皮肤。

5. 臀部减肥按摩

第21节拉抚提推臀部，左侧位，手竖位。双手

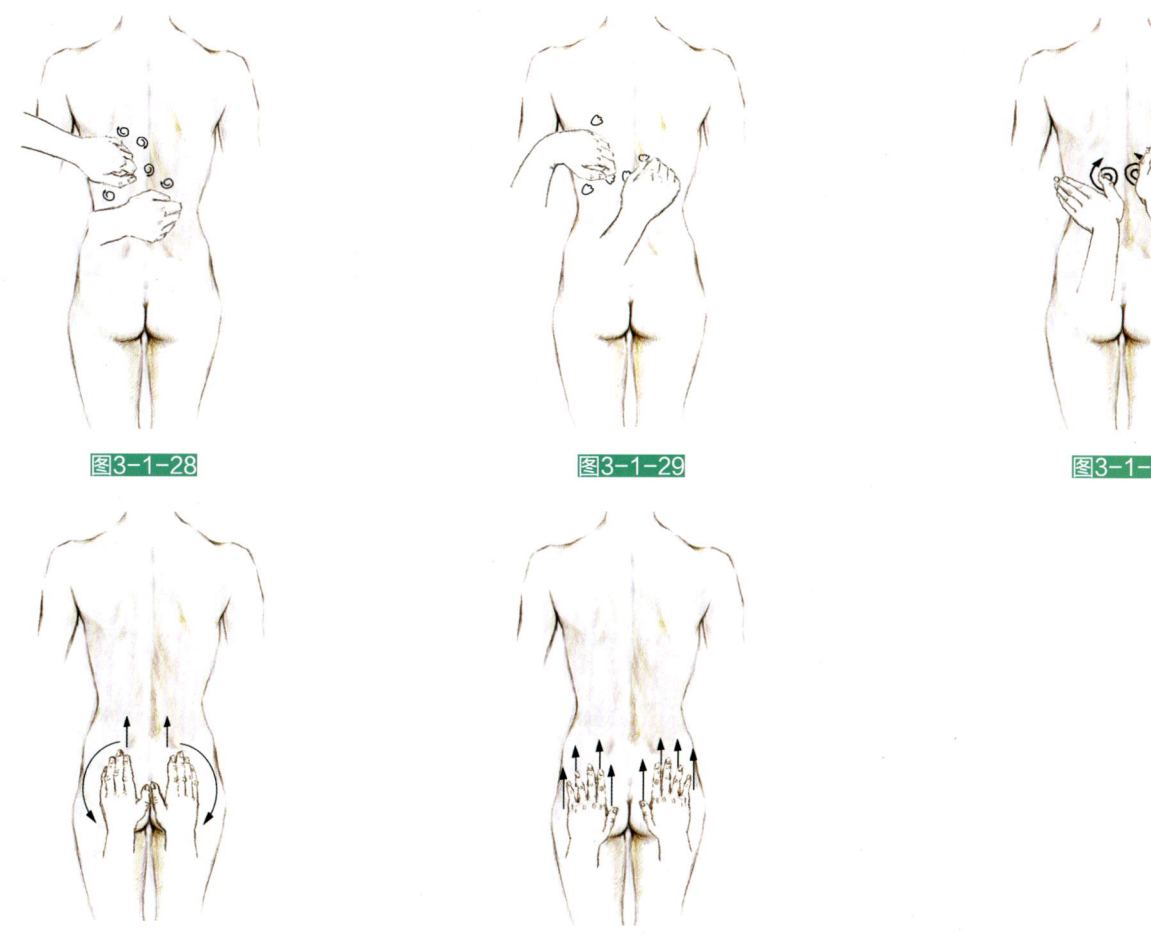

图3-1-28　　　　　图3-1-29　　　　　图3-1-30

图3-1-31a　　　　　图3-1-31b

手指并拢,自然平伸,全掌并排着力于尾骨两侧。沿臀大肌外侧用力做弧状运动拉抚至臀股沟中部,然后用双手大鱼际和小鱼际托住臀部,用爆发力快速、用力向上推按。最后双手向上推抚复位(见图3-1-31)。如此反复16~20次。

第22节推按臀部,左侧位。双手四指并拢,拇指与食指成"V"字形,手向手背方向尽量绷直。双手分别用食指和拇指的内侧肌肉着力于臀部,并前后交错推按臀部(见图3-1-32)。如此反复30~40次。

第23节按摩小圈,左侧位。右手四指自然弯屈,拇指、食指指腹分别着力于尾骨两侧,同时按摩小圈(见图3-1-33)。按摩30~40次。

第24节旋揉臀部,左侧位,手竖位,双手五指并拢,自然平伸,掌根着力于臀部。腕部放松,以腕关节连同前臂做小幅度回旋运动,旋揉其臀部,旋揉力量要柔和、深透(见图3-1-34)。如此重复30~40次。

第25节叩击臀部,左侧位。双手自然弯屈微握拳。腕部放松,迅速抖腕,两手交替用爆发力扣击臀部。先做一侧,再做另一侧(见图3-1-35)。如此每侧反复50~60次。

第26节同第21节。

6. 整体按摩

整体按摩是肩、背、腰、臀部按摩的结束动作,因此在按摩时的力度越来越小,速度越来越慢,至结束为止。

第27节整体推按背部,侧位。左手压在右手上,全掌着力,从臀部分别至肩颈部,依次分四路推按一遍为一次(见图3-1-36)。如此反复6~8次。

第28节同第20节。

第29节同第1节。

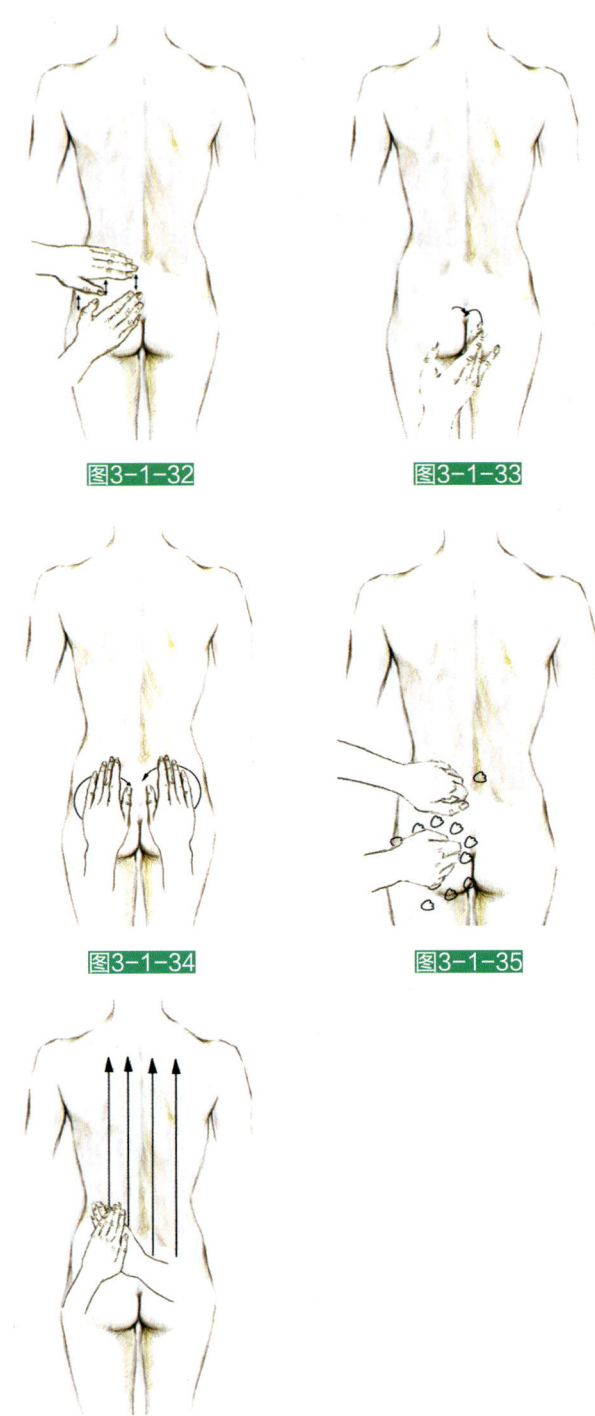

三 减肥护理的主要用品、用具

按摩床、美容减肥机、减肥膏及热式硬模粉、减肥精华素、阴阳电离子导入仪、专用一次性纤维纸乳罩、一次性内裤。

四 减肥护理的程序、方法

（一）准备工作

（1）让顾客在按摩前进行热水浴，最好是桑拿浴或蒸汽浴。

（2）在按摩床上铺一次性床单。

（3）指导减肥者换穿美容院专用一次性纤维纸内裤，女士换穿一次性纤维纸乳罩，或用消毒后的毛巾将顾客减肥部位的衣裤边缘包住。

（4）用品、用具准备齐全并消毒。

（5）消毒仪器及美容师双手。

（二）减肥护理步骤

（1）度量减肥前的尺寸，做好记录，清洁减肥部位。

（2）去掉表皮老化角质细胞，软化皮肤，加速血液循环，健进新陈代谢，便于减肥产品的渗透和发挥效果。以减肥膏替代按摩膏，做局部减肥按摩。

（3）对减肥部位喷蒸汽10分钟，帮助皮肤吸收减肥产品，导入减肥精华素。

（4）涂减肥产品后，使用减肥仪器，按摩减肥部位20分钟（视具体情况而定），使脂肪打散，刺激循环，皮肤发热。

（5）导入减肥精华素。

（6）以减肥膏代替按摩膏，配合专业手法按摩减肥部位。按摩时要略有力度，使皮肤有发热感，帮助产品渗透到皮肤深层。

（7）做热倒模。

（8）清洁被减肥的部位。准确地度量护理完的尺寸，结束工作。

五 减肥护理的要求与注意事项

（一）减肥护理要求

（1）减肥环境，应使顾客具有安全感，保持室温不低于24℃。

（2）做肩、背、腰、臀部减肥护理时，顾客胸、面部朝下趴的时间较长，一定要在床上对应胸、面部位有空洞的按摩床上进行。

（3）做减肥按摩的美容师，应将衣袖上卷至肘部，以便于操作。

（4）减肥按摩动作要连贯、准确到位。

（5）做减肥按摩，施力应合理：腰部按摩力度较小，臀部按摩力度要大。

（6）根据顾客身体的实际情况选择和使用仪器。

（7）顾客在减肥期间和减肥之后的饮食及运动锻炼的配合，是保证理想减肥效果不可忽视的因素。

（二）注意事项

（1）做腹部减肥护理时，应将顾客上衣（未能换穿一次性纤维纸内裤、乳罩时）推至双肋以上，将裤子脱至耻骨部位，使腹部充分露出，以便于护理。

（2）在没能更换一次性纤维纸内裤、乳罩的情况下，务必用毛巾分别将顾客减肥部位的上衣下边、裤子上边、裤腿边沿包严。

（3）在进行减肥护理时，切不可将顾客的衣裤弄脏。

第三节　常见的减肥方法与减肥后异常情况分析

肥胖的预防与减肥

（一）预防肥胖的常规方法

对于身材适中或轻度肥胖者应加强对肥胖的预防。

1. 从适当的节食和增加运动量两个方面进行

（1）饮食方面在以适当控制饮食总量为主的同时，特别要控制高脂肪及糖类饮食，多吃糙米、粗面、谷类、蔬菜、水果。

（2）坚持锻炼，在儿童期、青春发育期、妇女产后及绝经期、病后恢复期、男性的中老年期以及有家族肥胖史者，尤其需坚持锻炼，同时，不要无限制地进食补品，以防肥胖。

2. 必须持之以恒方能收效

针对饮食与生活习惯，制订方案，不断修正，持之以恒。

（二）常见的几种减肥方法

对于肥胖的治疗，国内外都很重视，方法也很多。但减肥治疗因人而异，首先要寻找病因，然后选一种适合的方法或几种适宜的方法结合起来进行治疗。不过，无论选择什么方法，都必须有计划、有步骤地进行，医（美容师）患（肥胖者）双方都要有信心。

1. 运动减肥法

每天加大运动量，可以消耗大量热能，促进脂肪分解，可使原先沉积在腹部、臀部等处的脂肪重新分布，增加热能的消耗，减少脂肪的堆积，做健身有氧运动是一种有效的减肥方法。

常用的运动减肥法有：步行、体操、田径、游泳、跳绳、爬山、登楼以及健美操等。

2. 饮食减肥法

当摄取的食物变为热量（合成代谢）大于热量的消耗（分解代谢）时，由于脂肪积蓄，就会出现肥胖。通过调节饮食，控制摄入的热量，不使热量过剩，减少脂肪的堆积，甚至消耗热量，减少脂肪，也是减肥的一种有效方法。另外，也要注意减缓进食的速度，刺激下丘脑神经中枢，产生饱胀感，消除饥饿感。在进餐前20分钟，先喝一杯白开水，每天至少饮6~8杯水（250毫升/杯），约两三升。多吃一些粗粮和水果蔬菜，调整好合理的饮食结构。

（1）下列食物可以多吃：小牛肉、蛋类、家禽类（鹅肉除外）、蔬菜类（冬瓜、番茄、菜花、辣椒、芹菜、黄瓜等）、水果类（柠檬、橘子、木瓜、苹果、草莓等）、酸乳酪、茶、脱脂奶（不加糖）等。

（2）下列食物尽量少吃：含脂牛奶、奶油、奶制品、冰淇淋及各类冷饮、巧克力、蜜饯、各类油脂、肥肉、面食、甜食、薯类、酒类、豌豆、蚕豆等。

3. 药物减肥法

药物减肥不是减肥的首选方法，应在其他方法疗效不佳或无效的情况下使用。而且服用药物时间不宜过长，因为大部分减肥药物都有一定的副作用。常用的减肥药物有以下几类：

（1）抑制食欲的药物。

（2）增加水排出量的药物。

（3）增加胃肠蠕动、加速排泄的药物。

（4）增加热量消耗的药物。

上述各类减肥药物，既有西药，也有中药，无论采用哪种，均应在医生的指导下合理使用，抑制合成代谢，从而降低肥胖者的体重，达到减肥的目的。

4．经络、穴位减肥法

穴位又称十四经穴或十四经俞穴，是脏腑经络之气通达于体表的特殊部位，是脏腑的经络功能在体表的特定反应点。它们大多分布在经络上，因此穴位上集注着充足的气血。

通过点穴按摩的方法，刺激经络或穴位，调整气血的运行，可以改善内脏器官的功能状态，增强新陈代谢，从而达到防病治病、减肥健美的目的。

点按减肥穴位一般都使用拇指指尖或指腹按压在穴位上。沉肩坠肘，肘关节伸直或微屈，使力经肩、肘、腕透达穴位。按穴要固定不移，用力由轻到重，持续深透。用力大小以顾客感觉酸、麻、胀为佳，点按时切勿用爆发力。

（1）腹部减肥。双手微握拳，用双手拇指指腹交替依次点按上脘穴、中脘穴、建里穴、下脘穴、水分穴、脐中穴、天枢穴、气海穴、大横穴、关元穴、水道穴和归来穴。点按腹部各穴位时，力度要轻缓，不得深到脏腑，以免伤及五脏。点按上述几个穴位的作用是调和、强健脾胃，增加消化系统功能，消除水肿。

（2）背部减肥。双手微屈，用双手拇指指腹交替依次点按膈俞穴、脾俞穴、胃俞穴、三焦俞穴、肾俞穴、大肠俞穴、关元穴、膀胱穴、中髎穴、下髎穴、膈关穴、意舍穴。

点按此12个穴位的作用是调和、强健脾胃，增加消化系统功能，消除水肿，从而达到减肥健美的目的。

（3）臀部减肥。双手微握拳，用双手拇指指腹交替依次点按环跳穴、居髎穴。

（4）大腿部减肥。双手微握拳，用双手拇指指腹交替依次点按伏兔穴、血海穴、梁丘穴、髀关穴、风市穴。点按大腿部减肥穴时，力度要大，但切忌爆发力。

（5）小腿部减肥。双手微握拳，用双手拇指指腹交替依次点按足三里穴、丰隆穴、膝阳关穴、复溜穴、阳陵泉穴、三阴交穴、阴陵泉穴、承山穴。

5．沐浴减肥

沐浴俗称"洗澡"，沐浴不仅是为了清洁皮肤上的污垢，而且还能使人心情愉悦，享受生活的乐趣。对肥胖者来说，可通过洗澡落汗法，达到良好的减肥效果。普遍使用的沐浴减肥法是温泉浴、桑拿浴、蒸汽浴减肥法等。

（1）温泉浴。温泉是指来自地壳深层的泉水，含有硫黄、磷、钙、镁、铁、钾、钠、锶、镭、氯、氟等元素及氡、氦、二氧化碳、硫化氢等气体。温泉有一定的热度，能调整人体的神经、内分泌、免疫系统的功能，促进机体的新陈代谢，特别是钾离子能作用于神经末梢，镁离子参与肝糖代谢，促进糖的代谢，降低血糖含量，从而达到减肥目的。

（2）桑拿浴与蒸汽浴。桑拿浴能促进血液循环和机体的新陈代谢，对减轻关节痛、腰腿痛均有功效，由于血液循环快，使得出汗增多，以此来消耗体内能量，从而达到减肥目的。桑拿浴室的高温及干燥会使人体大量出汗，因此顾客进入桑拿房时，应受到美容师的指导，首次温度不应设定太高。

蒸汽浴室封闭较紧，人在蒸汽室内，身体会大量出汗，汗液排泄后，体重会相对减轻，若再配合饮食减肥法就可达到减肥目的。蒸汽浴护理通常作为减肥热身处理中最普通的形式，其软化皮肤角质层及去除死皮的效果非常显著。

沐浴减肥需注意以下几点：

① 沐浴（桑拿、蒸汽浴等）时间不可过长，心脏病、高血压和低血压、糖尿病、癫痫病患者及怀孕期间和月经期前2~3天内的妇女不能进行桑拿或蒸汽浴。此外要严格掌握沐浴时间及温度，以免因体内血液循环加快，超出心脏的承受力，以及血管极度扩张而引起不适。

② 忌空腹沐浴，以免引起低血糖性休克。

③ 饭后也不宜立刻沐浴，否则会影响胃肠消化功能。

6. 美容仪器减肥

将特制的美容减肥仪器上的胶垫置于欲减肥部位，通电后开动仪器，进行减肥。此类仪器减肥的原理一般为：

（1）分解、消耗脂肪，使脂肪转变为热能。

（2）电子刺激肌肉运动，达到收紧肌肉，保持体形的目的。

7. 按摩减肥

对肥胖的部位施以局部按摩，通过疏通经络、流通气血、促进脂肪分解与热能消耗达到减肥的目的。

二 减肥后常见的异常情况

国际上减肥的四大原则是：不腹泻、不厌食、不节食、不反弹。减肥的目的是健美，但如果减肥的方式、方法选择不当，便会出现与减肥目的相反的情况：

（1）不合理的快速减肥，会造成肌肉松弛、下垂，加速其衰老。

（2）不恰当的时断时续的单一方法减肥，易出现减肥后间断性地迅速反弹。

（3）所选择的减肥方式、方法不适合本人的年龄、身体状态，或不合理的快速减肥，会使减肥者出现下列情况：

① 浑身无力，精神萎靡，严重者会直接影响正常的日常生活、工作与学习，并可能引发诸如厌食或营养不良等多种疾病。

② 选择不恰当的药物减肥造成长期习惯性腹泻，同样会使人出现营养不良、导致各种疾病，严重影响人体健康。

③ 不恰当的运动减肥，会造成人体的各种意外伤害。

第二部分 / 健胸

第一节　乳房的构造与发育

乳房是女性极其重要的身体器官，是女性美的最显著标志。形态优美、浑圆丰满而富有弹性的乳房是女性美的象征，使女性更具有魅力和自信。对女性乳房美的追求一直是人们追求美的属性之一。远在古埃及，女性就以裸露丰满的乳房来炫耀自己的美丽。而古希腊时代，女性则用毛织的窄带束紧前胸乳房部位，使乳房更加突出。现代女性用乳罩来美化乳房造型。

一　乳房的结构与发育

（一）乳房的特征

乳房位于胸前左、右第二至第六或第三至第七肋骨间的大小胸肌上。以左右而言，在胸骨与胸侧之间。形状是半球形或圆锥形，基底是椭圆形。从胸壁算起，丰满、健康的乳房高7~9厘米。乳头位于乳顶，在第三、第四或第四、第五肋骨之间（见图3-2-1）。

乳房健美并不是乳房硕大，而是乳房内的脂肪丰富，大小胸肌发达；左右两边乳头的距离与面宽相等并左右对称；乳房微微向外倾、向上挺；乳晕的颜色红润粉嫩，大小适中，与乳房皮肤有明显的分界线；乳头挺立不内陷，乳头大小适中。因而，乳房柔软、富有弹性、形状丰满、挺拔。此外，乳房的皮肤应光滑细嫩。

乳房一般分为四种类型：圆盘形、半球形、圆锥形和下垂形（见图3-2-2），还有平坦或萎缩等类型。一般认为：半球形乳房的美感最好，其次为圆锥形或圆盘形。

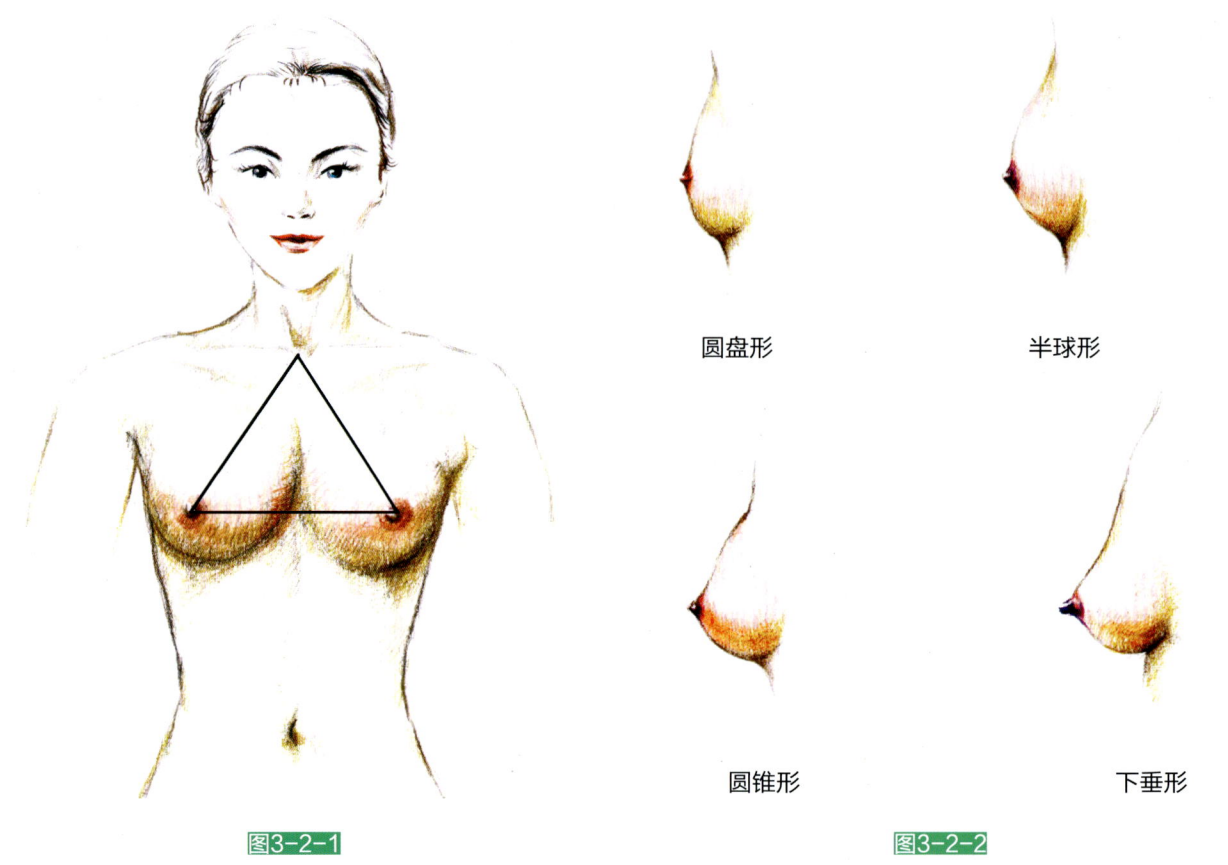

图3-2-1　　　　　　　　　　　图3-2-2

圆盘形　　半球形　　圆锥形　　下垂形

（二）乳房的外观形状及内部结构

1. 乳房的外观形状

乳房多为半球形，中央为乳头，乳头周围颜色深的部分叫乳晕。乳晕区有许多呈小圆突起的乳晕腺，可分泌脂状物，以滋润乳头。正常情况下，双侧乳房的外形、大小一般对称。若双侧乳房的外形、大小位置不对称，或出现乳房不发育、极小、整个胸部扁平无凸及有乳房无乳头、有乳头无乳房的情况，均属异常。

2. 乳房的主要内部结构（见图3-2-3）

（1）乳腺组织　每个乳房中的乳腺由15~20个腺叶组成，以乳头为中心，呈放射状排列。每一个腺叶又分成许多腺小叶，而这些腺小叶又由许多腺泡组成。每一个腺叶有其单独的乳腺管，许多乳腺管汇集到乳房中央，并在这里扩张，授乳时期，这个扩张的部分是乳汁储存处，扩张存储处有一个窄小的管子，通到乳头表面开口处。这些腺叶、腺泡等，构成了乳房中的乳腺组织。乳腺组织尚有一狭长部向腋下突出，即为乳腺尾。

（2）脂肪　除乳晕外，整个乳腺组织均被脂肪包绕，脂肪的比例约占97%，它们覆盖在腺体表面，并且散布在各叶之间，乳房中脂肪组织的厚薄，决

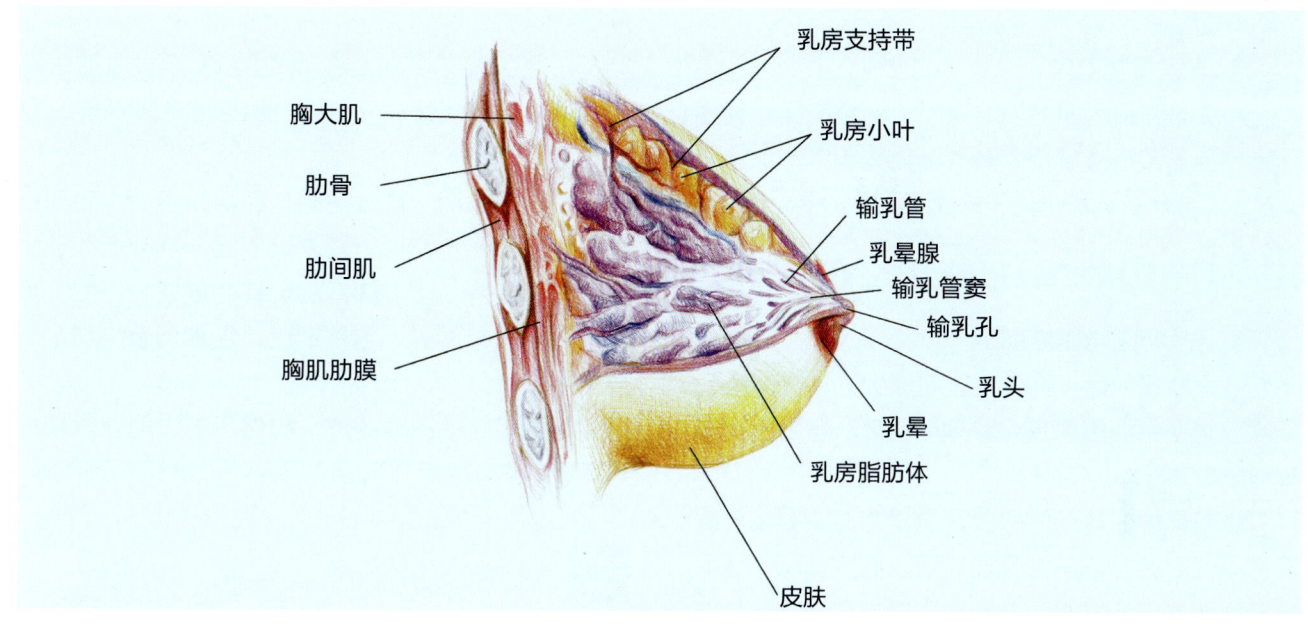

图3-2-3

定乳房的大小和形状。

（3）结缔组织纤维束　脂肪囊中有不同走向的结缔组织纤维束，称枯贝氏韧带。它由腺体的基底部连接于皮肤或胸部浅筋膜和胸肌筋膜，形成分隔乳腺叶的"墙壁"和"支柱"，对乳腺的位置有一定的固定作用。脂肪纤维组织的密度及构成有极大的差异性，导致每个人的胸部外观形态呈现出多样性。此外由于胸肌承受了乳房的重量，其发育状况的差异也会影响乳房的外观。

（4）乳房内的血管、淋巴管和神经　乳房内的动脉血管、静脉血管、淋巴管，各成网状相通，分支吻合，以供给乳房营养。乳房内丰富的神经，使乳房极为敏感。

（三）乳房的发育

女孩的乳房发育时间因地区、种族不同而异。大约95％的女孩，乳房开始发育的时间是8~13岁之间，完全成熟则在14~18岁之间。多从一侧开始，而且往往为左侧。从开始发育至完全成熟，经过3~5年。其间有两个不同的过程和五个阶段：

第一过程：未发育阶段。除小小的乳头外，用手触摸不到乳房。

第二过程：

1. 乳头期阶段

乳晕扩大，乳晕区的腺体突出，可隐约触摸到圆盘状和突出的小乳头。

2. 乳轮期阶段

整个乳房的腺体、乳晕均在逐渐发育长大，乳房丰满的外形远远超过乳晕。

3. 未成熟乳房阶段

乳晕区的腺体在整个膨胀的乳房上，乳头突出，乳房发育成半球形，乳轮膨胀，乳头略向上仰，整个乳房呈梨形。

4. 乳房成熟阶段

乳晕回缩反而凹向乳房里面,乳头突出,乳腺已经完全充实于基底部,形成半球或圆锥形。也有少数人,成年后乳房仍处于未成熟乳房阶段。

(四) 影响乳腺发育的因素及乳腺的发育

1. 影响乳腺发育的因素

乳房发育前后,乳腺发生了很大的变化。影响乳腺发育的主要因素是:脑垂体前叶、肾上腺皮质和卵巢内分泌。

从脑垂体前叶产生的催乳激素,直接影响乳腺发育。同时脑垂体前叶又通过肾上腺皮质和卵巢间接地影响乳腺的发育。卵巢产生雌性激素和黄体酮素,前者促使乳腺管生长发育;后者使乳腺末端不断分枝,形成小乳腺叶,并使腺泡发育。在促肾上腺皮质激素的影响下,肾上腺皮质也发生反应,分泌雌性激素刺激乳房。同时,由卵巢和肾上腺皮质所分泌的雌性激素,又能抑制脑垂体前叶的活动。

2. 乳腺发育的三个阶段

乳腺的发育一般分为幼年期、青春期和妊娠期三个阶段。

(1) 幼年期 幼年期的乳腺仅含有短而简单的分支形导管,它随着全身的生长发育而生成。

(2) 青春期 青春期是乳腺,也是乳房发育的黄金时间,因为青春期是性变化开始至性成熟的阶段,一般需要3~5年内完成。

月经来潮前,由于卵巢分泌大量雌性激素,加速了乳腺的发育,尤其是导管系统增长,脂肪沉着于乳腺间,后者是青春期乳房增大的重要因素。此时,乳房逐渐增大,乳头和乳晕上黑色素沉着,大约1年乳腺发育成盘状,继而呈半球形,而后,随着月经期而发生周期性变化。

在月经前,乳腺组织增生活跃,腺泡增生明显,腺管不仅增长,而且还会出现充血水肿,月经后复原。

(3) 妊娠期 妊娠期间,乳腺为了适应生理需要,导管进一步增长,其末端形成一些腺泡,成为复杂的管泡腺,这些腺泡的泡腔明显增大,故乳房也显著增大。同时,乳晕增宽,色素沉着均与这个变化有关。

哺乳期在性激素的进一步作用下,乳房发育达到高峰。断乳之后,乳腺日渐退化,处于静止状态。

二 乳房发育不良、异常、过早衰老的特点与原因

(一) 乳房发育不良的常见症状及原因

1. 几种常见的乳房发育不良的症状

(1) 乳房瘦小干瘪:乳房较小,胸部扁平。

(2) 乳房不发育:乳房扁平。

(3) 乳房不对称:一边发育较好,另一边较小。

(4) 乳头内陷:乳头不能突出,内陷于乳晕中。

(5) "巨乳":乳房发育过大,较为罕见。

2. 乳房发育不良的常见原因

青春期是乳房发育的重要阶段,在这个阶段里,造成乳房发育不良的常见原因为:

(1) 雌性性激素分泌不足 雌性性激素分泌不足会直接影响乳腺管的生长发育及乳腺末端的分支,可导致丁小乳腺叶和腺泡的发育不良,使乳房的发育受到影响。

(2) 青春期营养不良 由于多种原因造成的青春

期营养不良会影响和阻碍乳房的正常发育。

（3）青春期内分泌紊乱　由于青春期性知识的缺乏和少女的羞辱感而产生的心理障碍，导致内分泌紊乱，发育不良。

（4）束胸　由于心理障碍而把胸部束起来，或穿着过紧的乳罩。

（5）缺乏体育锻炼　由于长期缺乏适度的体育锻炼，造成胸部肌肉不发达。

（6）遗传因素的影响。

3. 发育不良的乳房的日常基本护理方法

乳房发育不良或不正常，一般出现在青春期，凡乳房畸形者，首先应解除心理顾虑，还需在日常生活中注意如下几点：

（1）适应经期前后乳房的周期性生理变化，保持身心愉快、健康舒畅，生活有规律，劳逸适宜。

（2）饮食结构合理。

（3）加强体育锻炼。

（4）选用合适的乳罩，避免过紧或过松。

（5）保持乳房、乳罩的清洁。

（6）乳房大小不对称的人，在睡眠时，宜多侧向较小的一边。并有意识地对较小的乳房进行按摩。

（7）对于内陷乳头可适当地用手牵拉或吸引等方法治疗矫正。每日用温毛巾擦拭乳房后，向外轻拉或吸引乳头，至矫正为止。

（二）乳房下垂、过早衰老的原因

1. 哺乳后，出现乳房下垂现象

第一次怀孕和哺乳后，乳房部位的皮肤难以承受分泌乳汁的腺体组织的急剧增长，在腺体组织团块过大的部位，皮肤结缔组织会发生断裂，以后断裂处会形成疤痕，留下一道道以乳头为中心、向四周散射的白色痕迹，即所谓的妊娠带。当停止哺乳以后，乳房腺体组织的收缩速度比乳房皮肤要快得多，结果导致乳房塌陷。甚至会出现分娩和断奶后腺性组织萎缩，乳房的皮肤出现皱褶，只剩下被坠长、失去弹性的乳头。但是，一般情况下，当再次怀孕和分娩时。乳房还会再变得丰满起来。

哺乳后出现乳房下垂现象，与支持乳房的悬韧带是否仍有韧性以及两侧胸肌是否强壮有力有关。

2. 青春期乳房发育过快

青春期的少女，如果乳房发育过快，在短时期内会长得很大。脂肪组织的过度增长将会导致乳房过早下垂，即乳房早衰。

3. 不恰当的快速减肥

当发胖以后，每次体重的减轻都会对乳房的外形产生不良影响。因为随着体重的减轻，特别是快速减肥时，身上消瘦最明显的部位首先是乳房。所以，随着脂肪的减少或萎缩，引起胸部变小或变形下垂。

4. 乳房发育不良或乳房疾病

有些女性，由于皮肤结构特殊，皮下脂肪疏松，胸部肌肉发育不良，胸部肌力衰弱而导致乳房松弛、发育不良或下垂。

5. 粗野、猛烈的外力

由于乳房部位遭受粗野、猛烈的外力挤压或外伤，导致淤滞性病灶和肿瘤而出现过早衰老的现象。

6. 更年期

由于更年期的女性体内雌激素逐量减少，雌乙醇对乳房脂肪细胞的供给不足造成乳房的萎缩、下垂、变形。

7. 工作压力

过度的工作压力会使人处于亚健康的身体状态，从而引起精神衰弱，使乳房也失去皮肤弹性，肌肉紧张而造成乳房下垂或变形。

三、预防乳房过早衰老的措施及乳房日常护理

（一）哺乳应适可而止

一般情况下，分娩8个月以后，乳汁的分泌量日渐减少，乳腺也自行复原，此时断奶有利于乳房恢复自然健美。因为哺乳后会出现乳房下垂现象，这与支持乳房的悬韧带是否仍有韧性和两侧胸肌是否强壮有力有关，因此，为保持乳房的丰满匀称、体态优美，还应坚持做操、游泳等体育锻炼，使支撑乳房的胸肌群壮实、发达，延缓乳房萎缩，防止乳房下垂。

（二）青春期对饮食合理调节

如果乳房发育过快，就需要控制饮食，做专门的保健操，细心护理；如果乳房发育不良，则必须加强营养，并请医生开含铁制剂和维生素类药物。补充皮肤需要的特殊营养品，多摄食高蛋白食物和含丰富的维生素B、维生素C、维生素E、钙等食物，如豆类、丝瓜、芹菜、洋葱、花椰菜、牛蒡、乳制品、薏仁、牡蛎、猪脚、猪肝等，以补充均衡的营养。如果月经周期失调，则需要进行专门治疗。

（三）避免粗野、猛烈的外力，避免挤压和外伤

（四）选择合适的乳罩

乳罩不可过松或太紧，选择适中、可以支撑乳房者较佳。并注意佩戴方法，对于乳房较大或下垂的女性尤为重要。乳罩选戴不当会妨碍乳房部位的血液和淋巴液循环。

（五）保养品的使用

定期使用美胸保养品，可增强乳房弹性及柔软度。

（六）适当沐浴

在进行淋浴时，利用淋浴喷射胸部，冲击刺激皮肤，可以促进血液循环，加速新陈代谢。

如果乳房过小，可用毛巾交替冷敷与热敷，10分钟交替一次。乳房下垂，最好用淋浴喷头，从下往上冲，并环形按摩乳头周围，以增加组织的张力，使乳房坚挺丰满。浴后涂营养霜。也可做日光浴和空气浴，在做之前，要在乳房上敷一层起软化作用、含维生素的滋补性化妆油、膏或润肤乳液，同时，轻轻做滑动性按摩及按压穴位。

女性的乳房扁平而不太大，但胸廓凸起，胸肌发达，这类乳房丰满的时间维持最长。为了锻炼胸肌，使乳房丰满，延缓衰老，做一些加强胸廓、背和全身负荷的体育锻炼，如扩胸、游泳（特别是蛙泳）、划船等，都会收到一定的效果。

四、常见的健胸方法

（一）运动健胸

通过适当的胸部运动，扩展、强健胸肌、乳房结缔纤维组织，促进胸部血液、淋巴液循环和新陈代谢，促进乳腺的生长，减缓其萎缩，可使乳房突出、丰满、健美。

（二）保持形体美

保持正确的体姿是很重要的。因为乳房是在脊柱的前方和肋骨的上方，而肋骨和脊柱相连构成胸

腔。若姿势不佳形成驼背、含胸、颈部前倾或肩部高低不平，就会影响乳房的正常发育与位置。因此，平时应注意自己的仪表，保持腰背挺直。

（三）外科整形术

通过整形手术，改善乳房发育不全、发育过度或严重下垂的状况，使乳房丰满、隆起、健美。

（四）美容院综合健胸

美容院综合健胸，主要是通过健胸仪器、人工胸部按摩以及使用健胸精华素、药物等方法，达到使顾客胸部健美的目的。

第二节　健胸护理方法

一　健胸护理的目的

改善乳房的不佳形状，使已经衰老、下垂或不够理想的乳房挺拔、丰满而均匀、对称而不下垂、胸肌强健。

二　主要用品、用具

按摩床、美容器械车、洗面乳液、细粒磨砂膏（或去死皮膏、去死皮液）、健胸膏（乳液）、健胸精华素、奥桑蒸汽机、健胸仪、软膜或热倒模。

三　健胸按摩

（一）健胸按摩手法

下面介绍一套简单的胸部按摩手法，共九节，其中第一、第三、第五、第七、第九节的动作相同。在按摩时，顾客仰卧于按摩床上（除第六节），美容师立于顾客头侧，面向顾客。

第一节　同时抚摸、提托双乳。手竖位，四指并拢，指尖向前。双手全掌着力扣抚于锁骨下方。沿双乳内侧向下推至胸口，然后以双手指尖为轴，分别向左、右外旋转90°后，双手拉抹至两乳外侧，向内、上用力提托双乳，最后双手拉至颈部两侧的锁骨处（见图3-2-4）。如此反复做30次。

第二节　交替抚摸、提托双乳。头位，手竖位。双手四指并拢，指尖向前，按摩左侧乳房。左手全掌着

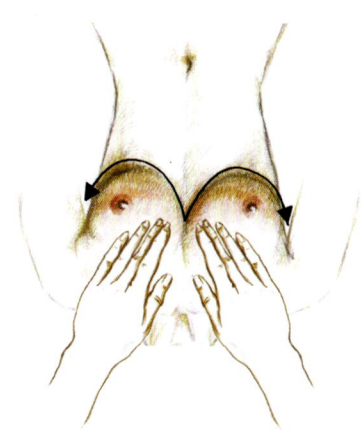

图3-2-4

力于锁骨下方,沿左侧乳房内缘向下推至胸口部,然后以左手指尖为轴,向左旋转90°,向乳房左侧呈弧线运行至左侧乳房外侧,同时向右、上方提托、拉抹乳房。右手同时全掌着力紧随左手动作,沿左侧乳房内缘向下推至胸口部,然后以右手指尖为轴,向左旋转90°,向右、上环状提托左乳房(右手沿左手抚摸、提托线路做辅助按摩,见图3-2-5)。如此反复做30次后换右侧乳房(左手沿右手抚摸、提托线路做辅助按摩)。

第三节　同第一节。

第四节　弹拍、提托乳房。头位,手横位。双手四指并拢,交替从乳房外、下侧向内、上侧弹拍、提托乳房。做完一侧再做另一侧(见图3-2-6),每侧反复30~40次。

第五节　同第一节。

第六节　搓擦乳房。侧位(左侧位或右侧位),手竖位。双手四指并拢,拇指与食指的掌骨也同时用力并拢,拇指第一节与食指分开呈"V"字形,整个手掌尽力向手背弯曲。以双手拇指外侧和大鱼际部位着力,交替从乳房下、外侧向上、内侧搓擦(见图3-2-7)。做完一侧换站位以同样的姿势、动作做另一侧(切不可做完一侧,原地不动,换搓擦为提拉动作做另一侧)。每侧重复30~40次。

第七节　同第一节。

第八节　双手放置于一侧腋处,双手交替由下向内、斜上方拉抹,做完一侧再做另一侧(见图3-2-8)。每侧反复10次。

第九节　同第一节。

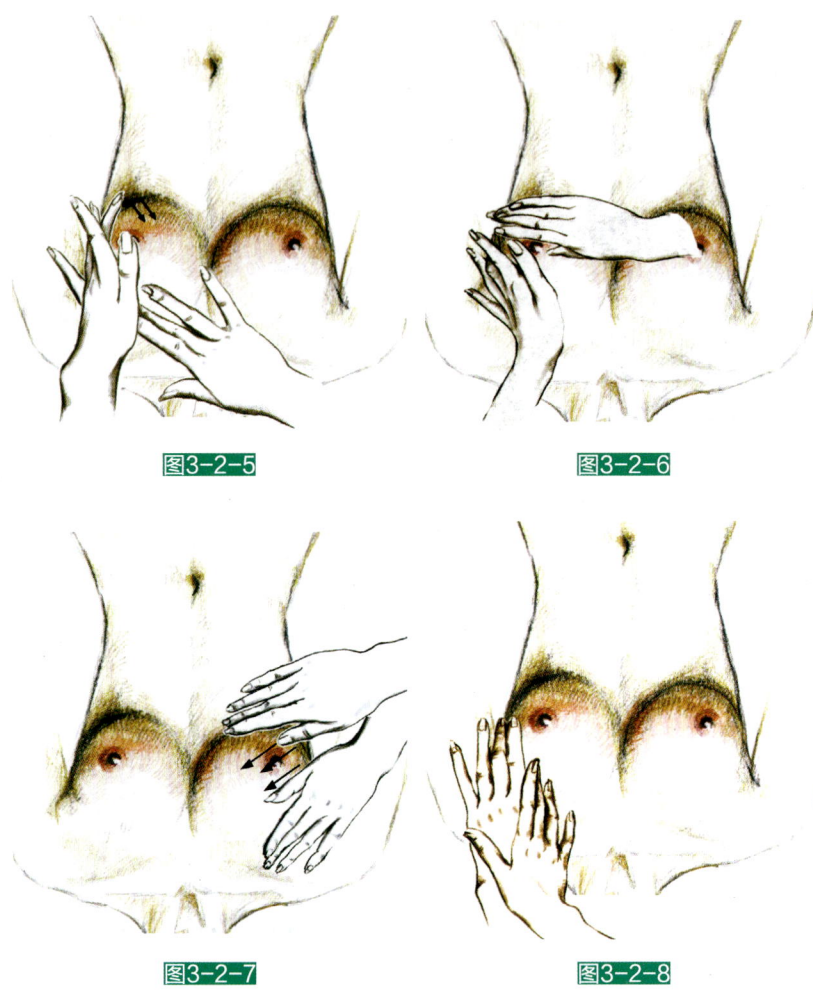

图3-2-5　　　　　图3-2-6

图3-2-7　　　　　图3-2-8

(二)胸部穴位按摩

1. 膻中穴

位于两边乳房中间,第四条筋骨的隙缝(见图3-2-9)。

(1)作用:丰胸,治疗乳腺炎和乳房疼痛。

(2)按压方法:用大拇指关节处按压,反复5次。

2. 乳根穴

位于乳头正下方,乳房底端,第六条肋骨间(见图3-2-10)。

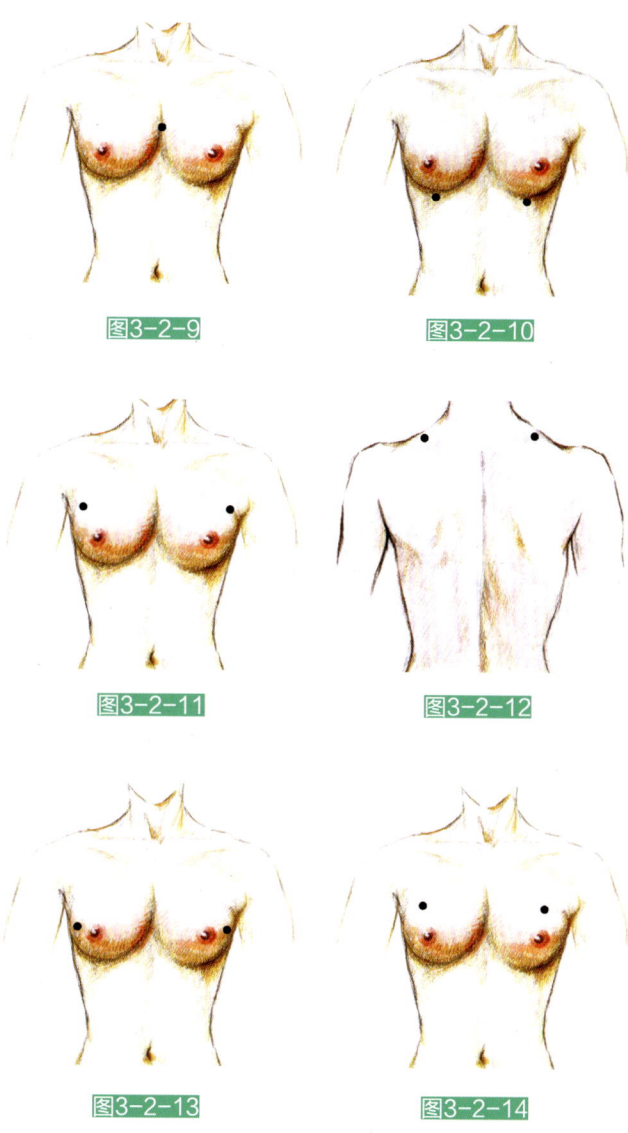

图3-2-9　　　　　图3-2-10

图3-2-11　　　　　图3-2-12

图3-2-13　　　　　图3-2-14

（1）作用：丰胸，治疗胸痛，产后乳汁不足。

（2）按压方法：用双手大拇指关节处同时按压左右两边，反复5次。

3. 中府穴

位于腋下与乳头中间，锁骨下第一条与第二条肋骨之间的接缝处（见图3-2-11）。

（1）作用：按压此穴能有效丰胸，并治疗乳房疼痛。

（2）按压方法：用双手的大拇指关节处同时按压左右两边，反复5次。

4. 肩井穴

位于颈椎督脉大椎穴与肩膀锁骨从外算起中间二分之一处，即肩膀最高处（见图3-2-12）。

（1）作用：丰胸，并可治疗乳腺炎。

（2）按压方法：用双手中指叠在食指上，用食指腹按压，左右各5次。

5. 天溪穴

位于乳头外侧两寸处（见图3-2-13）。

（1）作用：丰胸，并治疗胸部胀痛。

（2）按压方法：用双手大拇指关节处同时按压左右两边，反复5次。

6. 屋翳穴

位于乳头上方，第二条与第三条肋骨之间的接缝处（见图3-2-14）。

（1）作用：能有效丰胸，并可以治疗产后乳汁不足。

（2）按压方法：用双手的大拇指关节处同时按压左右两边，反复5次。

7. 天宗穴

位于肩胛骨的中央，左右各有一个（见图3-2-15）。

（1）作用：能刺激乳腺管，并治疗乳房疼痛。

（2）按压方法：双手中指叠在食指上，用食指腹按压，左右各5次。

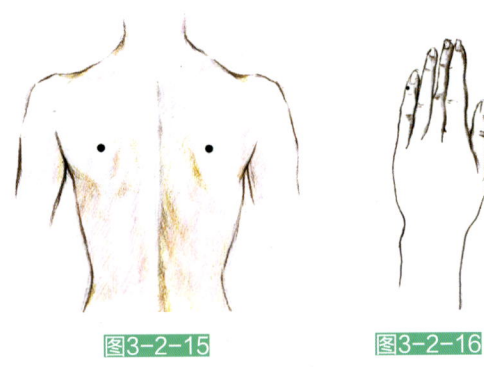

图3-2-15　　　　图3-2-16

8. 少泽穴

位于双手小指的指甲底端外侧（见图3-2-16）。

（1）作用：具有丰胸效果。

（2）按压方法：用大拇指和食指捏住小指，并以食指腹压5次。

四　健胸按摩注意事项

（1）做胸部按摩时，出现局部微红、胀、痛的感觉属正常情况。按摩力度要视顾客的承受能力而定。一般情况下，要注意在两侧乳房按摩的力度、时间应相等。如果顾客双乳大小不一样，要侧重小乳房一侧的按摩。

（2）为了使按摩动作具有连贯性，所以在按摩动作中，有向双乳外、下侧运行的动作。在实际按摩中，向双乳内、上方按摩时用力要实，力度要到位、准确；向外、下用力的动作要虚，滑过即可。

五　健胸护理的步骤、方法

1. 主要准备工作

请顾客脱去上衣，用毛巾将顾客的裤腰包严；健胸前后测量顾客胸围，并做好记录；清洁美容师的双手。

2. 健胸的程序与方法

（1）清洁乳房皮肤。手法与按摩动作和健胸按摩手法的第1节相同，动作要轻柔。

（2）抹滋润液。

（3）奥桑蒸汽护理。

（4）磨砂或去死皮（应视顾客皮肤状况而定）。

① 应视顾客皮肤状况决定是否磨砂脱屑或用其他方法去死皮。

② 动作要领：用左手的食、中指将皮肤轻轻绷紧，右手的中指、无名指并拢，用指腹在绷紧的皮肤上轻轻打圈。

（5）专业胸部按摩，以健胸膏代按摩膏，按摩15~20分钟。

（6）健胸精华素导入，用电离子导入机在胸部做由下向上、由里向外的健胸精华素导入，导入时间5~10分钟。

（7）胸仪器护理，健胸仪分为两种：一种是吸杯式健胸机，用于乳房增大护理，每次护理10分钟左右，注意吸力不要太强，时间不能太长，以免造成皮下出血；另一种为电子健胸仪，主要用于松弛、下垂乳房收紧护理，每次护理30分钟左右。仪器健胸必须做1~2疗程，10次为一个疗程，连续20次左右即可达到满意效果。

（8）倒膜（以倒热膜为例）。

① 涂健胸膏代替底霜。

② 将浸湿、攥干后微潮的薄纱布覆盖在乳晕上（以减少刺激）。

③ 倒热膜。护理时乳头处用棉片盖住，铺上湿纱布再做倒膜，时间为40分钟。

④ 倒膜后做彻底清洁。

⑤ 拍胸部收缩水。
⑥ 涂少许滋养乳液。

六 健胸护理的功效与作用

（1）加强胸部运动，强健胸肌及结缔纤维组织。

（2）促进血液和淋巴液的循环，使体内代谢加强，改善局部的营养状态。

（3）增加皮肤弹性，消除衰老的表皮细胞，改善皮肤的呼吸状况，促进皮脂腺与汗腺的分泌。

（4）改善肌肉营养供应，提高肌肉的张力、收缩力、耐力和弹力，增强肌肉动力功能。

七 健胸护理的注意事项

1. 疗程

每2~3天做一次，10次为一个疗程。完成一个疗程后，护理的次数可逐渐减少。

2. 胸围检查

在疗程前后均应为顾客做一下胸围测量，并做好记录。

3. 禁忌

在整个护理操作过程中，避免碰到顾客的乳晕、乳头；在倒膜时，切记用潮湿的面片将乳晕部位盖住。

4. 健胸的环境一定要使顾客具有安全感

身·体·护·理

第三部分/
调整瘦体形

一 形成瘦体形的常见原因

太胖、太瘦都不是健康的现象。造成体形过瘦的因素很多，常见的主要原因有：饮食不合理、身体健康状况欠佳、消化吸收系统疾病、甲状腺疾病、长期疲劳过度、睡眠不足、心情郁闷、遗传等因素。因此，调整过瘦的体形，应先找出原因，对症下药。

二 不同年龄瘦体形者的日常调理

（一）青少年瘦体形的常用调护方法

青春期是体形美的塑造期。青少年时期，大部分器官出现了结构与功能上的急剧变化。肩、胸、腰、臀部以及身高、体重等都发生突变。如果抓住了这个良好时机，科学地锻炼就有可能把体形塑造得更加健美。因为体育活动对骺软骨有良好的刺激作用，能改善骨的血液供应，从而促进骺软骨的增生和骨化，达到体形美。青少年时期积极参加体育锻炼，身体各项素质得到的后天可塑性达50%~70%。

也就是说，要想获得优美的体形，就必须高度重视青少年时期的体质锻炼，特别是要加强肌肉的锻炼，使肌肉发达起来，才能使体形丰满、匀称、多姿。

青少年体形过瘦，大都是因为消化及吸收系统功能弱，营养摄入匮乏，缺乏锻炼等。改善这种体形的方法是：

1. 保证睡眠时间

在睡眠阶段，大脑中的脑垂体会分泌多种激素调节人体各项机能，促进青少年身体的生长和发育。得到充分的休息和放松，以确保体力和脑力的恢复，对于学习阶段的青少年尤为重要，因此，每天睡眠时间不应少于8小时。

2. 选择合理的膳食

青少年在生长发育期，身体需要比常人更充裕的营养物质。要保证摄入足够的营养，尤其不可忽视早餐。要满足白天大脑思考所消耗的能量，高质量的早餐是必不可少的。尽量选择天然食品，避免含防腐剂的食品。由于该阶段身体快速地生长发育，要保证蛋白质、碳水化合物、脂肪等营养物质的摄入，尤其不要摒弃脂肪。人体缺少脂肪，第二性征的发育就会受到极大影响，甚至会给一生都带来很多烦恼。同时也要注意微量元素的摄入，如钙、铁、镁、锌等。

3. 增加运动量

身体消瘦的青少年一般肌肉扁平无力，因此需进行全身肌肉力量方面的训练。在条件允许的情况下，去健身房进行有专业指导的练习；没条件的，可利用学校现有的设施，如单杠、双杠等进行训练，以有效地增强身体各个部位的力量。

（二）成年人瘦体形的常用调护方法

1. 适度运动

身体瘦弱者参加适度的运动，对美体大有裨益。要令身材丰满而有韵味，瘦弱者不妨选用游泳、韵律操、俯卧撑等运动项目。此外，还可在家里采取另外两种行之有效的美体运动：健胸运动和健胃运动。具体方法如下：

（1）早上醒来时，保持仰卧姿势，两腿伸直，然后深深地吸一口气将两膝屈起，使大腿紧靠腹部，可用双手抱大腿使它更紧贴腹部。呼吸数秒后，慢慢将两腿放松，呼气，恢复起始姿势。此动作每天早上重复4~5次。

（2）俯卧，双手向后握住同侧脚腕，头部与腿部尽最大可能向上方抬起，腹侧以最小面积着地如"燕飞"状，保持该姿势1分钟，并重复做3次，此动作对胃部及腹部收紧有良好的效果，同时也能增进食欲，使血液循环顺畅，这是适合女性且效果较好的体操动作之一。

（3）倒立，仰卧在床上，两脚一起往上举，两手扶住腰部以取得身体平衡，做倒立动作。刚开始或许很难平衡，多做几次，自然会熟练，此动作对胃下垂、低血压、怕冷的人有良好的效果。

（4）两腿盘坐，双手握拳，自然放在胸前肚脐的高度，深深吸气，使腹部提高，再呼气，恢复原状。此动作虽简单，却能使腹部肌肉结实，每日做5次以上，对胃部附近的血液循环有益，能使胃部强健。

（5）抬头挺胸站立，将两个哑铃或两个装满水的矿泉水瓶分别握于左右手中，手臂伸直平举于胸前，与肩水平，然后双臂向左右两侧水平移动拉开，直至成180°角，再恢复原来的姿势，反复做5次。

2. 有技巧地进食

让瘦弱的身材变得健康而丰满是瘦体形者的美体目标。但盲目地大量进食，是相当错误的，许多人不但没有"美体"，反而因为"吃得太多"而导致胃肠疾病。正确的饮食方法应注意以下几点：

（1）少吃多餐　这是一项重要的增加体重的方法。消瘦者大多肠胃较弱，一餐吃得太多往往引起肠胃消化不良。可将进餐次数适当地增加为4~5顿或者更多，但必须适度，以免体重增加过多。

（2）摄取丰富营养　多食富含蛋白质、脂肪、维生素和矿物质的食物，如瘦肉、鱼、奶制品、蔬菜、水果、豆制品、蜂蜜、果仁等。但不要吃太多的粗纤维食物，食物含有的纤维在通过消化道的过程中会吸水膨胀，使食物体积增大，经过上消化道和小肠的速度减慢，所以易令人产生饱腹感而减少食物的摄入量。还可在用餐时喝1杯橙汁，帮助胃提供更多的胃酸，有效地促进食物的消化吸收。

（3）吃零食　除了正规的用餐，还可适量地吃些零食，享受零食带来的快乐。平时不妨在伸手可及的地方放一些含有一定热量的零食，如饼干、薯片、面包、全脂奶粉、巧克力等。

（4）睡前进食　夜间摄入一些热量较易贮存脂肪，由于睡眠时身体分解脂肪的能力减弱，睡觉前吃些蛋糕、冰淇淋、芝麻酥饼等高脂质的小点心比白天进食的美体效果更好一些。但夜间进食不宜过多，否则会增加肠胃负担，不利于睡眠，对于丰身美体也无益处。

（5）改善脾胃功能　增强消化吸收功能，提高机体免疫力，调节内分泌，促使肌肉组织和脂肪组织自然发育。

3. 提高睡眠质量

对于消瘦者，高质量的睡眠有利于形成体形健美。睡眠阶段是人体能量形成的重要时期，也是促进肌肉生长的"生长激素"分泌异常活跃的时期，保证夜晚的睡眠品质是让体形丰满健美起来的前提。

4. 工作要有计划性，生活要有规律，劳逸结合，不可经常劳累过度

5. 加强体育锻炼，强健内脏器官及各系统的机能

身体的锻炼主要是选择健美、健力运动及各种类型的健美操。女性必须特别重视胸部、腹、背部及臀部肌肉的锻炼。采用健美操结合适当的力量练习，可达到健美的目的。例如徒手操突出颈、髋、膝等关节的训练，实心球操则对腕、指、脊柱等关节的作用大，有些舞蹈健美操注重腿部、腰部的训练；此外，力量练习多采用拉各种拉力器及负荷深蹲等方法。

三 日常调整瘦体形的常用方法

（一）环境气氛调整法

良好的进餐气氛，应该是愉快、温暖和安静的，每次进餐都应有意固定餐桌及餐布，并进行恰到好处的布置，以尽量突出进餐时幽雅的环境气氛，使得进餐成为一种愉快的活动。餐厅环境可选择鹅黄色和橘黄色，使人感到温暖、安定、轻快，能集中注意力，有利于增加食欲。同时，餐具应保持洁净，可在餐桌上摆设鲜花，这些可以渲染气氛，创造良好的进餐环境，增进食欲。

（二）情绪调整法

情绪的变化与内脏器官的生理活动密切相关。人在心情愉快的时候，脉搏、血压、呼吸和消化功能都处于相互协调的平衡状态，心情愉快不仅可以促进食欲，并且有助于消化和吸收；而情绪波动则往往会直接影响食欲，甚至导致厌食，最终使人身体消瘦。

（三）音乐调整法

由于音乐的旋律、音调、节奏、速度、音色和音量各不相同，优美和谐的音乐就像五味俱全的"佐料"一样，可对人体的身心健康产生特殊的作用。因为，优美动听的音乐能够刺激下丘脑的饥饿中枢，使之被激发而兴奋，令人食欲大增。

（四）气味调整法

气味对人的情绪、记忆、血压、脑电波及饮食有很大的影响。研究结果表明，泡泡糖、薄荷、甘草、松节油和玫瑰香味均可活跃情绪，刺激思维，增强记忆，提高内脏器官的代谢效率，使人食欲大增。所以，在日常生活中要丰富饭菜种类，增加调味品的使用，保证各种饭菜色香味俱全，使消瘦者面对美食，虽未进食就已馋涎欲滴，产生强烈的食欲。

总之，只有根据人体的发展规律，结合自身的特点，采用正确有效的科学方法，才能塑造自身协调和谐的形体美。

第四部分/
肩颈及手部皮肤护理

第一节　肩颈皮肤护理

一、肩颈部皮肤护理的准备工作

1. 将所需用品、用具放在美容车上备用。
2. 在顾客肩部的下方垫上一条毛巾。
3. 用毛巾分别将肩部以外的地方及头部包裹住，以免化妆品沾染顾客的衣服与头发。
4. 美容师消毒双手及用具。

二、肩颈部皮肤护理的操作方法

（一）清洁肩颈部皮肤

（1）用洗面奶清洁颈肩部皮肤。先将洗面奶涂抹于颈肩处，再用适量的洗面奶置于左手掌，双手相对匀开，以按抚的手法清洁颈肩部皮肤。

（2）用洗面海绵借助清水将洗面奶擦洗干净。

（二）脱屑（必要时）

使用磨砂膏在颈肩处进行脱屑，操作方法是美容师的四指在颈肩处向下向外打圈，力度不要太大。

（三）按摩

使用按摩膏进行颈肩部按摩，时间为15~20分钟。

（1）双手无名指、中指并拢，在颈后从肩井穴开始打小圈至耳后，并按翳风穴（见图3-4-1）。

（2）双无名指、中指并拢，于颈后巨骨穴位开始竖直打小圈至风池穴并点按（见图3-4-2）。

（3）双手四指微握并卡颈两侧，大拇指由颈上部开始向下打圈至锁骨（见图3-4-3）。

（4）双手除大拇指之外，四指并拢于肩背部，在颈下部与肩端之间来回拉抹几遍后，最后向上返回至风池穴位并点按（见图3-4-4）。

（5）双手四指并拢，将肩部夹在并拢的四指与大拇指之间，先于颈基部四指并拢打数圈，随后在颈下部与肩头之间反复拉抹几次（见图3-4-5）。

（6）双手将肩部夹在四指与大拇指之间，四指于颈基部打数圈，随后由大拇指点按肩井、巨骨、肩髎等穴位（见图3-4-6）。

（7）双手四指挡在肩端后部托着肩头，同时大拇指在肩头前端打数圈（见图3-4-7）。

（8）双手四指并拢在肩后部，在颈下部与肩头之间反复拉抹几遍，最后终止于风池穴位并点按（见图3-4-8）。

（9）双手手掌在胸上半部打圈至肩头，然后转至后部拉抹至风池穴位并点按（见图3-4-9）。

（10）双手交替安抚颈部（见图3-4-10）。

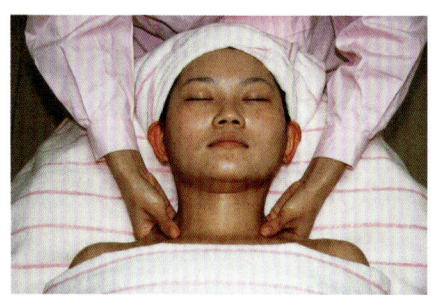

图3-4-1a

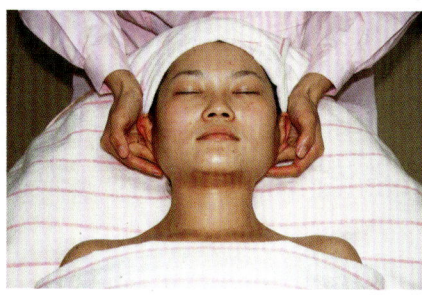

图3-4-1b

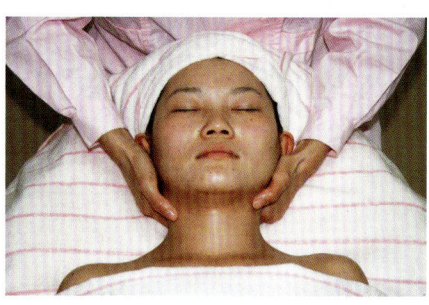

图3-4-2

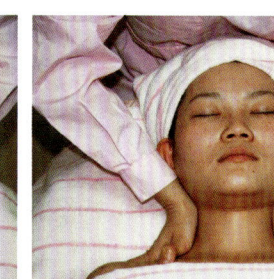

图3-4-3

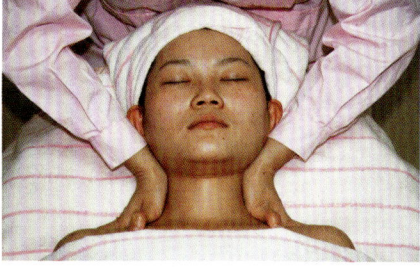

图3-4-4a

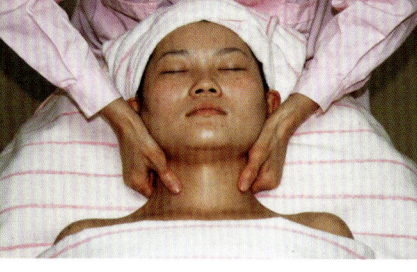

图3-4-4b

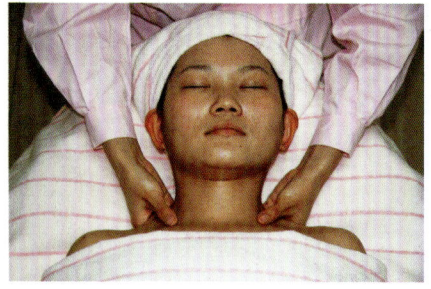

图3-4-5

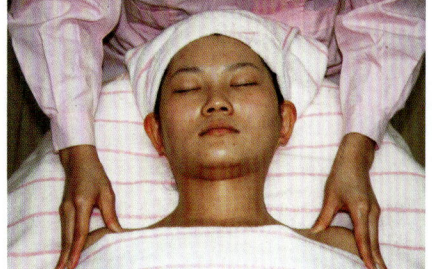

图3-4-6

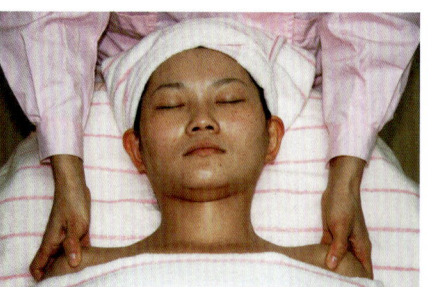

图3-4-7

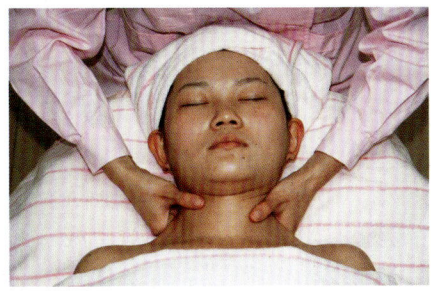

图3-4-8

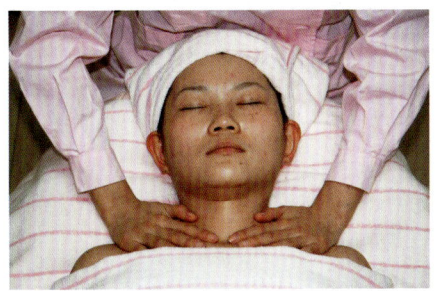

图3-4-9a

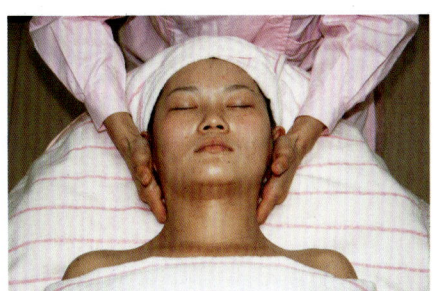

图3-4-9b

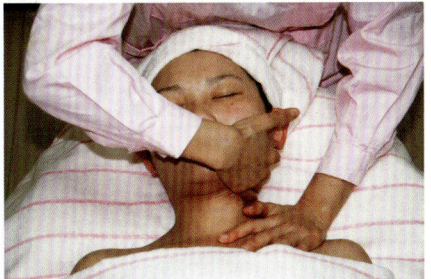

图3-4-10

三　敷面膜

使用漂白、营养性面膜或倒软膜。

四　涂滋润液

五　涂护颈霜

六　结束工作

七　肩颈部皮肤的日常保养

1. 保持颈肩部皮肤的清洁卫生。
2. 沐浴后需在颈肩处涂抹滋润乳液滋养皮肤。
3. 每日坚持做颈部运动，以免肌肉松弛。
4. 每周做1~2次面膜疗法。
5. 早晚要在颈部涂抹护颈霜（乳液）。

第二节　手部皮肤护理

一、手部护理的目的

在日常生活和工作中，手常常扮演"主角"，手的形象与整体形象密切相连，人们常说："手是女人的第二张脸"。拥有一双修饰得体、保养有度的双手，能让你尽显活力。

秋、冬季节，皮肤容易出现皱纹和裂口，手部护理可以促进血液循环，使肌肉放松，关节灵活。还可以滋润皮肤，使皮肤光洁、柔嫩、富有弹性。

二、理想的手的特征

手在女性美中占有不小的分量，人们常用"纤纤玉指"来衡量手的完美。手有以下几种类型：宽大粗壮、结实、手指细长或短粗、丰厚或偏薄等。对于年轻女性来说，理想的手具备以下特征：

（1）丰满　手指、手掌胖瘦适度，既不过于干瘪，也不肥厚。

（2）手形修长　手掌及手指整体形状修长，体现出女性的优雅、秀气。

（3）流畅　手指外形线条流畅圆滑。如骨节粗硬、明显，会破坏手部线条的柔美感、圆润感。

（4）细腻　手部皮肤光滑、细腻、柔软、滋润、富有弹性。

（5）平洁　指甲平滑、光洁、指甲弧度饱满。

三、手部护理常用穴位（见图3-4-11）

1. 合谷穴

定位：手背部第一、二掌骨之间，均当第二掌骨桡侧中点。

2. 中渚穴

定位：手背第四、五掌骨之间，掌指关节后凹陷处。

3. 劳宫穴

定位：在掌横纹稍上方，第二、三掌骨之间，近第三掌骨处。

4. 阳溪穴

定位：在腕背横纹桡侧，拇短伸肌腱与拇长伸肌腱之间的凹陷中。

5. 阳谷穴

定位：在手腕尺侧，当尺骨茎突与三角骨之间的凹陷处。

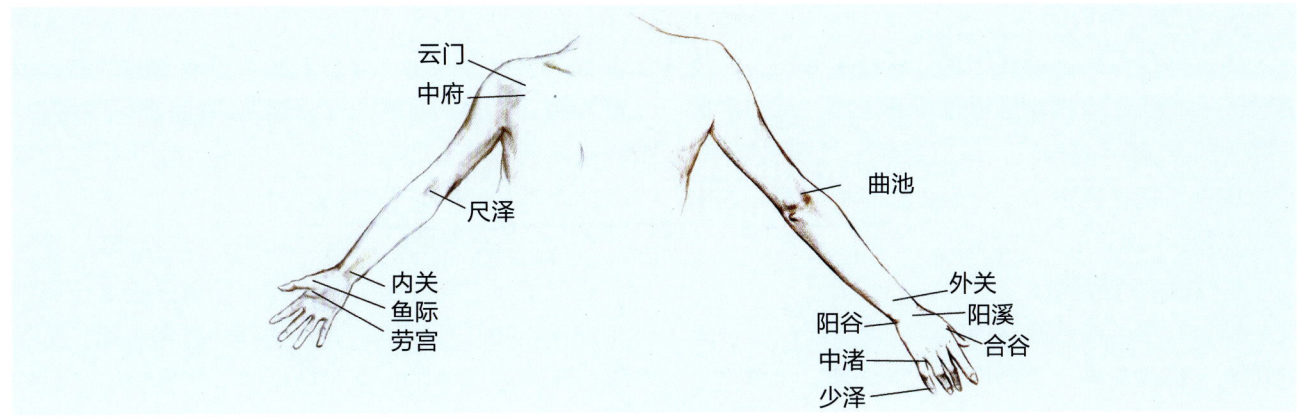

图3-4-11

四 手部按摩手法

1. 按抚前臂

美容师双手手指自然并拢，全掌着力于顾客手背部。左手托住顾客手腕，右手从腕部向上推抚至肘部时，翻掌至手臂下方托住肘部，与此同时美容师左手翻掌至顾客手臂，左手向上推抚，分别至腕部和肘部时，美容师双手同时翻掌，变成左手向下拉抚，右手向上推抚（见图3-4-12）。

2. 按摩前臂

美容师双手手指自然并拢，分别托住顾客手腕，顾客手心向下。用拇指指腹由腕部沿手臂外侧向外、上方打圈至肘部，美容师双手回位至顾客手腕，重复3~5次（见图3-4-13）。

3. 拧动前臂

美容师双手手指自然并拢，虎口卡住顾客前臂内、外侧，顾客手心向下。美容师双手同时从内、外两侧向中间拧动，从手腕至肘关节向上拧动，再从肘部返回手腕，重复3~5次（见图3-4-14）。

4. 捏揉前臂

顾客手心朝下，美容师左手托住顾客手腕，右手大拇指与整个手指从手腕由下向上，由内向外揉动到肘部，然后左、右手交换，重复3~5次（见图3-4-15）。

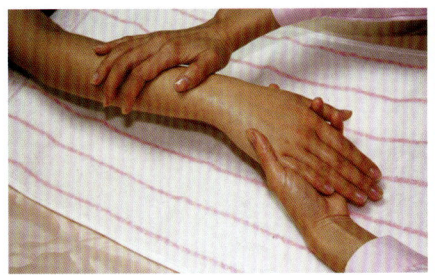

图3-4-12a

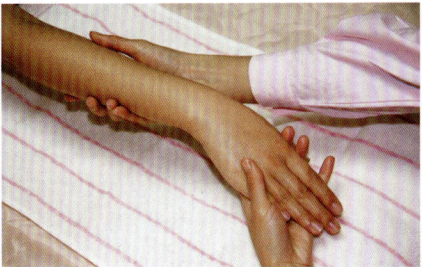

图3-4-12b

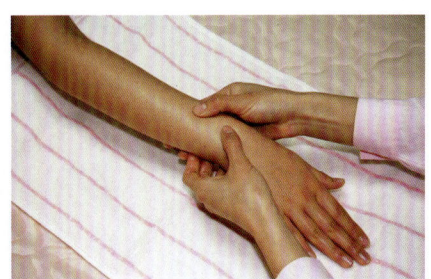

图3-4-13

5. 按摩手指背部

美容师左手托住顾客的手，顾客手心向下，美容师右手拇指和食指指肚捏住顾客手指。用右手拇指指肚在顾客手指背侧，从指尖向上打圈到指根，用力攥住手指拉回指尖，然后捏住手指向左、右旋转（见图3-4-16）。

6. 按摩手指两侧

美容师左手托住顾客的手，顾客手心向下，美容师右手微微弯曲，手心向下，用食指、中指夹住顾客手指两侧，从顾客指尖向上打圈到指根，按摩手指两侧。按摩至指根后，美容师右手向上翻转180°。用食指、中指的指根部夹住顾客手指，沿手指两侧用力慢慢拉回指尖，按摩时由小手指向拇指依次进行，每个手指动作重复3~5次（见图3-4-17）。

7. 按摩手部（见图3-4-18）

（1）按摩手背：美容师双手四指分别托住顾客的手。顾客手心向下，用双手拇指指肚沿各掌骨之间交替从指根部向上、外方打圈，打圈到腕部后，按摩手背，最后分别用双手拇指点按合谷、中渚穴。按摩顺序可由左侧掌骨之间至右侧，也可由右侧掌骨之间至左侧，每节动作重复3~5次。

（2）按摩手掌：美容师双手托住顾客的手，顾客手心向上，并将顾客的拇指和小手指分别卡于美容师的无名指和小手指之间。美容师在用小指、无名指分别卡住顾客的小指和拇指时，用食指、中指和无名指分别托住顾客手背。美容师用拇指指肚在顾客手心交替向外、上方打圈，并揉按劳宫穴。

8. 牵拉手指

美容师双手托住顾客的手，顾客手心向下，美容师双手拇指和食指以尽可能大的角度将手指牵拉开，并同时从指根关节向指尖做按摩动作。先拉大拇指、小手指，再拉无名指、食指，最后同时拉中

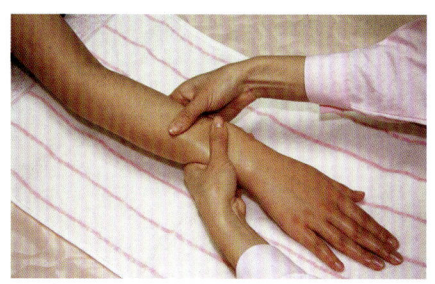

图3-4-14

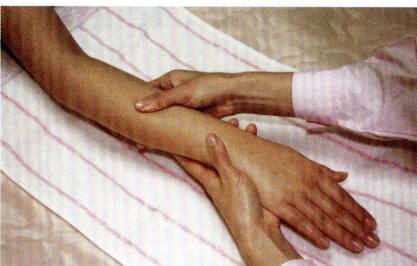

图3-4-15

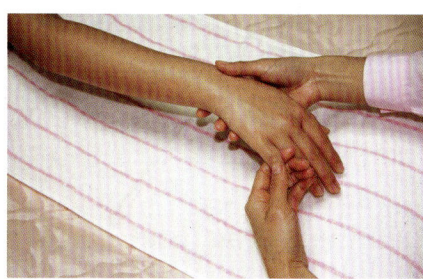

图3-4-16a

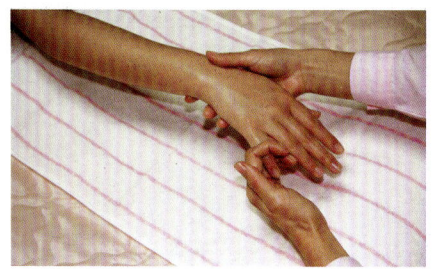

图3-4-16b

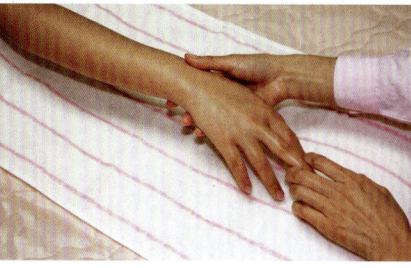

图3-4-17a

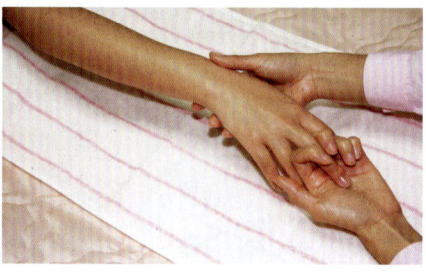

图3-4-17b

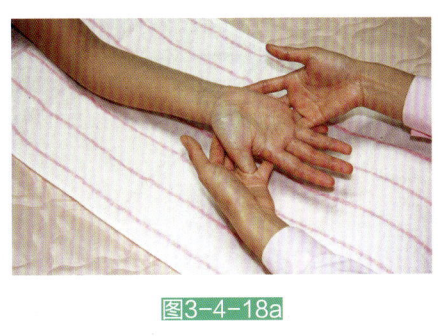
图3-4-18a

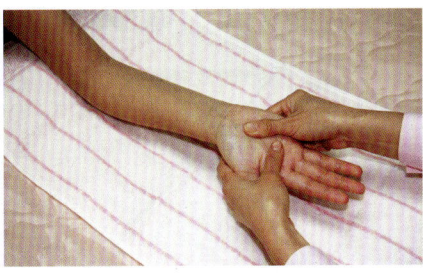
图3-4-18b

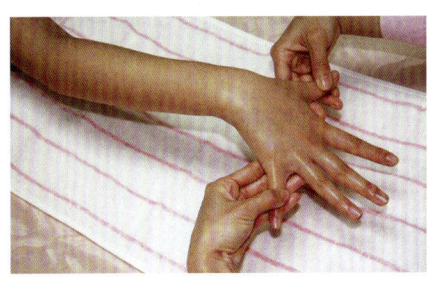
图3-4-19

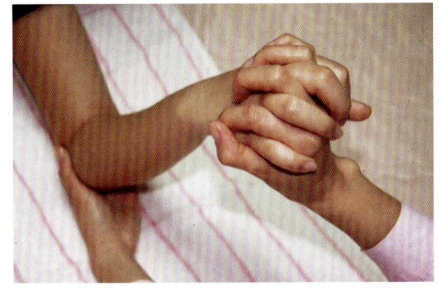
图3-4-20

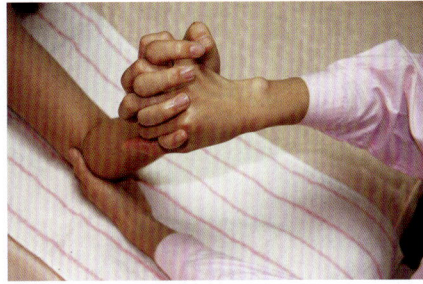
图3-4-21

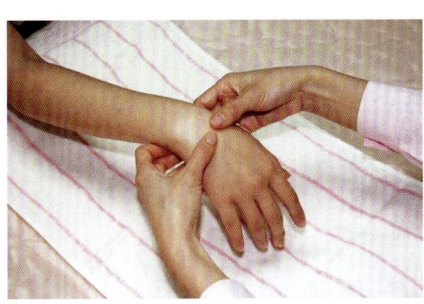
图3-4-22

指,每个手指按摩3~5次(见图3-4-19)。

9. 屈伸手腕

美容师左手托住顾客的左肘,将顾客前臂竖起,与上臂成90°角。美容师右手的四指与顾客左手四指交叉。然后,美容师右手用力向前、下方压顾客的右手,随后美容师的右手指根部尽力向上抬,将顾客手指向手背方向推,最后将顾客的手掌尽力向手背方向推,并且扣动手腕,左右手交换(见图3-4-20)。

10. 旋转手腕

美容师将顾客手臂竖起,左手握住顾客手臂,右手握住顾客手掌,向左、右旋转,活动顾客腕部,并点按阳谷、阳溪穴(见图3-4-21)。

11. 按摩手腕

美容师分别用双手拇指、食指、中指捏住顾客手腕,将顾客手心向下,拇指点按外关;食指、中指点按内关,无名指向上翻动(见图3-4-22)。

12. 抖动手臂

顾客手臂自然平伸、放松,美容师双手握住顾客手指,腕部放松,上、下快速抖动,带动顾客整个手臂随之抖动,重复进行(见图3-4-23)。

13. 调整动作

美容师左手托住顾客左腕,右手四指与顾客左手四指交叉,用手指根部分别夹住顾客的手指根部,从指根用力拉向指尖,左右手交换重复进行(见图3-4-24)。

五 手部清洁手法

1. 清洁前臂

动作要领同按抚前臂动作第1节。

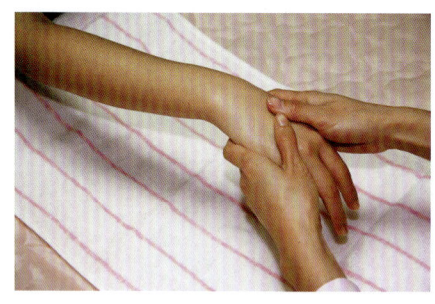
图3-4-23

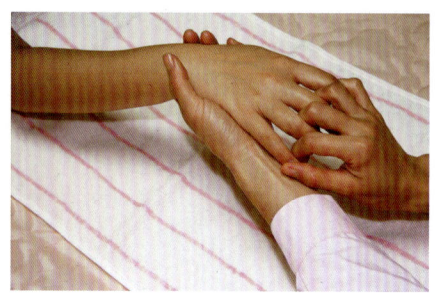
图3-4-24

2. 清洁手掌

动作要领同按摩手掌动作第8节，免去点穴。

3. 清洁手背动

作要领同按摩手背动作第7节，免去点穴。

4. 手臂磨砂脱屑手法动

作要领同按摩前臂动作第2节。

六 手部护理的程序

（一）主要用品、用具

洗面奶、磨砂膏、按摩膏、蜡膜、毛巾、硬纸（薄木）板、保鲜膜、洗面海绵、脸盆、温水、护手霜、修甲用品。

（二）准备工作

美容师与顾客对坐，将干净毛巾分别铺在顾客、美容师双腿上。

（三）手部护理程序及操作方法

（1）清洁手臂。

（2）脱屑。

（3）按摩。

（4）蜡膜护理。

① 将顾客手部浸入巴拿芬蜡溶液中，在手部上下形成一层蜡膜，重复3~5次，形成较厚的蜡膜。

② 套上薄膜保护手部。

③ 套上毛巾手套或棉手套，另一只手用同样的方法处理。

④ 让巴拿芬蜡膜在手上释放热能，保持10~20分钟。

⑤ 手部从上向下脱掉蜡膜，去除指甲表面周围及指甲前缘下部的浮油。

⑥ 涂护手霜。

⑦ 如顾客提出要求，可继续为顾客修指甲。

七 手的日常护理

手暴露在外，经风吹、日晒、污物及化学物质损伤，双手容易变得苍老，所以美化双手要重视日常的护理。手的保养应注意以下几方面：

（1）要养成勤洗手的习惯　由于日常工作、生活的需要，手要接触许多东西，容易被污染。我们要及时将污物及灰尘等清除，防止化学物品对手的损害。

（2）用洗衣粉、洗涤剂等化学液剂洗衣服或洗厨具、餐具，对手部皮肤损害较大，如不注意保养，会加速皮肤老化，使皮肤粗糙干裂、起皱纹等。所以用洗涤用品时应戴上胶皮手套保护皮肤，并且用温水泡手，然后涂护手霜滋润皮肤。

（3）保暖　寒冷季节，皮肤较干燥，血液循环较差，手部皮肤容易干燥、生冻疮等。所以我们要注意戴上手套，保护双手。

（4）防晒　双手暴露在外，烈日曝晒会使皮肤变黑、粗糙。夏日里要注意涂一些防晒霜或戴薄手套保护皮肤。

（5）坚持手部运动　不经常活动，会使手显得苍白无力，缺乏弹性、灵活性、协调性。所以平时要注意做一些手部运动，并适当涂抹一些含维生素的护肤霜。

（6）要注意经常修剪指甲，保持指甲的清洁光亮。指缘或甲沟周围出现肉刺或死皮时，千万不要用力拉扯，以防伤及皮肤，应用专用修甲工具将肉刺或死皮剪掉。

第三节　巴拿芬蜡疗仪

一　功能（见图3-4-25）

彻底扩张毛孔，加速血液循环，促进细胞新陈代谢，深层清洁，美白淡斑。

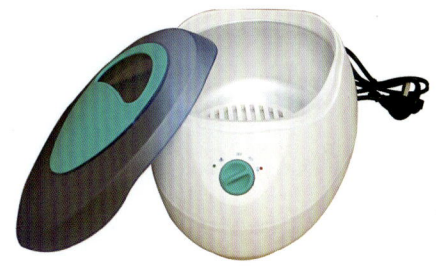

图3-4-25

二　操作步骤与方法

（1）先将蜡疗仪内的蜡预热至熔化。
（2）将清洁的双手水平放入温热的蜡液中至腕部。
（3）即刻抬起双手并稍待片刻。
（4）待蜡液干燥后双手戴上棉手套或包裹毛巾15~20分钟。
（5）将蜡从双手剥离，涂擦护手霜。

三　注意事项

（1）手部皮肤炎症、溃烂、红肿时不宜使用。
（2）使用前应放入蜡后再接通电源。
（3）使用完毕立刻关闭电源。
（4）操作完毕将剥脱的蜡丢弃。

四　日常养护

（1）将仪器放置在通风干燥处。
（2）使用后用干布擦拭干净。
（3）使用前后轻拿轻放。

身·体·护·理

第五部分/
身体护理实用仪器

第一节　塑形美体仪器

一、高振按摩仪（振动推脂仪）

（一）高振按摩仪的作用与原理（见图3-5-1）

高振按摩仪的工作原理：

高振按摩仪是应用物理振动的原理起到深层按摩作用，分解脂肪、消除脂肪而达到减肥目的。仪器配有不同形状、质地的按摩头，配合不同的按摩用途来适应身体不同部位的需要。高振按摩仪是在做圆形按摩的同时做上下振动，因而产生与人手按摩相似的感觉。使顾客既有舒适的感觉又可运动肌肉，保持肌肉强健。

高振按摩仪具有减轻人工按摩负担、适用广泛的特点。对皮肤、血管、淋巴以及新陈代谢深层组织、器官均有良好的刺激作用，可松弛紧张的肌肉和收紧迟缓的组织，对中枢神经组织、呼吸系统、

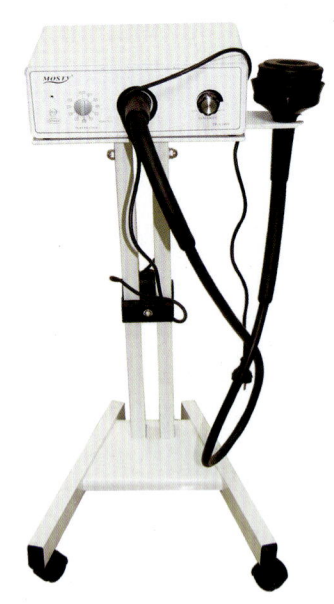

图3-5-1

循环系统起到综合性的作用。按摩作用主要包括以下几点：

（1）促进血液循环，改善肤质。

（2）令肌肉做适当的运动，解除疲劳。

（3）松弛肌肉，减轻肌肉疼痛。

（4）分解脂肪，达到减肥的目的。

（二）功能

软化脂肪、排除脂肪酸，通过急速的振动压缩把过剩脂肪快速振动推压，软化沉积多余脂肪并使之被排除。

（三）操作步骤与方法

1. 准备程序

（1）顾客在接受按摩之前，应先进行桑拿浴或热身运动，使全身肌肉松弛、温暖。

（2）将按摩油或爽身粉涂于欲按摩部位，以便于按摩头的移动。

2. 操作方法

（1）根据需按摩的部位选择合适的按摩头，置于仪器导管的另一端。

（2）接通电源，打开开关。

（3）美容师一手持按摩头，做长圆形缓慢推拉动作，另一手辅助做拉开或推动肌肉动作，配合按摩头的移动。

（4）根据需要更换按摩头后，继续做移动式按摩。

（5）关闭电源，清洁按摩部位。

3. 不同部位的按摩方法与操作注意事项

（1）腿部按摩可先选用曲形按摩头或擦头按摩头做表层按摩，然后转用圆粒按摩头做深入振按。振按时，应该与人工按摩交替进行，但须注意双手在振按时要互相配合。

（2）腹部按摩在脂肪堆积的部位，用擦头或大圆形按摩头做圆形运动按摩。这种方式对循环系统失调及肤质粗糙有良好效果。

（3）按摩背部及上臂的肌肉，可选用圆粒按摩头做较深层的刺激，加速血液循环。但对脂肪较少的部位，这种按摩会过于刺激，因此应选择有脂肪堆积的部位进行按摩。背部按摩还可选用擦头或圆头按摩头，并采用滑动式的按摩手法。但要避免在脊背上按摩，否则会带来不适的感觉。

（4）臀部及腿部按摩可选用擦头或圆粒按摩头。开始时可做短时间的推进按摩，然后加强力度增加刺激。在按摩时，应注意避免刺激两股之间，因为这里神经敏感，过分刺激会造成神经发炎、疼痛或下肢暂时性肌肉失调。

（四）使用禁忌

（1）患肿瘤、静脉曲张者禁用。

（2）女性孕期、经期禁用。

二 酵素减肥机

（一）酵素减肥机的工作原理

酵素减肥机是通过电的热效应引起人体内酵素频繁活动，使减肥部位受热排汗分解脂肪而达到减肥目的。

（二）操作步骤与方法

（1）量体围做记录。

（2）用洗面奶进行局部清洁。

（3）用按摩霜进行指压按摩20分钟。

（4）将胶片擦拭干净平铺在美容床上，接通电源预热5分钟。

（5）用薄型毛巾或软布包裹减肥部位，将酵素减肥胶片加束带固定在减肥部位。

（6）调整定时开关40~50分钟。由低至高地调整加热开关，以顾客适应程度为准，一般温度越高，减肥效果越明显。

（7）时间到后将温度调节旋钮回零，并切断电源。

（8）清洁皮肤后量体围做记录，并与减肥前的记录相对照。

（三）使用禁忌

（1）应用薄型毛巾包裹减肥部位，避免胶片与皮肤直接接触。

（2）破损皮肤或皮肤病患者、孕妇、心脏病患者、高血压患者禁止做酵素减肥。

（四）酵素减肥机的日常养护

减肥胶片放置时要平放，避免多层重叠，仪器使用之后要及时切断电源。

三 电子消脂减肥仪

（一）电子消脂减肥仪的工作原理

电子消脂减肥仪是通过电子对人体肌肉刺激，使肌肉有节奏地运动，排除多余热能，化解脂肪细胞的一种减肥仪器，可以用于除面部之外的全身各部位。

（二）电子消脂减肥仪的功能

（1）通过被动式运动，消耗体内过剩的热能，防止过多的脂肪囤积，达到减肥的目的。

（2）刺激局部组织，令肌肉被动式运动，增强肌细胞活动能力，强健肌肉组织，达到健美效果。

（三）操作步骤与方法

（1）在减肥部位量体围做记录。

（2）用洗面奶清洁皮肤后涂敷减肥膏做局部按摩。

（3）在放置电子导片的皮肤上衬贴湿棉片或直接在导片上涂抹水溶性啫喱。

（4）将电子导片一反一正地错落排放，腹部可置扣4~6片，视其腰围粗细而定。两个电子导片之间要保持5厘米间距。

（5）在排放电子导片的部位，围上松紧绷带，使其松紧适度。

（6）按下开关，调整韵律、波形和强度，一般开始时用低强度，再逐渐加强，使顾客逐步适应。

（7）先用疏密波做35分钟，再用间歇波做5分钟，最后再用疏密波做10分钟。

（8）减肥完毕将电流强度回零，关闭开关。除去松紧绷带和电子导片并清洁皮肤。

（9）量减肥部位的体围并与减肥前的记录对照。消脂减肥应连续做，每天一次，十次为一疗程。

（四）使用禁忌

（1）电流的调整要由弱渐强，避免电流突然过强，对人体产生强烈的刺激。

（2）心脏病患者、高血压患者、体内有金属架者及孕妇禁止采用这种减肥方法。

（五）相关知识

（1）用品用具：消毒棉、酒精棉、护肤品、减肥霜以及仪器和配件。

（2）日常保养：操作完毕将导片软线理顺挂好，

松紧绷带保持清洁，旋置时呈松弛状态，仪器用干布擦拭，置于干燥的环境中。

四 健胸仪

（一）健胸仪的基本结构（见图3-5-2）

健胸仪主要由真空泵和电磁阀构成。仪器工作时产生一串脉冲，其周期由电位器调节，脉冲经二级放大后，由3BG2集电极接电磁阀3DF输出。正脉冲时电极有输出，使电磁阀移动，气流通过。负脉冲时电极无输出，电磁阀复位，气流截止。由此而产生有节奏韵律的健胸功能。电磁阀吸动周期由周期电位器控制，电磁阀的动作力度旋钮是调节气流大小的机械旋钮，可根据不同的需要调整吸力的大小。

（二）健胸仪的功能

（1）增强乳房结缔组织，改善乳房发育不良状态。
（2）刺激胸肌纤维细胞活动，使乳房坚实而有弹性。

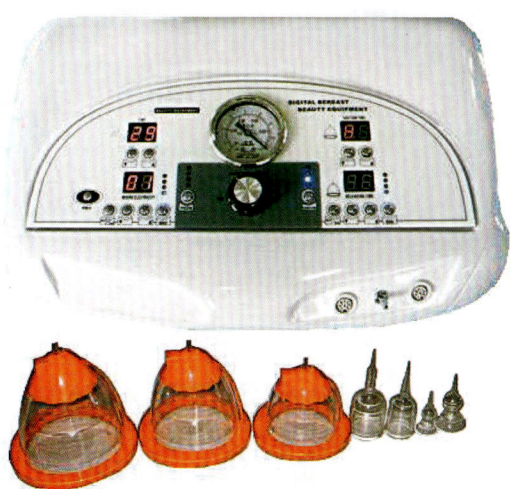

图3-5-2

（三）操作步骤与方法

（1）量胸围，做记录。
（2）用洗面奶清洁胸部后涂敷健胸膏做胸部按摩。
（3）用酒精棉擦拭健胸罩杯后将罩杯同时罩在两侧乳房上，罩杯边缘无间隙。
（4）按下开关调整吸力，由弱渐强。首次操作时吸力强度要弱，以后可逐渐加强。
（5）仪器健胸在10~15分钟内完成，然后清洗胸部，涂抹营养霜。
（6）量胸围做记录，并与健胸前的记录相对比。
健胸护理应连续做，每日一次，10次为一个疗程。

（四）操作注意事项

（1）吸力强度的调整要由弱渐强。皮肤细嫩、松弛者吸力弱些，皮肤弹性好的人吸力可适当强些。
（2）吸放频率要适度，避免过快或过慢。
（3）有皮肤病或皮肤溃疡者禁止做健胸仪护理。
（4）健胸时每次应用时间最长不能超过15分钟，如需要继续使用，要间隔10分钟。

（五）相关知识

1. 主要用品用具

酒精棉、棉棒、消毒棉、按摩霜或健胸霜、营养霜、健胸仪及配件。

2. 日常养护

（1）各种配件轻拿轻放，使用完毕将软线理顺，依次放置至原位。
（2）玻璃吸管用后要及时消毒。
（3）健胸罩杯使用完毕用酒精棉擦拭，使用时轻拿轻放，不能挤压。

（4）仪器应用干布擦拭，置于干燥通风的环境中。

3. 发生问题的原因与维修方法

（1）当接通电源后工作灯无显示、无通电现象时，应查看仪器背后熔丝是否正常。

（2）当接通电源后工作灯有显示，但没有吸力功能时，应从以下几方面检查：

① 查看软管是否有老化断裂现象，老化有裂纹时管内不能形成真空，吸管便无吸力。如裂纹在管的两头可剪掉，继续使用；如裂纹较多或在中间，应更换新软管。

② 查看软管与连接插座吸口处是否有堵塞物影响吸力的形成，若有污垢，将污垢清除后即可产生吸力。

③ 真空泵内抽进水或泵内有污垢，会堵塞真空叶轮，使气量变小甚至叶轮不动，因而使管内无吸力。这时应请专业人员打开机器，清理真空泵内的水及污垢。

五 全身淋巴引流仪

（一）原理

全身淋巴引流仪（又称"淋巴排毒消脂减肥仪"），是利用真空吸附压力疗法促进淋巴循环，达到排毒的功效。

（二）功能

美容瘦身，局部收紧松弛的皮肤，排出体内毒素及多余脂肪与水分，达到减肥瘦身的目的；消除疲劳，通过按摩疲倦部位，有舒缓疲劳的作用；加强运动，通过气压带动肌肉组织运动，消耗体内脂肪。

1. 美容瘦身

可局部收紧松弛的皮肤，同时刺激穴位及淋巴结，加速血液循环及新陈代谢，排出体内毒素及积聚在皮肤内的多余水分，达到瘦身和去水肿的效果。

2. 消除疲劳

通过输入不同的程式，好像有一双手为你不停搓捏，按摩疲倦的部位，有舒缓的作用，令你疲劳尽消。

3. 加强运动

对于平日缺乏运动的人士，带上按摩气袋，便可通过气压带动肌肉组织运动，舒舒服服地消耗体内脂肪。

4. 气压腰袋

可以用在腰部或臀部，除舒缓腰酸背痛外，更可以减去积聚在腰部和臀部的多余脂肪。

5. 大腿按摩气袋

配合脚掌和小腿气袋，除了有舒缓肌肉和去水肿的功效外，敷上减肥膏，还能迅速消除小腿脂肪，收紧小腿，对修长线条有明显效果。

6. 脚掌按摩气袋

内有穴位刺激脚垫，刺激脚反射区，改善身体机能。

六 RF射频仪

（一）原理（见图3-5-3）

RF射频仪具有远距离的传输能力，可以通过高频电磁波在体内产生深层热来启动人体自身的修复功能。每秒电流振动频率大于30万赫兹次以上。

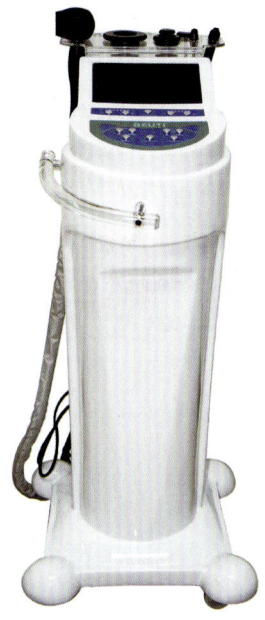

图3-5-3

（二）功效

（1）面部提升、瘦脸、紧肤除皱。
（2）美白肌肤，收细毛孔。
（3）溶脂塑形，帮助解决橘皮组织和改善妊娠纹。
（4）改善人体亚健康状况。

（三）操作步骤

面部

（1）去除金属饰物，清洁面部皮肤。
（2）美容师佩戴一次性橡胶手套。
（3）整个面部涂抹介质霜。
（4）将负极板紧贴于皮肤。
（5）打开射频控制板开关，选择模式"2"和频率转换键"0.5M"。
（6）操作时请将全脸分为左右两边分别操作，每边操作时间为25分钟。
（7）射频强度由低到高，温度调节以稍烫为最佳。

身体

（1）去除金属饰物，清洁皮肤。
（2）美容师佩戴一次性橡胶手套。
（3）因部位涂抹介质霜。
（4）将负极板紧贴于皮肤。
（5）打开射频控制板开关，选择模式"3"和频率转换键"0.3M"。
（6）腰、腹部操作时间每个点为15分钟。
（7）射频强度由低到高，温度调节以稍烫为最佳。

（四）操作方法

1. 用品与用具

面盆、毛巾、一次性美容衣、洗面奶、介质霜、一次性橡胶手套、面膜刷、小碗、消毒酒精、面巾纸、口罩（见图3-5-4）。

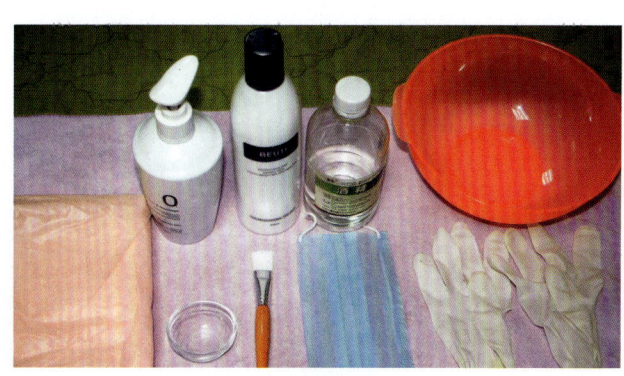

图3-5-4

2. 准备工作

（1）包头（见图3-5-5）。

（2）用洗面奶清洁面、颈、肩部（见图3-5-6）。

（3）清洗（见图3-5-7）。

（4）涂抹介质霜，将全脸分为左、右两边，做完一侧再做另一侧；每侧操作时间为25分钟（见图3-5-8）。

（5）将电极板放置于顾客背部，要与皮肤完全接触（见图3-5-9）。

（6）美容师佩戴一次性橡胶手套。（见图3-5-10）

（7）打开仪器开关，选择模式"2"，频率为"0.5M"；时间为25分钟，并因部位选择相应的探头（见图3-5-11）。

3. 面部操作步骤与方法

面部排毒（选择面部圆形探头）

（1）耳前（鬓角处）耳后（翳风穴）上下拉抹，重复2~5遍（见图3-5-12）。

（2）从翳风穴向颈部淋巴呈放射状走三线，重复3~5遍（见图3-5-13）。

（3）在颈部，沿颈纹做横向拉抹，可分上、中、下三线走"之"字移动数次，禁止触碰咽喉部（见图3-5-14）。

（4）从翳风穴沿颈部淋巴方向下滑至锁骨下方后再滑至腋窝，重复3~5遍（见图3-5-15）。

面部提升

（1）在承浆穴打圈数次后沿面颊外侧提拉至太阳

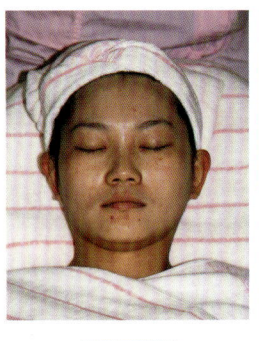

图3-5-5

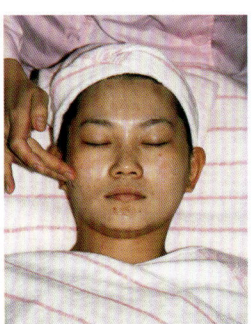

图3-5-6a

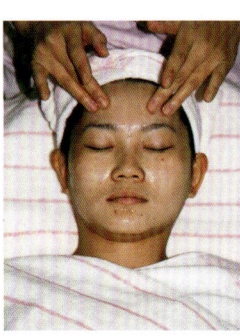

图3-5-6b

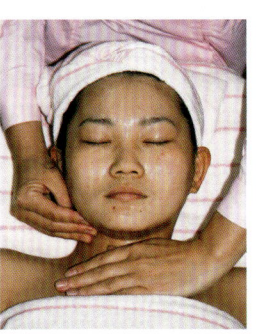

图3-5-6c

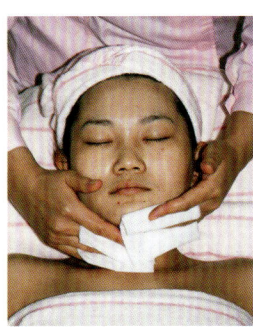

图3-5-7a

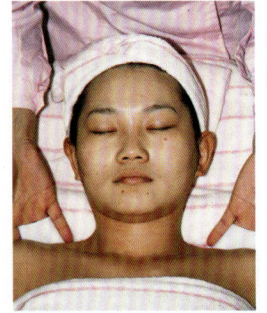

图3-5-7b

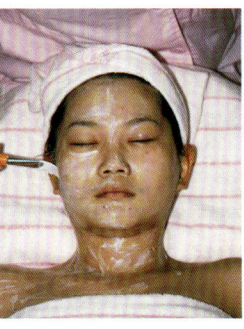

图3-5-8a

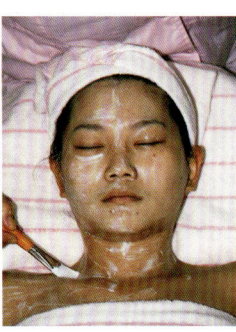

图3-5-8b

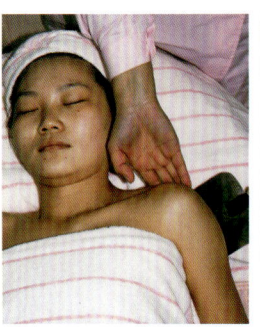

图3-5-9

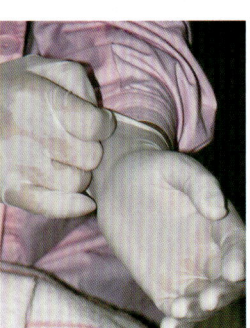

图3-5-10

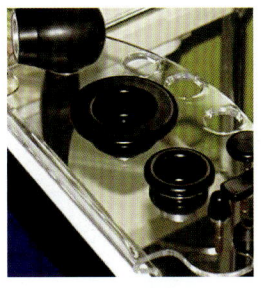
图3-5-11a

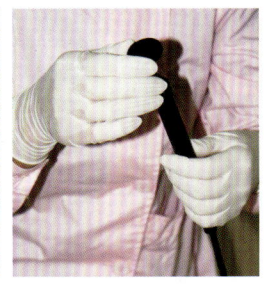
图3-5-11b

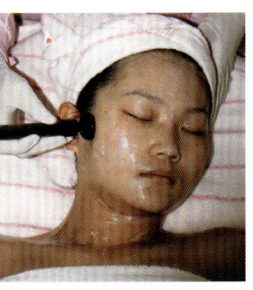
图3-5-12

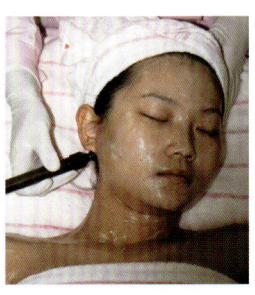
图3-5-13a

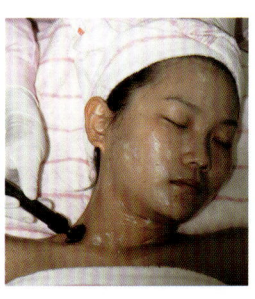
图3-5-13b

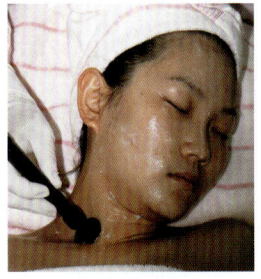
图3-5-14

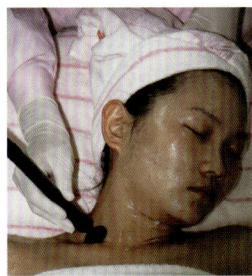
图3-5-15

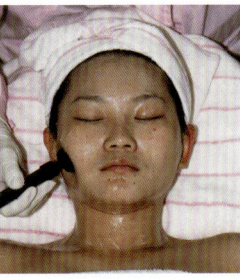
图3-5-16

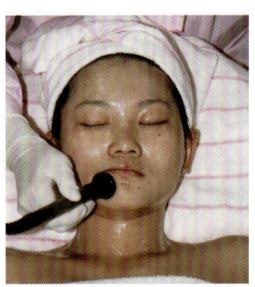
图3-5-17

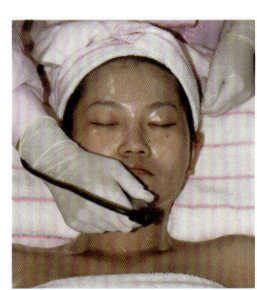
图3-5-18

穴，重复3~5遍（见图3-5-16）。

（2）从承浆穴打圈数次后上提至嘴角并压住法令纹，再沿颧骨下方向上提拉至太阳穴，重复3~5遍（见图3-5-17）。

（3）沿面部三线向上螺旋打圈至太阳穴数次，力度为上重下轻（见图3-5-18）。

（4）从外眼角至内眼角推抹至颧骨下方，再向上提拉至太阳穴，重复3~5遍（见图3-5-19）。

（5）在太阳穴做上下拉抹动作数次（见图3-5-20）。

（6）在额部做纵向拉抹数次后，再做横向拉抹数次（见图3-5-21）。

（7）沿眉尾至眉头打圈数次（见图3-5-22）。

眼部提升（选择面部长方形探头，见图3-5-23）

（1）在眼袋处做横向拉抹数次（见图3-5-24）。

（2）手与探头配合，双手交替向太阳穴拉抹，重复3~5遍（见图3-5-25）。

（3）在太阳穴处上下拉抹数次（见图3-5-26）。

（4）沿眉尾至眉头打圈数次（见图3-5-27）。

（5）在额部做纵向拉抹数次后，再做横向拉抹数次（见图3-5-28）。

（6）手与探头配合，双手交替在外眼角做提拉数次（见图3-5-29）。

（7）用双掌按抚全脸（见图3-5-30）。

结束工作

（1）脱去手套。

（2）用温冷的水清洁皮肤（见图3-5-31）。

（3）将电极板放入顾客身下，要与皮肤完全接触（见图3-5-32）。

（4）美容师佩戴一次性橡胶手套（见图3-5-33）。

（5）打开仪器开关，选择模式"3"，频率为"0.3M"，时间为15分钟，并因部位选择相应的探头（见图3-5-34）。

4. 身体操作步骤与方法

准备工作：

（1）清洁。

（2）将整个身体分为正、反、左、右四面分别操作，每一面的操作时间为15分钟。

腰腹部（左侧位）

（1）清洁

（2）打开仪器开关，选择模式"3"，频率为"0.3M"，时间为15分钟（视皮肤的松紧状况调整射频与负压的时间配比）；选择大探头（见图3-5-35）。

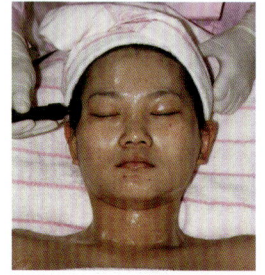
图3-5-19

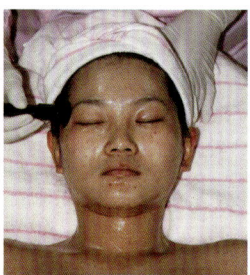
图3-5-20

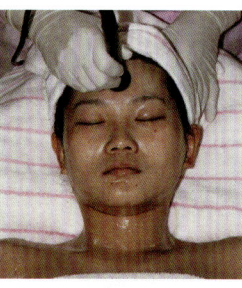
图3-5-21

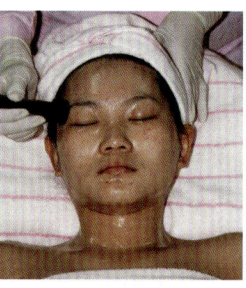
图3-5-22

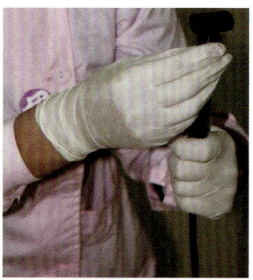
图3-5-23

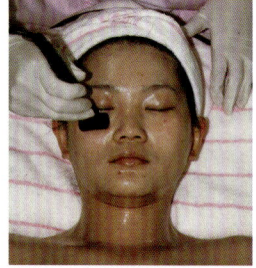
图3-5-24

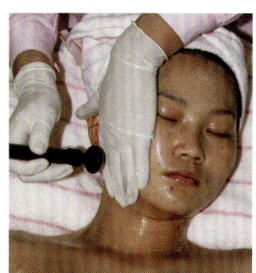
图3-5-25

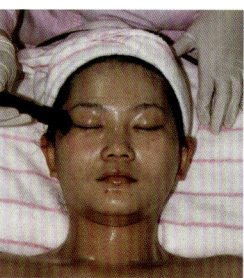
图3-5-26

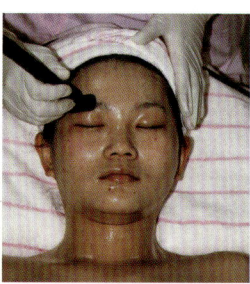
图3-5-27

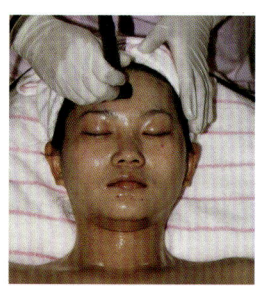
图3-5-28

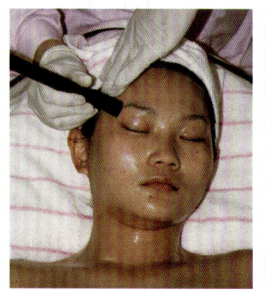
图3-5-29

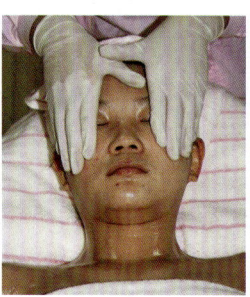
图3-5-30

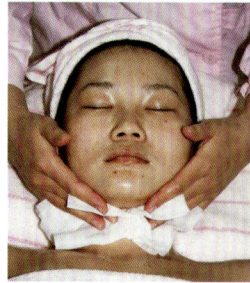
图3-5-31

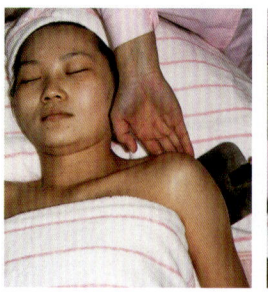
图3-5-32

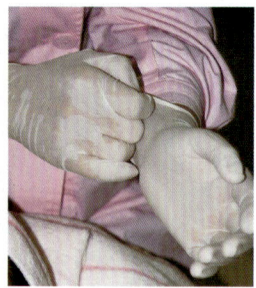
图3-5-33

（3）涂介质霜（见图3-5-36）。

（4）选择射频时间设置15分钟，射频强度为"5"。

（5）顾客侧卧，美容师持大探头从腰至腹部方向紧贴皮肤做螺旋打圈数次，至皮肤微热、微红（见图3-5-37）。

（6）从腰至腹部方向紧贴皮肤做横向拉抹动作数次（见图3-5-38）。

（7）选择负压时间设置为3~5分钟；负压强度与韵律强度要因人而异。双手配合，在腰腹部紧贴皮肤做收紧动作数次。

腹部（正面）

（1）持大探头在腹部紧贴皮肤做螺旋打圈数次，至皮肤微热、微红（见图3-5-39）。

（2）在腹部紧贴皮肤做横向拉抹动作数次（见图3-5-40）。

（3）选择负压时间设置3~5分钟，负压强度与韵律强度要因人而异。双手配合，在腰腹部紧贴皮肤做收紧动作数次（见图3-5-41）。

腰腹部（右侧位）同左侧位

（1）顾客侧卧，美容师持大探头从腰至腹部方向紧贴皮肤做螺旋打圈数次，至皮肤微热、微红（见图3-5-42）。

（2）从腰至腹部方向紧贴皮肤做横向拉抹动作数次（见图3-5-43）。

（3）选择负压时间设置3~5分钟，负压强度与韵律强度要因人而异。双手配合，在腰腹部紧贴皮肤做收紧动作数次。

腰部（背面）同腹部

（1）持大探头在腹部紧贴皮肤做螺旋打圈数次，至皮肤微热、微红（见图3-5-44）。

（2）在腰部紧贴皮肤做横向拉抹动作数次。

（3）选择负压时间设置3~5分钟，负压强度与韵

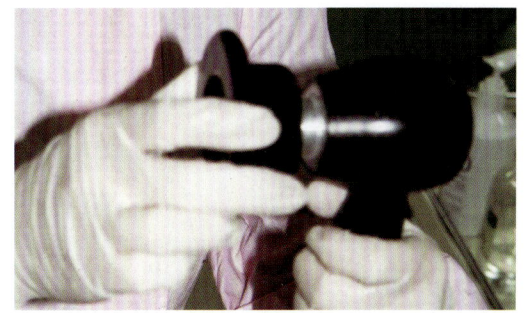

图3-5-34a

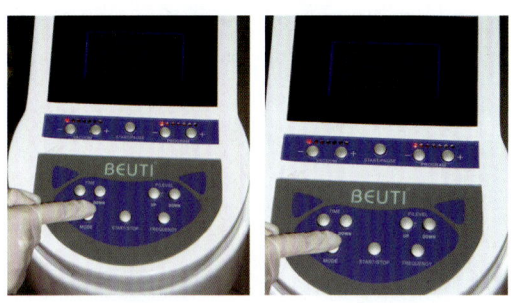

图3-5-34b　　　图3-5-35

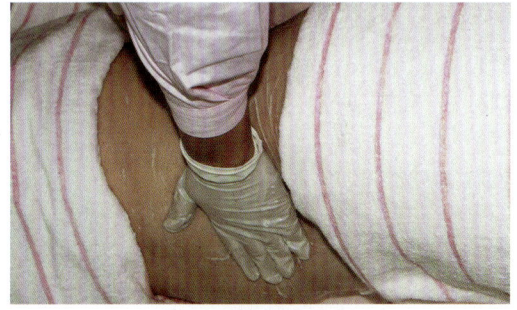

图3-5-36

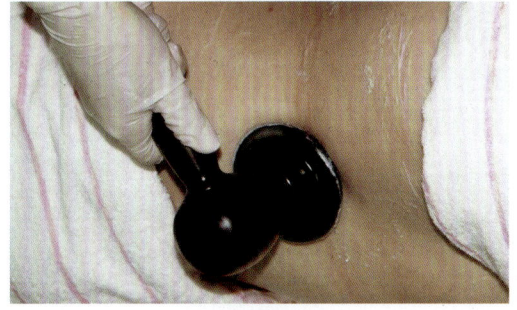

图3-5-37

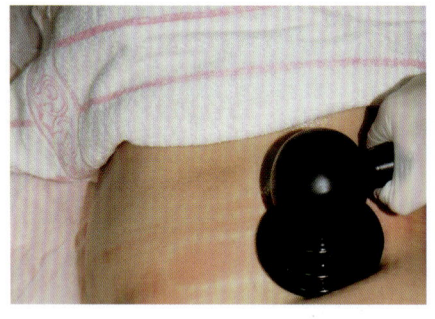
图3-5-38

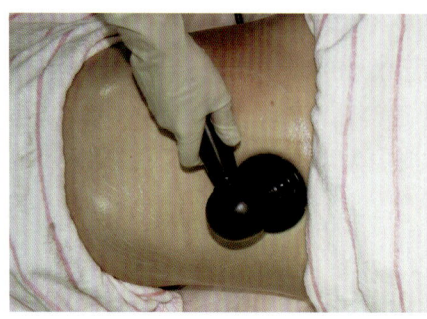
图3-5-39

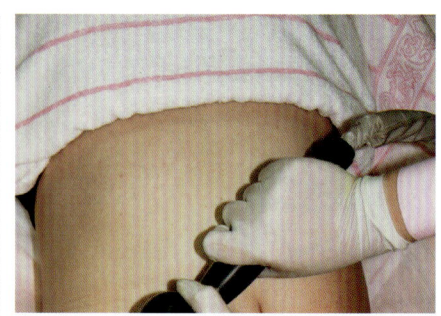
图3-5-40

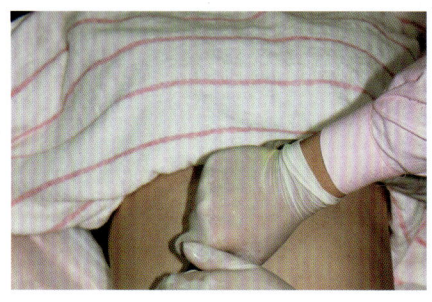
图3-5-41

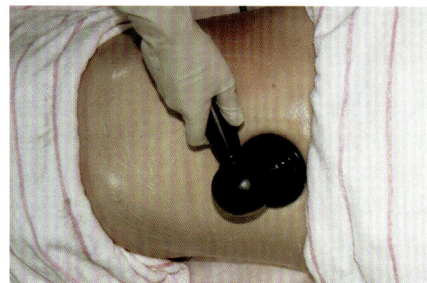
图3-5-42

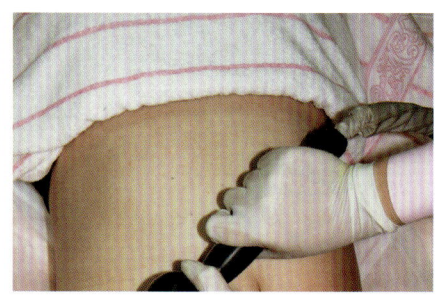
图3-5-43

律强度要因人而异。双手配合，在腰腹部紧贴皮肤做收紧动作数次。

腿部（分为正、反、内、外侧分别操作，每侧操作时间为15分钟。）

（1）清洁

（2）打开仪器开关，选择模式"3"，频率为"0.3M"，时间为15分钟（视皮肤的松紧状况调整射频与负压的时间配比），选择大探头。

（3）涂介质霜。

（4）选择射频时间设置15分钟，射频强度为"5"。

正面：持大探头紧贴皮肤沿上、中、下三线往腹股沟推抹做淋巴排毒动作（见图3-5-45）。

内侧：

① 由内向外横向打圈数次，至皮肤微热、微红（见图3-5-46）。

② 手与探头配合在大腿内侧提拉打圈数次（见图3-5-47）。

外侧：分四线，做提拉打圈，上重下轻，在大腿根部加螺旋打圈数次（见图3-5-48）。

背面：

① 由内向外横向打圈数次，至皮肤微热微红。

② 手与探头配合在大腿内侧提拉打圈数次。

③ 选择负压时间设置3~5分钟，负压强度与韵律强度要因人而异。在大腿做纵向上下拉提，上重下轻（见图3-5-49）。

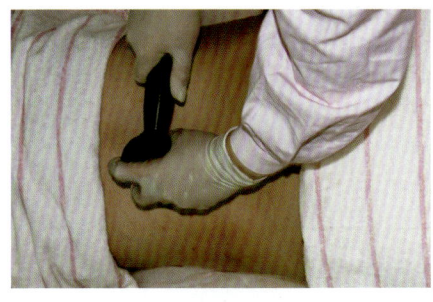
图3-5-44

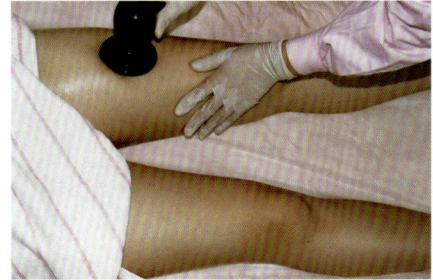
图3-5-45

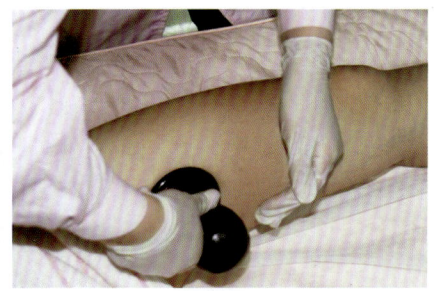
图3-5-46

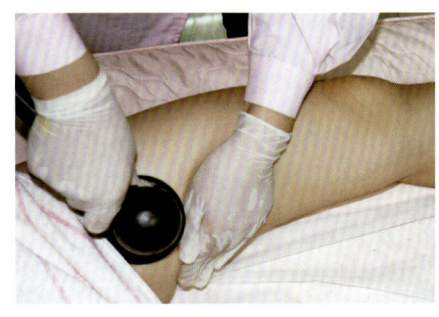
图3-5-47

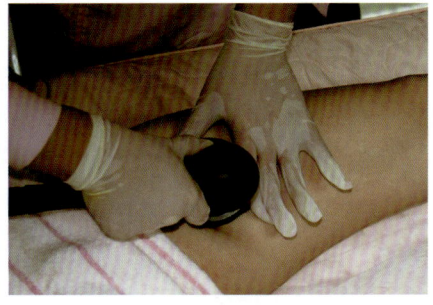
图3-5-48

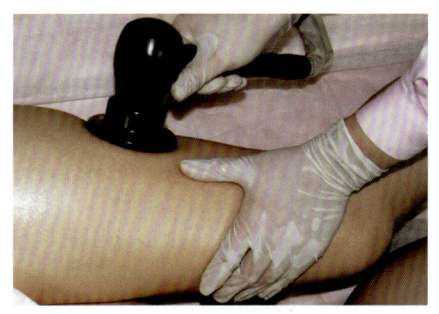
图3-5-49

小腿动作同大腿动作。

手臂（分为内、外侧操作，每侧操作时间为15分钟）

（1）清洁

（2）打开仪器开关，选择模式"3"，频率为"0.3M"，时间为15分钟（视皮肤的松紧状况调整射频与负压的时间配比），选择小探头（见图3-5-50）。

（3）涂介质霜。

（4）选择射频时间设置15分钟，射频强度为"5"。

（5）手臂下垫毛巾，使其与手臂完全贴伏。

（6）在手臂内外侧分别打圈（见图3-5-51）。

（7）选择负压时间设置3~5分钟，负压强度与韵律强度要因人而异。纵向做上下提拉数次，上重下轻（见图3-5-52）。

（五）疗程

面部：十次为一疗程。前三次每周二次，以后每周一次。

身体：十次为一疗程。前三次每天一次，以后2~3天一次。

（六）禁忌人群

（1）严重心脏病患者、装有心脏起搏器者禁做。

（2）严重的高血压、肾病、糖尿病、癫痫病、恶性肿瘤及癌症患者禁做。

（3）妊娠期、哺乳期妇女禁做。

（4）严重皮肤破溃、伤口未愈合者禁做。

（5）体内有金属材料者，如金属牙、面部做过金

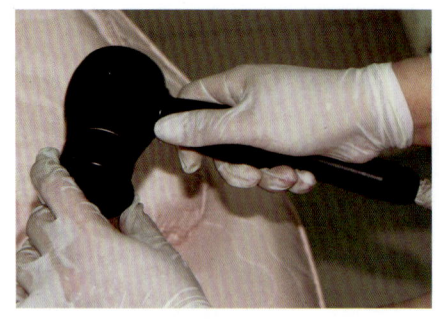

图3-5-50

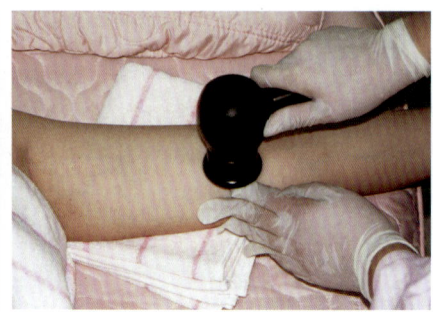

图3-5-51a

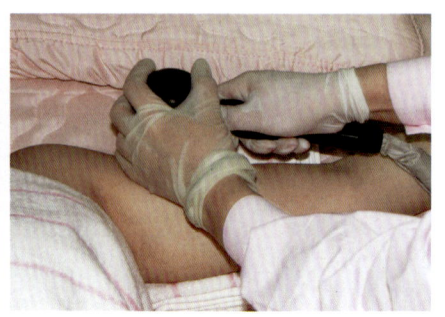

图3-5-51b

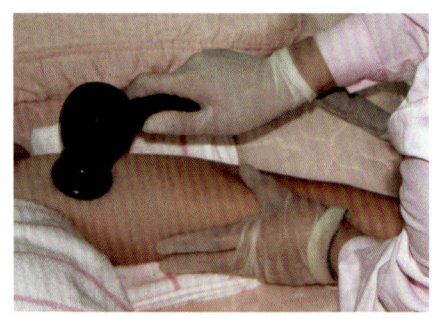

图3-5-52a

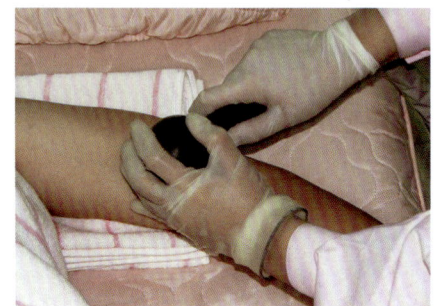

图3-5-52b

丝植入、硅胶填充者禁做。

（七）注意事项

（1）在整个操作中，不要使电极探头停留在一个地方不动。

（2）电极探头不可碰触眼球。

（3）更换电极探头时，先按暂停键。

（4）摘除顾客与美容师身上的金属饰品，以免影响能量传输。

（5）护理后，用温水为顾客洁肤并让客户喝500ml温开水。

（6）不可用其他护肤品替代介质霜。

七 M6吸脂塑形仪

（一）原理（见图3-5-53）

利用真空负压吸力及独特的滚轴设计，将皮肤连皮下肌肉组织向上拉起，收紧松弛的皮肤，再通过位于真空吸力前后滚轮的作用，把表皮、真皮及皮下脂肪层向上提起，对皮肤及脂肪组织进行吸、捏、滚等有氧运动。在振脂过程中能使脂肪细胞摩擦生热自身分解，连细胞内的毒素，也一并带到淋巴系统中排出体外，有效地消耗积聚脂肪，减少蜂窝组织的脂肪积聚，达到纤体塑形的效果。

身·体·护·理　173

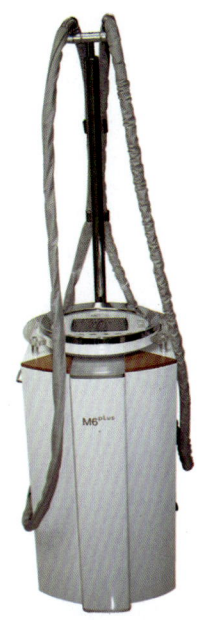

图3-5-53

（二）功效

（1）纤体塑形，提升收紧身体皮肤、改善橘皮组织。

（2）对皮肤组织进行有规律的机械有氧运动，缓解压力，消除疲劳。

（3）深层且高强度的淋巴引流将身体组织中的代谢废物排除，达到全身淋巴排毒、改善亚健康状态的功效。

（4）改善皮肤衰老状态，恢复皮肤弹性及光泽。

（三）操作步骤

（1）美容师为顾客进行身体评估、测量。

（2）请顾客沐浴、更换美疗衣。

（3）护理前请顾客喝杯白开水。

（4）用小探头由下至上循环在淋巴结处操作（一侧腿窝→腹股沟→肚脐旁开2寸→腋窝→手臂→腋窝→肚脐旁开2寸→腹股沟→另一侧腿窝），促进淋巴排毒5~8分钟。

（5）用大探头在身体不同部位采用相应的操作手法45~60分钟。

（6）背部放松5分钟。

（7）操作完毕再测量、填表、请顾客喝水。

（四）操作方法

1. 准备工作

（1）请顾客沐浴

（2）请顾客更换美体衣

（3）调试塑形仪（见图3-5-54）

2. 操作步骤与方法

（1）打开仪器开关，选择操作功能（治疗/运动/舒适/美容）和模式（1~4）（见图3-5-55）。

（2）开始全身淋巴排毒选择功能"美容"和模式"1"，时间5~8分钟，吸力调至"9"挡开始。

注：小手具手柄上的按钮为"吸力调节键"（见图3-5-56）。

（1）顾客仰卧，小手具在淋巴结处一侧膝窝停留5~8秒（见图3-5-57）。

（2）小手具在一侧腹股沟分三点，每点停留5~8秒（见图3-5-58）。

（3）小手具在腹部脐旁二寸"天枢穴"停留5~8秒（见图3-5-59）。

（4）小手具在腋窝停留5~8秒（见图3-5-60）。

（5）小手具在锁骨下方停留5~8秒（见图3-5-61）。

（6）小手具在另一侧锁骨下方停留5~8秒（见图3-5-62）。

（7）小手具在另一侧腋窝停留5~8秒。

（8）小手具在另一侧腹部脐旁二寸"天枢穴"停留5~8秒。

（9）小手具在另一侧腹股沟分三点，每点停留5~8秒。

（10）小手具在另一侧膝窝停留5~8秒。

3. 全身纤体瘦身（将身体分为左右两部分操作）

选择功能"治疗"和模式"4"，时间45~60分钟，滚轮速度调至"8"挡，吸力调至"5"挡开始。

注：大手具手柄内侧按钮为"滚轴方向调节键"（见图3-5-63）。

大手具手柄上的按键（与操作面板相一致）（见图3-5-64）。

"左键"→选择键（吸力、时间、滚轴速度、模式）。

"上键"→调节键（吸力加大、时间加长、速度加快）。

"下键"→调节键（吸力减小、时间减短、速度减慢）。

"右键"→选择键（模式、滚轴速度、时间、吸力）。

"中键"→开始键/暂停键。

腰腹部（分为正、背、左、右侧分别操作）

（1）仰卧位，从一侧肋部至胯骨，反复拉抹，上重下轻数次（见图3-5-65）。

（2）仰卧位，从一侧肋部为起点，呈放射状分别拉抹至小腹、胯骨、腰部，再拉回至起点。上重下轻数次（见图3-5-66）。

（3）仰卧位，从一侧肋部为起点，呈放射状分别至小腹、胯骨、腰部做"跳跃式"移动，再拉回至起点。重复3~5遍（见图3-5-67）。

（4）仰卧位，从一侧肋部为起点，呈放射状分别至小腹、胯骨、腰部做"摇摆式"移动，再拉回至起

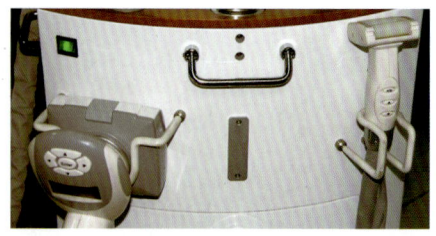

图3-5-54

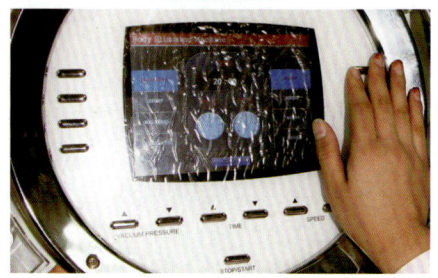

图3-5-55

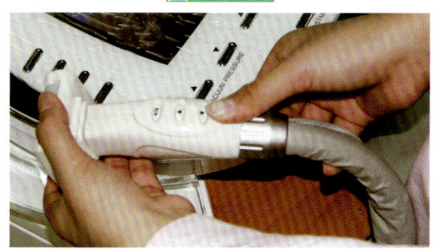

图3-5-56

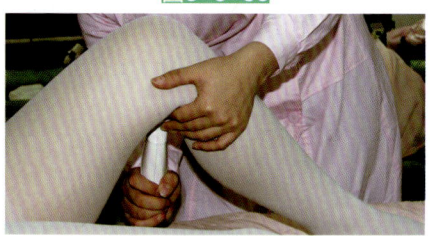

图3-5-57

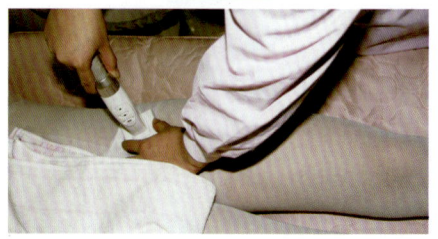

图3-5-58

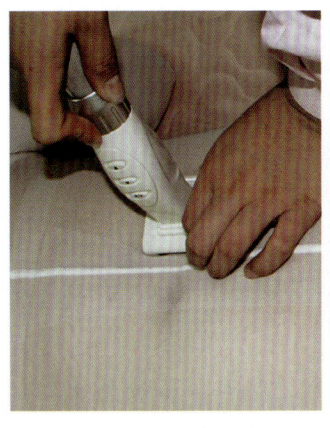
图3-5-59

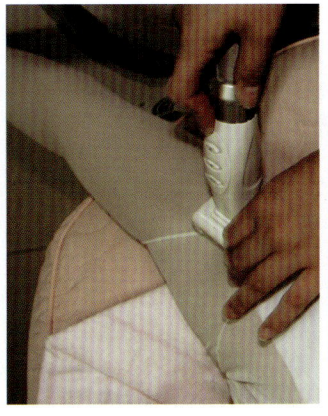
图3-5-60

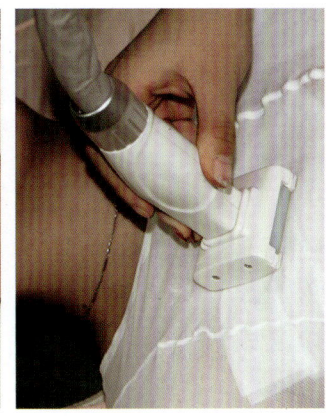
图3-5-61

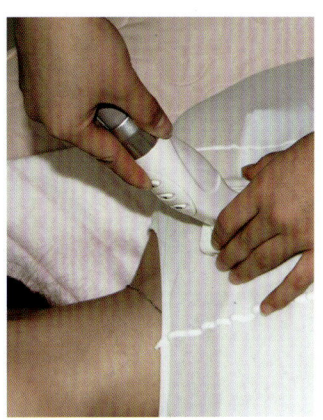
图3-5-62

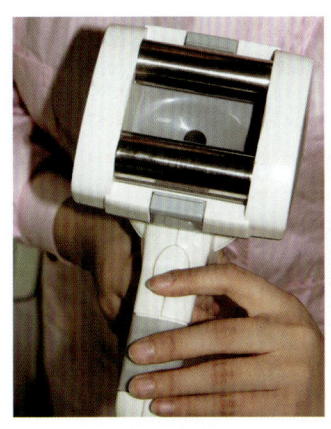
图3-5-63

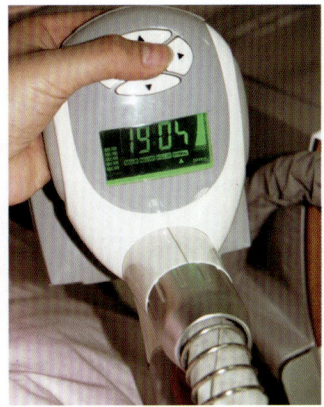
图3-5-64

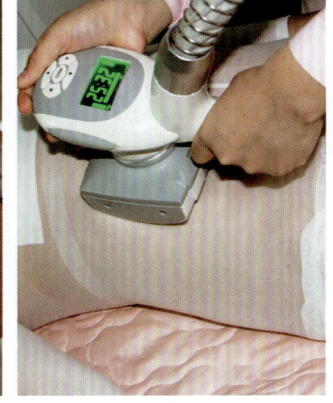
图3-5-65

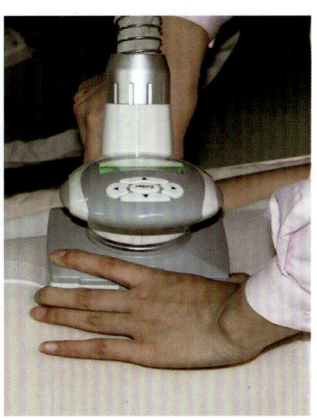
图3-5-66

点。重复3~5遍（见图3-5-68）。

（5）仰卧位，在腰腹部做横向的反复拉抹数次，避开胯骨（见图3-5-69）。

（6）仰卧位，在腰腹部做打"8"字动作数次（见图3-5-70）。

腿部（分正、反、内、外侧和大腿、小腿分别操作）

注：以下操作需有切换方向的，控制键在大手具手柄内侧按钮"滚轴方向调节键"处（见图3-5-63）。

（1）仰卧位，在一侧大腿处做直线拉抹数次。方向：下推为前进挡；上拉改为后退挡（见图3-5-71）。

（2）仰卧位，在一侧大腿处做反复推拉动作。前进挡的"跳跃式"移动下推，后退挡的上拉（见图3-5-72）。

（3）仰卧位，在一侧大腿处做反复推拉动作。前进挡的"摇摆式"移动下推，后退挡的上拉（见图3-5-73）。

（4）仰卧位，在一侧大腿处做横向反复拉抹数次（见图3-5-74）。

（5）仰卧位，在一侧大腿外侧做快速走"V"字数次，根据肥胖状况而定（见图3-5-75）。

手臂

注：以下操作需切换方向。控制键在大手具手柄内侧按钮"滚轴方向调节键"处（见图3-5-63）。

侧卧位，在一侧手臂外侧上下拉抹数次。方向：上推为前进挡，下拉改为后退挡（见图3-5-76）。

侧腰部

注：以下操作需有切换方向的，控制键在大手具手柄内侧按钮"滚轴方向调节键"处（见图3-5-63）。

（1）侧卧位，从一侧后背纵向做直线上下拉抹数次。上推为前进挡，下拉改为后退挡（见图3-5-77）。

（2）侧卧位，从一侧后背纵向做反复推拉动作。前进挡的"跳跃式"移动，后退挡的拉回（见图3-5-78）。

（3）侧卧位，从一侧后背纵向做反复推拉动作。前进挡的"摇摆式"移动，后退挡的拉回（见图3-5-79）。

（4）侧卧位，在后背至侧腹做横向的反复拉抹数次（见图3-5-80）。

（5）侧卧位，在后背至侧腹做横向的打"8"字，反复数次（见图3-5-81）。

大腿外侧

注：以下操作需有切换方向的，控制键在大手

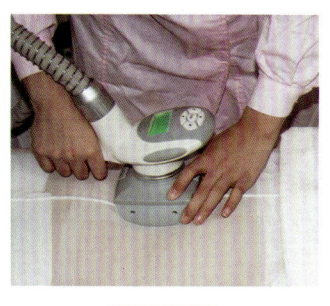

图3-5-67

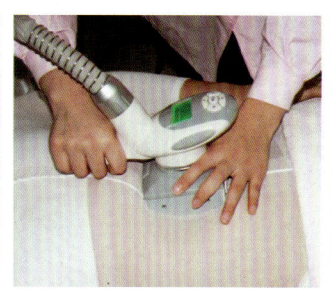

图3-5-68

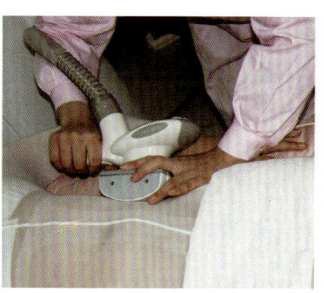

图3-5-69

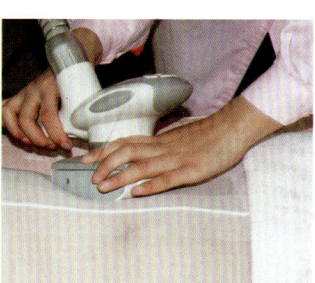

图3-5-70

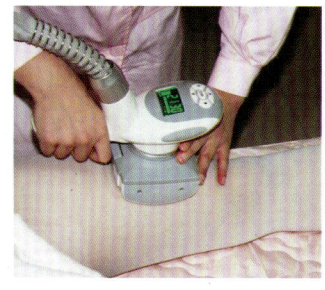

图3-5-71

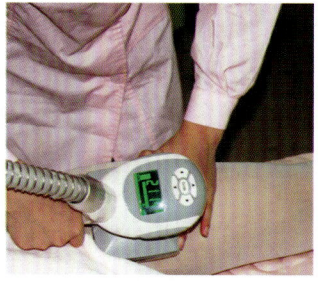

图3-5-72

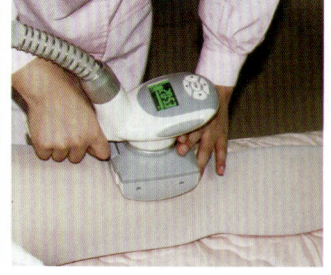

图3-5-73

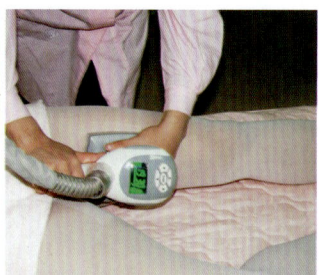

图3-5-74a

具手柄内侧按钮"滚轴方向调节键"处（见图3-5-63）。

（1）侧卧位，在大腿外侧做纵向直线上下拉抹数次。下推为前进挡；上拉改为后退挡（见图3-5-82）。

（2）侧卧位，在大腿外侧做纵向直线上下拉抹数次。下推为前进挡的"跳跃式"移动，后退挡拉回（见图3-5-83）。

（3）侧卧位，在大腿外侧做纵向直线上下拉抹数次。下推为前进挡的"摇摆式"移动，后退挡拉回（见图3-5-84）。

（4）侧卧位，在大腿外侧做横向的反复拉抹数次（见图3-5-85）。

（5）侧卧位，在大腿外侧做快速走"V"字数次，根据肥胖状况而定（见图3-5-86）。

大腿内侧同大腿外侧

注：以下操作需有切换方向的，控制键在大手具手柄内侧按钮"滚轴方向调节键"处（见图3-5-63）。

（1）侧卧位，在大腿内侧做纵向直线上下拉抹数次。上推为前进挡，下拉改为后退挡（见图3-5-87）。

（2）侧卧位，在大腿内侧做纵向直线上下拉抹数次。上推为前进挡的"跳跃式"移动，下拉改为后退挡（见图3-5-88）。

（3）侧卧位，在大腿内侧做纵向直线上下拉抹数次。上推为前进挡的"摇摆式"移动，下拉改为后退挡（见图3-5-89）。

（4）侧卧位，在大腿内侧做横向的反复拉抹数次（见图3-5-90）。

背部

注：以下操作需有切换方向的，控制键在大

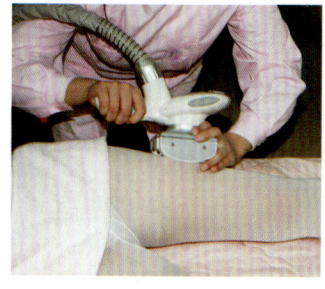
图3-5-74b

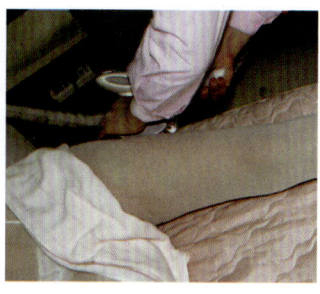
图3-5-75

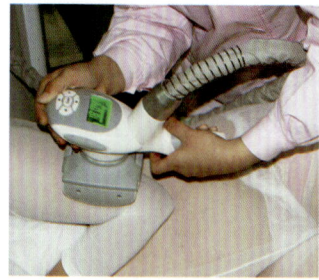
图3-5-76

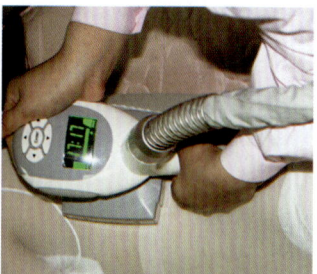
图3-5-77

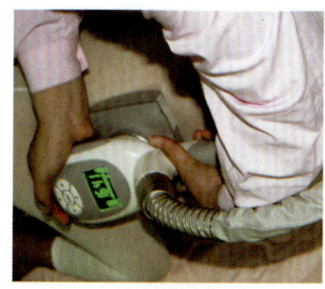
图3-5-78

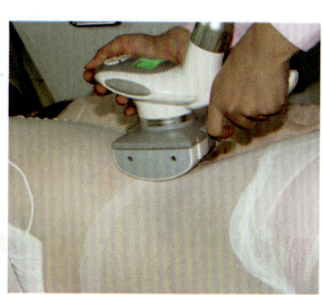
图3-5-79

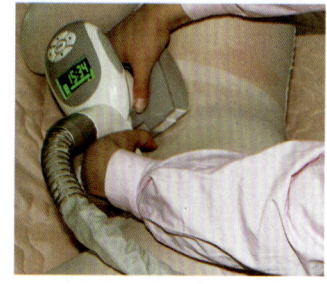
图3-5-80

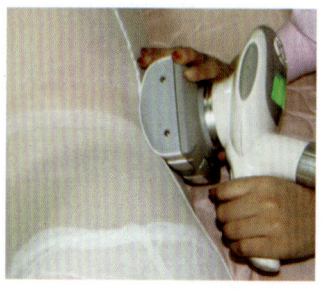
图3-5-81

手具手柄内侧按钮"滚轴方向调节键"处（见图3-5-63）。

（1）俯卧位，在另一侧手臂外侧上下拉抹数次。方向：下推为前进挡，上拉改为后退挡（见图3-5-91）。

（2）以背部大椎穴为起点，呈放射状分别反复拉抹至脊柱、腰部、肋部、腋下数次（见图3-5-92）。

（3）以背部大椎穴为起点，呈放射状分别反复拉抹（"跳跃式"下推后返回至起点）至脊柱、腰部、肋部、腋下往返数次（见图3-5-93）。

（4）以背部大椎穴为起点，呈放射状分别反复拉抹（"摇摆式"下推后返回至起点）至脊柱、腰部、肋部、腋下往返数次（见图3-5-94）。

（5）在背部横向地反复拉抹数次（见图3-5-95）。

（6）在背部做横向的打"8"字，反复数次（见图3-5-96）。

臀部

（1）以臀沟部为起点，呈放射状分四线反复拉抹数次（见图3-5-97）。

（2）以臀沟部为起点，呈放射状分四线（"跳跃式"下推后返回至起点）反复拉抹数次（见图3-5-98）。

（3）以臀沟部为起点，呈放射状分四线（"摇摆式"下推后返回至起点）反复拉抹数次（见图3-5-99）。

（4）提臀，从大腿根部向上沿臀横纹做快速提抹数次（见图3-5-100）。

大腿背面

注：以下操作需有切换方向的，控制键在大手具手柄内侧按钮"滚轴方向调节键"处（见图

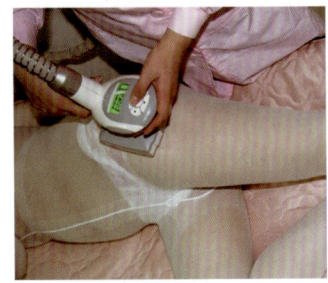

图3-5-82

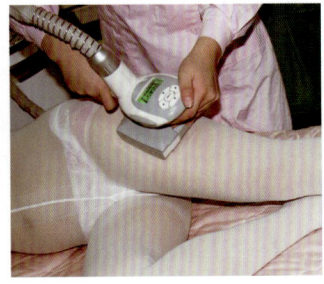

图3-5-83

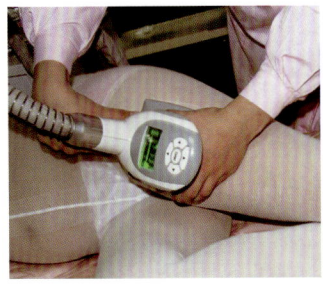

图3-5-84

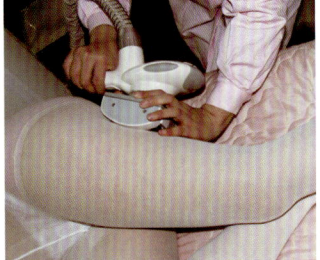

图3-5-85

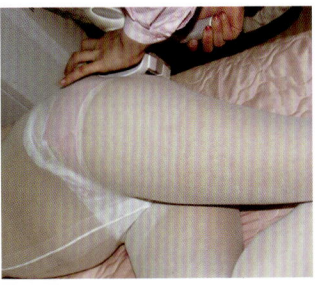

图3-5-86

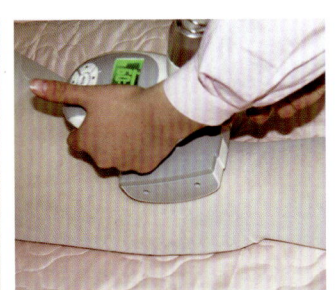

图3-5-87

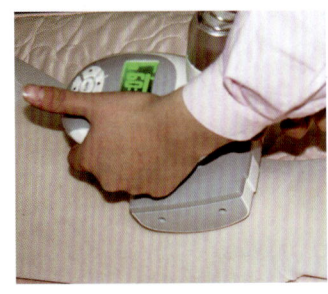

图3-5-88

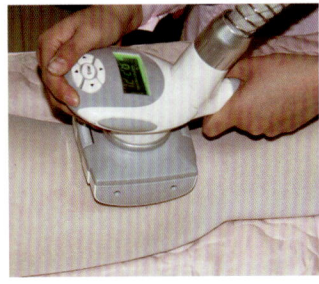

图3-5-89

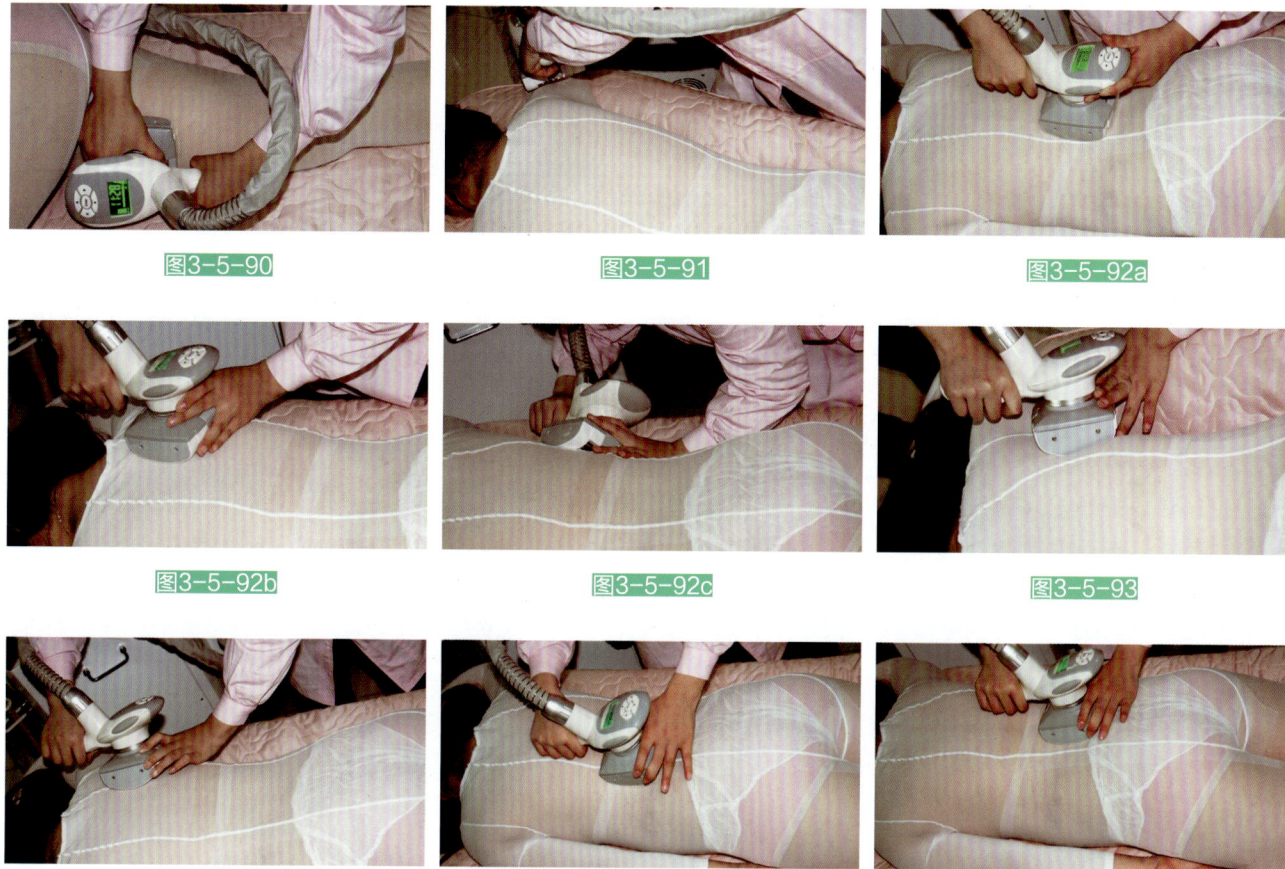

图3-5-90　　　　　　　　图3-5-91　　　　　　　　图3-5-92a

图3-5-92b　　　　　　　图3-5-92c　　　　　　　　图3-5-93

图3-5-94　　　　　　　　图3-5-95　　　　　　　　图3-5-96

3-5-63）。

（1）在大腿背部，做上下拉抹数次，上重下轻，下推为前进挡，上拉改为后退挡（见图3-5-101）。

（2）在大腿背部，做上下拉抹数次，上重下轻，以"跳跃式"下推前进挡移动，上拉改后退挡（见图3-5-101）。

（3）在大腿背部，做上下拉抹数次，上重下轻，以"摇摆式"下推前进挡移动，上拉改后退挡（见图3-5-101）。

（4）提升臀部，在大腿背部，做向下轻推后向上用力拉回数次（见图3-5-102）。

（5）在大腿背部，做横向的反复拉抹数次。

（6）在大腿背部外侧做快速走"V"字数次，根据肥胖状况而定（见图3-5-103）。

小腿背面

注：以下操作需切换方向的，控制键在大手具手柄内侧按钮"滚轴方向调节键"处（见图3-5-63）。

在小腿背部，在脚踝处垫毛巾。做上下拉抹数次，上重下轻。下推为前进挡，上拉改为后退挡（见图3-5-104）。

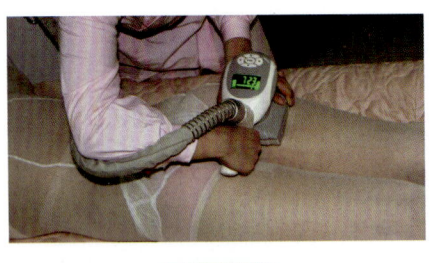

图3-5-97

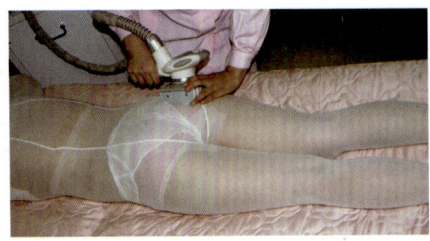

图3-5-98

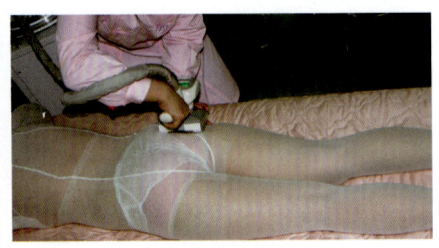

图3-5-99

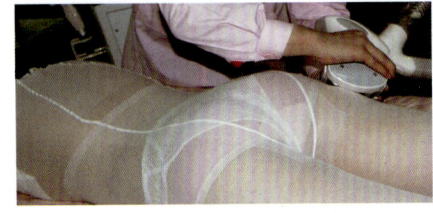

图3-5-100

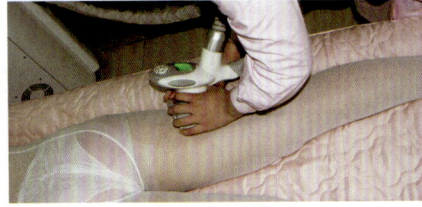

图3-5-101

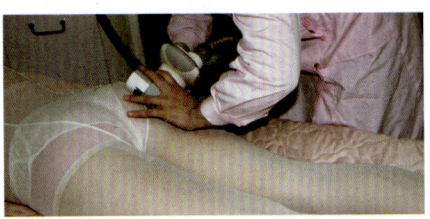

图3-5-102

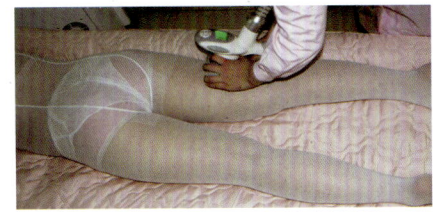

图3-5-103

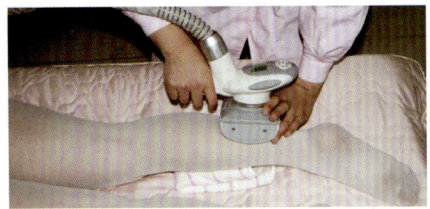

图3-5-104a

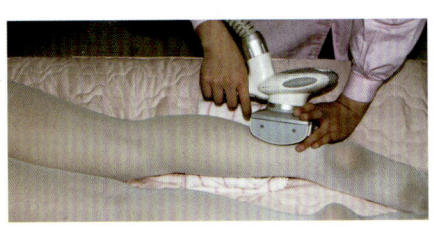

图3-5-104b

4．背部放松

选择功能"舒适"和模式"1"，时间5分钟。

（五）疗程

十次为一个基础疗程。前三次每周2~3次；后续每周或半个月做一次。

（六）禁忌人群

（1）怀孕初期及孕妇禁做。

（2）严重皮肤炎症、皮肤破溃、伤口未愈合者禁做。

（3）严重心脏病、高血压患者禁做。

（七）注意事项

（1）仪器使用前后二小时内最好不要进食。

（2）操作完毕，建议顾客大量饮用温开水。

（3）哺乳期女性在顺产后3个月、剖宫产后7个月后才可使用。

（4）操作时，将整个身体分四面（正、背、左侧、右侧）操作。

（5）为巩固效果，建议顾客每天喝八杯水。

（6）严重的子宫肌瘤患者避开病患部位操作。

第二节　最新美体仪器介绍

 干式水力按摩舱

（一）原理

干式水力按摩舱（见图3-5-105）是利用超微小的水波共振原理达到使人身心平衡的优良效果。

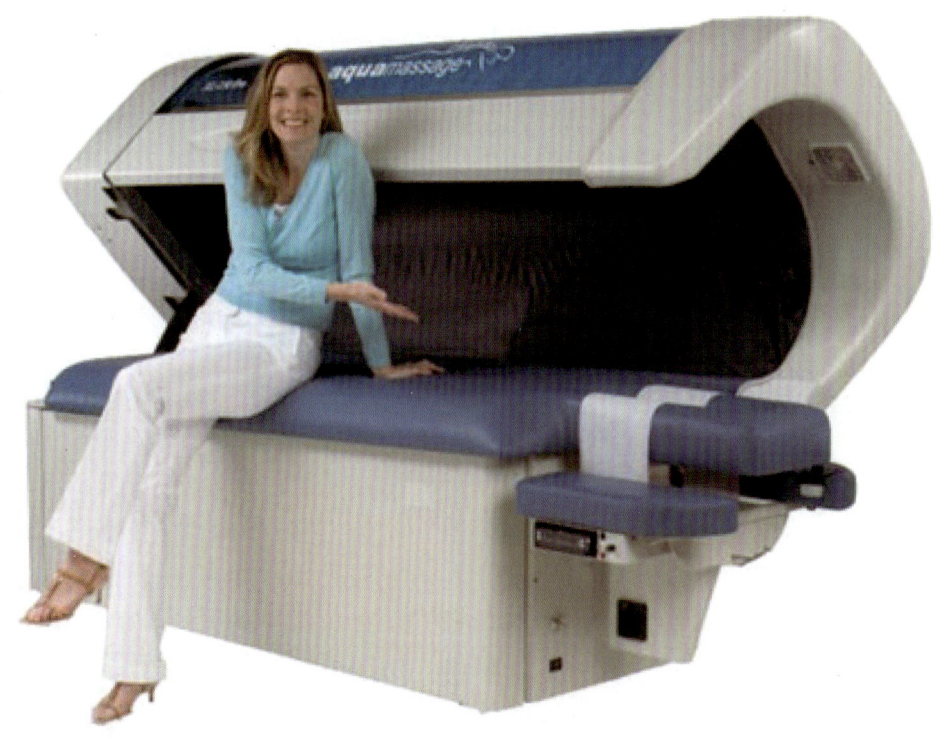

图3-5-105

（二）功能

使用后，神经、动脉、静脉、微血管达成最佳联系状态。物理性水疗的压力效应，能强化疼痛的管理，减轻生理与心理压力，更可减少药物用量，加速复原。

适用范围：热疗按摩，松弛肌肉；促进循环，经络刺激；解除酸痛，舒解压力；燃烧脂肪，消除疲劳，改善便秘。

（三）操作者及使用场所

体能训练师、整形专家、整骨师、康复医师、体育中心的训练师，饭店休闲会所，康复与疼痛处理中心。

二 燃脂光疗仪

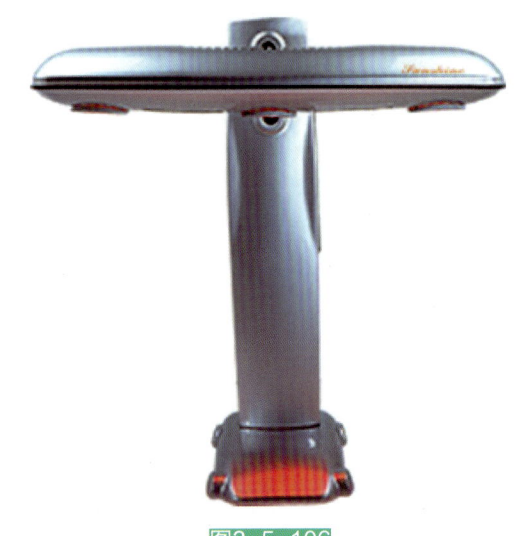

图3-5-106

（一）功能

（1）燃脂光疗仪（见图3-5-106）取代了传统三温暖烤箱，可根据按摩床的高度，任意调整照射距离。

（2）提高美容疗效，能配合疗程，搭配产品，效果极佳，且节省人力及时间。

（3）提供音乐治疗设备，能在有限的时间内，产生更好的功效。

（二）效果

（1）提高皮肤温度，活化身体水分子，促进血液循环及新陈代谢。

（2）协助血管扩张，加速产品吸收。

（3）抗压力，改善睡眠质量。

（4）促进排汗及减少脂肪堆积。

（5）减肥、塑身，减少多余脂肪堆积，改善排泄功能及体质。

（6）改善生理机能，排除体内多余毒素、废物。

（7）淡化黑色素，滋润光滑皮肤；对肌肉酸痛、关节炎等均有辅助治疗作用。

三 能量共振仪

能量共振仪（见图3-5-107）的功能：瘦身燃脂、紧实皮肤、健胸，可使细胞活化、排除毒素；修饰脸部轮廓，除去皱纹，恢复青春活力。

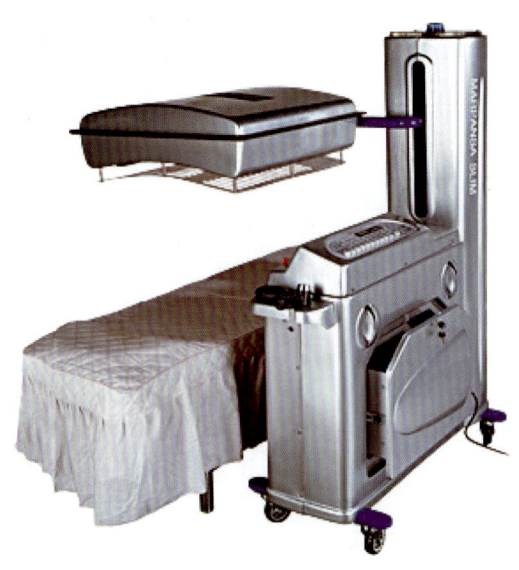

图3-5-107

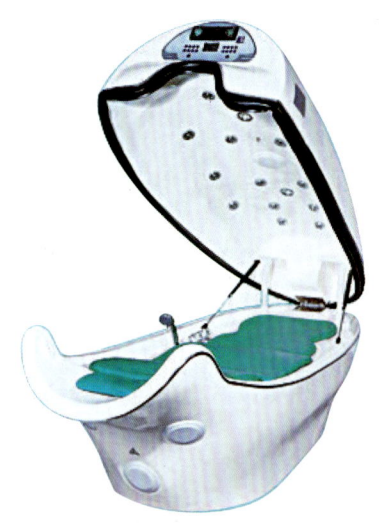

图3-5-108

四 恒温舱

功能：减缓肌肉松弛及扩展，协助产品快速深层吸收；抗压舒缓、镇定、按抚，促进血液循环及增加血液中的含氧量。

五 活氧离子抗压舱

功能：抗压，改善睡眠质量。消除疲劳、补给能量。全身减肥，局部瘦身。改善蜂巢组织炎（橘皮症）。保湿、延缓老化。

六 海藻敷体太空舱

海藻敷体太空舱（见图3-5-108）的功能：喷淋系统、湿蒸、芳香疗法、音乐疗法、色光疗法、水力振荡按摩、面部风扇、杀菌系统。

七 超时空水针灸水疗机

功能：新型水疗设备，共有14种不同程式的设计（5种预先设定，9种未储存设计）。针对胸部以下4大区域做细小柱状按摩。改善蜂巢组织炎（橘皮症）

静脉曲张，淋巴循环水肿。

八 水疗仪

水疗仪的功能：促进血液循环、改善蜂巢组织炎、消除疲劳、延缓皮肤老化、增加肌肉紧实度、臭氧杀菌、全身按摩、脚底穴道按摩、改善肤质、深层清洁毛细孔、舒解肌肉痛、关节痛、肩头酸痛、降低体重、健胸。

九 身体组成分析仪

身体组织分析仪（见图3-5-109）的功能：八个感应测试点，分段分析报告（右臂/左臂/右腿/左腿）；迅速识别身体之体重、脂肪百分比、水分、新陈代谢等身体状况，快速打印，迅速显示结果。通过与拇指、手掌、前脚掌、后脚跟的接触精确测试身体状况，可精确测试电阻抗值、基础代谢值。

十 脂肪体重计

脂肪体重计（见图3-5-110）的功能：30秒内同时测量体重及体脂肪率，最大称量为136公斤，最小感度200克，体脂率最小表示0.5％；可同时储存4个人的基本资料（性别、年龄段、身高）；具有单纯体重测量专用键、专利脚踏板电极片设计。

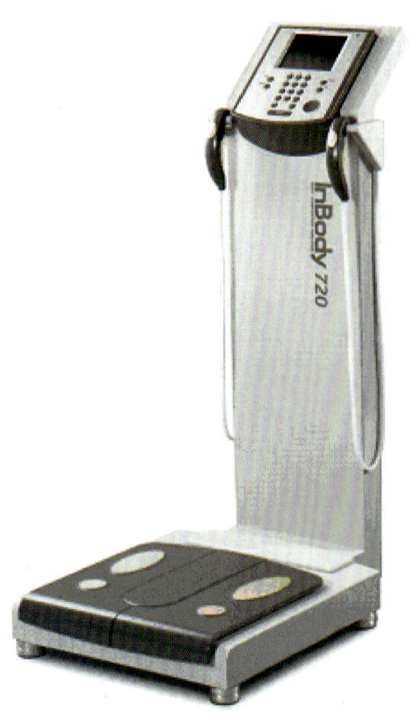

图3-5-109

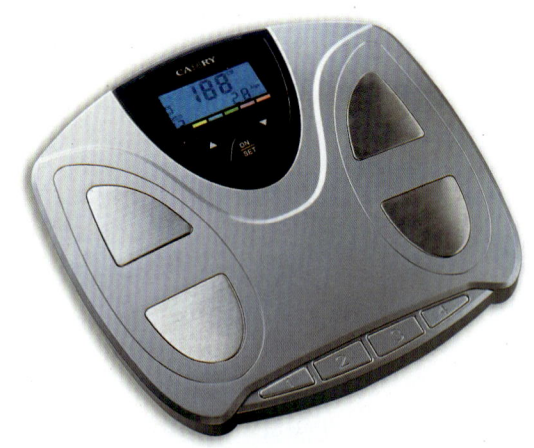

图3-5-110

第四篇
修饰美容技术

- 本章主要围绕美容修饰技术进行，
- 结合美容精品修饰项目，
- 着重介绍了现代常用美容修饰技术的应用及相关知识。

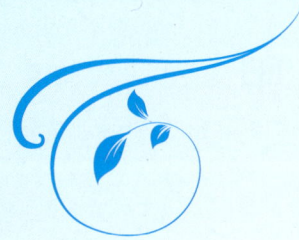

课题概况

课题名称： 修饰美容技术

课题内容： 美甲、脱毛、烫睫毛、嫁接睫毛

课题时间： 76课时

教学方式： 本课题以理论教学、实际演示教学与PPT演示结合。
1. 指导教师进行各项修饰美容技术实际操作示范。
2. 培养学生独立进行修饰美容技术的操作。

教学要求： 结合理论知识进行修饰美容技术的操作演示及训练，并根据各种实际操作情况进行分析、讲解，培养学生的动手能力。

训练目的： 指导学生进行修饰美容技术的应用训练。

作业要求： 课下进行修饰美容技术的练习，完成课堂上要求的技术质量标准。

第一部分/ 美甲

第一节 修 甲

一 修甲的目的

（1）弥补手指的缺憾，使双手整齐、洁净、漂亮。

（2）指甲油色彩与服饰、化妆、环境、年龄、肤色相协调，突出整体美、协调美、健康美。

二 用品、用具

消毒喷雾剂、洗甲水、指皮软化剂、皂液、营养油、加钙底油、指甲油、亮油、75%酒精、橘木棒、180号磨锉、指甲剪刀、塑料刷、泡手碗、三色抛光条（块）、指皮专用剪

三 修甲基础知识

（一）指甲的基本结构

指甲的作用是保护手指和脚趾，是皮肤的附属

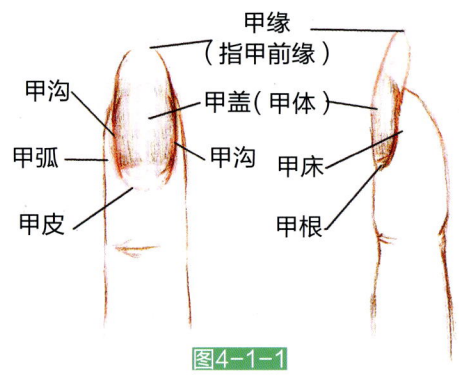

图4-1-1

器官，由致密的角质蛋白构成。其周围组织主要包括：甲盖（甲体）、甲缘、甲床、甲根、甲弧、甲沟、甲皮（见图4-1-1）。健康的指甲光滑、亮泽、圆润饱满、洁净、呈粉红色，手指甲除有保护手指的生理功能外，还可以美化手指、手形。

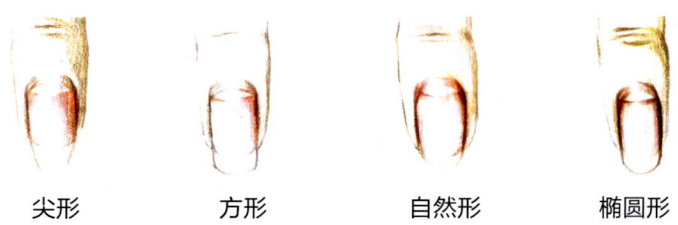

尖形　　方形　　自然形　　椭圆形

图4-1-2

（二）指甲修剪的形状（见图4-1-2）

1. 椭圆形指甲

这是比较流行而受大多数人喜欢的一种形状，突出东方女性温柔、优雅特色的指甲，能增加手指的长度，使指甲修长，改善短粗手指。

2. 自然形指甲

手形、手指很美，或者从事的工作不适宜留长指甲的人，依指甲的自然长势进行修形，指甲的长度略超过指尖，指甲的顶端呈圆弧形。

3. 方形指甲

方形指甲坚固、结实、不容易断裂。方形指甲看上去容易显宽，比较适合指甲偏窄的人和使用指甲前端频率较高的顾客。

4. 尖形指甲

手小、手指细的人将指甲修剪成尖形，可以使手显得修长、玲珑秀美。尖形指甲引导时尚潮流，但因指尖接触面积小，易断裂。

四 甲油颜色的选择

1. 自然色系

这类甲油的颜色以肉色为主，分为浅红色、中性浅红色、透明色等。中老年妇女、健康状况不佳的人，指甲的红润色会消失，显得苍白或呈黄白色。为改变手指甲的不良颜色，可选用自然色系的甲油，增加指甲的光洁度和色泽感。

2. 暖色系

暖色系主要包括朱红、大红、橘红等红色。在晚宴、婚宴、舞会及特定的社交场合，涂暖色系的甲油，容易使指甲的色彩和特定的环境、气氛下的化妆风格一致。

3. 冷色系

玫瑰红、紫色、蓝色及偏紫、偏玫瑰红的指甲油属冷色系。皮肤白皙的人或者为达到与服装的色调协调，可用冷色系甲油。

4. 珠光色系

在指甲油中加入金色、银色、彩色亮珠，涂在指甲上，具有极强的装饰性。在选择指甲油颜色时，要注意与个人喜好、服装、环境、妆色相协调，突出整体美、协调美。

五 修甲的步骤、方法

（1）消毒、清洁双手。首先用消毒喷雾剂为自己和顾客的双手消毒，然后清洁双手。

（2）去甲油。

（3）修整顾客指甲前缘形状。将指甲修剪成理想的形状，用180号磨锉从两边向中间依次修整指甲。

（4）用温水浸泡指甲5~10分钟，使甲皮松软。

（5）涂指皮软化剂，使表皮护膜软化，并用指皮砂棒将顾客手指的甲皮向后缘推动。用指皮剪剪除死皮、肉刺，使用时应注意不要拉扯，应剪断。

（6）清洁指甲前缘下端。

（7）用抛光块对指甲进行抛光，给甲皮上营养油。

（8）薄而均匀地为指甲涂加钙底油打底，待加钙底油干后方可涂甲油。

（9）涂甲油：

① 首先将瓶内甲油摇匀。

② 用指甲油刷蘸适量甲油，从指甲中间开始，先涂中间再涂两边。

③ 甲油要涂得薄而均匀，要一笔到底，应该薄而均匀地涂2~3遍。

④ 指甲后缘和甲沟两侧均应留出约1毫米的缝隙，避免损伤甲皮。

（10）用棉棒蘸洗甲水擦去指甲边缘多余的甲油。

（11）待甲油完全干后涂亮油。

（12）清理、消毒所有用具。

六 修甲的技术要求

（1）修剪后的指甲应外形美观、适合手形、指甲内外轮廓整齐均匀。

（2）甲油颜色涂抹均匀、协调，切忌将甲油涂到指甲外面。

（3）修甲的难点在于甲皮的修剪与上甲油的技巧，应反复练习。

第二节 水晶指甲制作

水晶指甲是利用特制的稀释液与亚克力玻璃纤维粉调制后制作而成，因晶莹剔透、像水晶一样璀璨而得名。水晶指甲制作技术精湛、坚固耐磨、干净自然、晶莹剔透、美观大方、保存时间长、不容易断裂。

水晶甲自然、真实，是对自然甲的良好修饰，可以用于修复残甲、断甲再接、畸形甲矫正等。水晶甲还可以掩盖指甲原有的缺陷，改变手的形状，使双手显得修长。

一 法式水晶甲

（一）用品、用具

消毒剂、75%酒精、洗甲水、棉签、棉片、指甲刷、水晶笔、水晶甲液、洗笔液、消毒干燥粘合剂（催化液）、指皮软化剂、水晶甲粉（白色、粉色）、甲液杯、指皮砂棒、指甲剪、橘木棒、100号／180号磨锉、抛光块、纸巾、指皮钳、营养油、纸托、防UV亮油

（二）法式水晶甲粉团操作练习（见图4-1-3）

（1）第一颗水晶粉团使用白色甲粉，用来制作人造指甲的前缘。第一团粉放在纸托同指甲连接处的下边，用笔身轻拍，用笔尖的一侧朝下呈弯曲线条左右移动，在指甲的红白连接处形成一条弯曲的"微笑线"，笔身侧面推多余甲粉。

（2）第二颗水晶粉团采用粉色甲粉。将水晶粉团放在指甲上部靠近前缘的地方，放在"微笑线"上

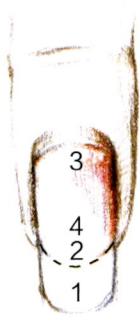

图4-1-3

方。使粉团彻底湿润，防止气泡产生，与甲沟两侧留出0.3~0.5毫米距离。

（3）第三颗水晶粉团采用粉色水晶甲粉。放在甲盖后缘靠近指皮的地方，然后从指皮后缘开始，向前缘处把水晶粉团抹平。注意始终保持甲粉不接触皮肤，与表皮护膜处留出0.5~0.8毫米距离，保持指甲正常呼吸。

（4）第四颗水晶粉团采用粉色水晶甲粉，放在指甲盖中间，即第二、第三颗水晶粉团之间。甲液量大，能起到很好的流动作用，并且起调节、连接、加固的作用。

（三）水晶指甲的打磨

1. 磨锉型号及选择

型号越大的磨锉，磨锉越柔软，对指甲的磨蚀性越小。型号越小的磨锉，磨锉越粗糙，对指甲的磨蚀性越强。水晶甲在打磨时，可以采取来回打磨的方法。

2. 打磨步骤和注意事项

在指甲制作过程中，根据顾客要求、工作环境、生活方式、指甲外形、气质打磨形状。第一、二、三步先用100号砂条，第四、五步使用180号砂条，除非有特殊规定。

（1）打磨左边：请顾客将手转过来，手心朝下，指尖指向自己，纵向地来回打磨左边甲沟，使人造指甲的宽度不超过左边甲沟。

（2）打磨右边：请顾客将手转过来，手心朝下，指尖指向自己，来回打磨右边甲沟，使人造指甲的宽度不超过右边甲沟。

（3）打磨前缘：按住甲盖，根据顾客要求选择指甲前缘的形状。

（4）打磨指甲后缘：选择180号锉或者香蕉锉，注意保护表皮护膜处的皮肤。

（5）打磨指甲表面：消除表面凹凸不平，使甲面平滑、弧度优美。

（6）打磨结束以后：把顾客的手转过来，指尖对着顾客，用180号锉打磨指甲前缘，使指尖轻薄，消除粗糙的边缘。

注意：指甲前缘的长度应小于甲体的长度，防止造成甲体断裂或伤至甲根、甲基。

（四）法式水晶甲操作步骤、方法

法式水晶甲典雅大方、坚固耐磨，指甲前缘呈白色，可以弥补手形不美的缺陷，适合与任何服饰相搭配，深受顾客喜爱。

检查顾客的双手和指甲，观察是否健康正常，如指甲有溃烂现象，建议到医院进行治疗；如指甲健康正常，开始下列操作：

（1）消毒双手，选择75%的酒精或消毒剂，消毒自己和顾客的手。

（2）去甲油。

（3）修整顾客指甲的前缘形状，用180号锉修整顾客指甲前缘，从两边向中间修磨。

（4）清洁指芯。

（5）涂指皮软化剂，推、剪指皮：涂指皮软化剂在指甲后缘表皮护膜处，用指皮砂棒将甲皮向后推，用指皮钳剪掉老化的甲皮、肉刺，避免顾客疼痛。

（6）刻磨，用100号锉在指甲表面划出细小的划痕，将指甲后缘向指甲前缘打毛。注意将指甲表面所有光亮部分磨毛，尤其是甲沟边缘指甲凹槽处。刻磨到位，以便消毒干燥剂渗入，防止指甲起翘。

（7）用指甲刷从指甲后缘刷到指甲前缘，保持纵向地将指甲表面刷净。注意只能用尼龙刷（避免使用天然毛刷和人造毛刷，它们会造成表面玷污）。

（8）涂消毒干燥剂（催化液），在所有指甲表面涂一层消毒干燥粘合剂，切勿接触皮肤，起到清洁、消毒、脱水作用。

（9）上纸托，纸托用于水晶甲的延长和校形，纸托放在指甲下指芯部位，是水晶甲固定的基础。纸托必须放正，避免上翘或弯曲，套在手指和手指甲之间。

① 根据甲盖形状，可以修剪纸托。
② 从侧面检查纸托是否与指甲呈水平垂直。
③ 从正面检查纸托裁切线的中心与指甲中心点对齐。
④ 用橘木棒或水晶笔检查纸托是否固定、合适。

（10）上第二次消毒干燥剂，在消毒干燥剂湿润时制作水晶指甲，以增强其粘合强度。

（11）制作水晶指甲，第一笔白色，其余粉色。

（12）制作自然弯曲度要根据顾客本身的指甲形状进行调整，在水晶甲粉团涂完后立即进行，直至水晶甲固定。

（13）磨光和整形、除尘。

（14）上营养油、抛光，营养油涂在指甲及指缘上，再用三面抛光锉由粗到细地抛光。

（15）请顾客洗手。

（16）上亮油，在指甲表面涂1~2遍防紫外线亮油，保持指甲光泽。

二、透明水晶甲制作

透明水晶甲俗称冰晶甲，晶莹剔透、干净自然、透明真实，可以采用多种（如彩绘、镶嵌艺术、雕艺）方法装饰。在春、夏季节深受年轻人的喜爱，也是新娘妆玉指的完美装扮。

（一）用品、用具

消毒水、75％酒精、洗甲水、指皮软化剂、棉片、棉签、指甲刷、消毒干燥粘合剂、水晶甲液、洗笔液、甲液杯、透明水晶甲粉、纸托、指皮砂棒、指皮钳、指甲剪、橘木棒、100号／180号磨锉、营养油、纸巾、抛光块、亮油

（二）透明水晶甲操作步骤、方法

首先检查顾客的双手和指甲是否健康正常，如指甲健康正常，开始下列操作：

（1）消毒自己和顾客的手。
（2）去指甲油。
（3）修整顾客指甲前缘形状，将顾客指甲剪短。
（4）清洁顾客指芯。
（5）涂软化剂，推剪甲皮。
（6）刻磨顾客指甲、除尘。
（7）涂消毒干燥剂。
（8）上纸托。
（9）再涂消毒干燥剂。
（10）采用透明甲粉制作水晶指甲。
（11）制造自然弯曲度。
（12）磨光、整形、除尘。

（13）上营养油、抛光。
（14）请顾客洗手。
（15）在指甲正、反面涂亮油。

（三）水晶甲制作的要求、注意事项

水晶甲制作技术要求高、难度大，应反复训练，牢牢掌握基本功。

（1）调制水晶粉团时，掌握甲粉、甲液的用量，动作要正确、迅速、熟练。否则，甲粉变干，影响操作。

（2）水晶甲粉团铺放到位，表面衔接吻合，避免表面出现凹凸不平。

（3）法式水晶甲"微笑线"弧度优美，与指甲游离缘吻合，满足法式水晶甲"三薄一厚"的标准。

（4）指甲制作后要打磨光滑、平整，注意与甲淘边缘处的衔接，消除粗糙边缘，使指甲边缘轻薄。

三 法式贴片水晶甲

采用超薄C形弧形甲片，粘贴在指甲前缘，在指甲甲盖表面涂粉色水晶甲粉或透明水晶甲粉。克服了初学者制造法式水晶甲"微笑线"的难度。法式贴片水晶甲操作简单、超薄自然，具备了法式水晶甲的优点，是生活中最受推荐的美甲制作。

（一）用品、用具

消毒水、洗甲水、75％酒精、棉签、棉片、指甲刷、软化剂、营养油、消毒干燥粘合剂、水晶甲液、洗笔液、甲液杯、粉色水晶甲粉、法式甲片、指皮砂棒、指皮钳、指甲剪、甲片剪、橘木棒、甲片胶、水晶笔、100号／180号磨锉、抛光条、纸巾、防紫外线亮油

（二）法式贴片水晶甲的操作步骤、方法

（1）消毒自己和顾客的双手。

（2）去指甲油。

（3）修整顾客指甲前缘，用指甲剪将顾客的指甲剪短。

（4）清洁顾客指芯。

（5）涂软化剂，推剪甲皮，用指皮钳剪甲皮。

（6）刻磨顾客指甲，除尘。

（7）选择合适的甲片，甲片宽度以甲沟两侧宽度为准，甲片槽深度以盖住顾客指甲前缘为准，过长时适当修剪。

（8）粘贴甲片，将甲片胶滴入甲片槽，对准顾客指甲，轻压在指甲前缘。

（9）修剪甲片，用甲片专用剪根据顾客喜好，将指甲前缘修剪到合适的长度（注意：一定要保持"微笑线"完美的弧度）。

（10）涂消毒干燥粘合剂，共涂二次，先将十指整体涂抹一遍，将准备制作的指甲二次涂抹粘合剂，使指甲在湿润的状态下制作水晶指甲。

（11）制造水晶指甲，选择粉色甲粉涂在指甲盖表面。

（12）打磨指甲形状，用100号锉打磨指甲左侧、右侧、前缘，用180号锉打磨指甲后缘及表面。

（13）上营养油、抛光。在指甲后缘涂营养油，用三面抛光条对指甲进行抛光处理。

（14）在指甲表面涂防紫外线亮油。

（15）清理工作台。

第三节　贴片水晶甲制作

一　贴片甲制作过程

此方法操作简单、方便，同时甲片也可成为水晶指甲和丝绸指甲的底托，使其坚固。贴片甲制作完毕后涂指甲油或采用彩绘艺术进行装饰，是美甲中用途最广、实用面最大、最易让顾客接受的美甲技术。

（一）用品、用具

消毒水、洗甲水、75%酒精、棉签、棉片、指甲刷、软化剂、营养油、助磨剂（奇妙溶解液）、甲片、指皮砂棒、指皮钳、指甲剪、甲片剪、100号/180号磨锉、三色抛光块、底油、亮油、甲片胶、橘木棒

（二）贴片操作步骤、方法

（1）消毒双手。
（2）去指甲油。
（3）修整顾客指甲前缘形状，用指甲剪将顾客指甲剪短。
（4）清洁指芯。
（5）涂软化剂，推剪甲皮。
（6）刻磨顾客指甲，除尘。
（7）选择甲片（检查甲片的柔韧性和甲片的宽窄，甲片槽深度以占甲片的1/2为准。如条件不符合标准要进行修剪）。
（8）粘贴甲片，甲片胶滴入甲片槽，以45°角向下轻压在指甲前缘上，观察是否吻合。
（9）修剪甲片，用甲片专用剪将指甲前缘剪短，根据顾客喜好和工作环境进行修剪。
（10）涂助磨剂，打磨甲片连接处。消除连接处的接痕，使甲片与自然甲接合处的痕迹光滑。
（11）打磨指甲形状，先用180号锉打磨，再用白磨块打磨。
（12）上营养油，抛光。
（13）涂加钙底油、指甲油，用洗甲水除去多余的指甲油，涂亮油。
（14）清理工作台。

二　贴片水晶甲制作过程

在贴片甲的基础上涂水晶甲粉，使制造出来的指甲更加坚固耐磨、保存时间长，呈现水晶般的光泽。制作完毕后指甲表面涂指甲油或采用彩绘进行装饰，使双手指甲漂亮、自然、协调、真实。

（一）用品、用具

消毒水、洗甲水、75%酒精、棉签、棉片、指甲刷、软化剂、营养油、消毒干燥粘合剂、水晶甲液、洗笔液、甲液杯、透明或粉色水晶甲粉、甲片、指皮砂棒、指皮钳、指甲剪、甲片剪、橘木棒、甲片胶、水晶笔、助磨剂、100号/180号磨锉、抛光条、纸巾、亮油

（二）贴片水晶甲操作步骤、方法

(1) 消毒双手。

(2) 去指甲油。

(3) 修整顾客指甲前缘形状。

(4) 清洁指芯。

(5) 涂软化剂，推剪甲皮。

(6) 刻磨顾客指甲，除尘。

(7) 选择甲片。

(8) 粘贴甲片、修剪甲片。

(9) 涂助磨剂、去接痕。

(10) 修形、打磨指甲。

(11) 涂消毒干燥剂。第一遍少量涂抹，第二遍涂抹时则需保持甲面湿润，制造的水晶甲才能牢固，效果好。

(12) 涂水晶甲粉，制造水晶指甲。

(13) 修形，打磨指甲（左、右、前、后）边缘和指甲表面。

(14) 上营养油，抛光。

(15) 涂底亮油或指甲油。

(16) 清理工作台。

（三）贴片甲的技术要求与注意事项

(1) 严格按照技术操作规程操作，胶水涂抹均匀、到位，以保持贴片甲的牢固。

(2) 甲片应具有良好的韧性，无划痕，不易断裂。

(3) 在粘贴甲片时，须从指甲的正前方检视。

① 检查假指甲与原指甲的中心点是否对正。

② 检查指甲前缘与假指甲的后端弧度是否完全吻合。

③ 检查甲片的宽窄是否合适，以及甲片的粘贴是否牢固，无气泡产生。

第四节　贴片松脂甲、丝绸指甲制作

 贴片松脂甲

贴片松脂甲是在贴片甲的表面，涂2~3层松脂胶，通过反应液的化学作用，使贴片指甲坚固耐磨，呈现晶莹亮泽的表面。制作无气味、无污染，是常用的美甲技术。

（一）用品、用具

消毒水、洗甲水、75%酒精、棉签、棉片、指甲刷、软化剂、营养油、助磨剂、甲片、指皮砂棒、指皮钳、指甲剪、甲片剪、100号/180号磨锉、三色抛光条、亮油、甲片胶、松脂胶、反应液、橘木棒

（二）贴片松脂甲操作步骤、方法

(1) 消毒双手。

(2) 去指甲油。

(3) 修整顾客指甲前缘形状。

(4) 清洁指芯。

(5) 涂软化剂，推剪甲皮。

(6) 刻磨顾客指甲，除尘。

（7）选择甲片，其宽度与指甲前缘相吻合。

（8）粘贴甲片，粘贴牢固、确保无气泡，并用甲片剪修剪甲片。

（9）涂助磨剂，打磨甲片连接处的接痕。用磨锉沿甲片由一侧向另一侧单向打磨，滚动进行，直至接痕修磨干净，指甲表面光滑。

（10）甲片加固，涂松脂胶如同涂指甲油，从指甲后缘向前缘刷1~2遍。

（11）在指甲表面迅速喷反应剂1~2遍（用橘木棒敲打能听出干透的声音，并将甲沟内的胶清除干净）。

（12）上营养油，抛光。

（13）涂亮油。

（14）清理工作台。

二 丝绸甲

丝绸指甲是在贴片甲的基础上覆盖丝绸，在丝绸表面涂松脂胶、喷反应液。经过打磨抛光后，使指甲表面晶莹、亮泽。丝绸是透明的，丝绸中纵横交错的经纬线，使指甲表面无色或有色的指甲油不易脱落。丝绸指甲坚固、逼真、雍容华贵，更像真甲。

（一）制作丝绸指甲的用品、用具

消毒水、洗甲水、松脂胶、反应液、助磨剂（奇妙液解液）、营养油、亮油、甲片胶、洗胶水、甲片剪、指皮砂棒、指皮钳、丝绸剪、丝绸、塑料纸、橘木棒、100号/180号磨锉、三色抛光块、甲片、塑料刷

（二）丝绸指甲操作步骤、方法

（1）清洁并消毒美容师和顾客的手。

（2）去除指甲油。

（3）修整顾客指甲前缘形状。

（4）清洁顾客指芯。

（5）涂软化剂，推剪顾客的指皮。

（6）刻磨顾客的指甲表面，除去表面粉尘。

（7）选择合适的甲片，甲片选择要与顾客指甲弧度相吻合，甲片的宽度与甲沟的宽度一致,甲片槽的深度盖住1/3~1/2甲盖为标准。

（8）粘贴甲片，甲片槽内涂胶水，以45°角度卡在指甲前缘，要求粘贴甲片牢固，无气泡产生。

（9）修剪甲片，去除甲片与自然甲的接痕。将助磨剂涂抹在甲片的接痕处，用锉沿指甲从一侧向另一侧横向打磨，直至接痕修整平滑、干净。

（10）在指甲表面涂上松脂胶，喷反应剂，使指甲加固，便于粘贴丝绸。

（11）修剪丝绸，粘贴在指甲表面，与甲皮保留0.5~0.8毫米的距离。

（12）用塑料纸压膜，把丝绸紧紧固定在指甲表面。

（13）在指甲和丝绸表面涂一层贴片胶，进行溶网处理，使丝绸透明。并用纸巾或洗胶水擦去多余的胶水。

（14）在指甲和丝绸表面涂松脂胶，喷反应液，使指甲表面固化（注意：不要太厚，要薄而均匀）。

（15）用细砂条分五步打磨（用180号磨锉打磨指甲左边、右边、指甲前缘、指甲后缘和表面，丝绸甲柔软，用力要轻柔）。

（16）涂营养油，再用抛光块抛光。

（17）涂指甲油，第一层涂底油，第二、三层涂指甲油，第四层涂亮油。

（18）整理用品、用具。

（三）注意事项

（1）切勿把丝绸甲贴得离甲皮太近。

（2）一定要使用不含丙酮的洗甲水。

（3）为防止胶水凝固堵塞瓶口，一定将胶水瓶直立，勿侧放，每次使用完毕后瓶口处的胶水擦干净。

（4）为防止压膜时塑料纸贴在指甲上，勿重复使用塑料纸。

（5）把丙酮或洗胶水放在手边，这样，胶水弄到皮肤上时可及时处理。如果胶水进入眼睛或嘴里，应立即去看医生。

（6）每两周做一次专门的保养和填补。

（四）丝绸甲的保养和填补

丝绸甲每两周做一次保养和填补，大约四次填补后，必须将丝绸甲卸除，因为贴了几层丝绸，指甲会显得过厚。

（1）清洁并消毒美容师和顾客的双手和指甲。

（2）用不含丙酮的洗甲水除去原有指甲油，检查是否有断裂或出现裂缝的指甲，如果有，把指甲上的丝绸甲浸泡去除，修补断裂或有裂缝的指甲。

（3）用专用剪剪掉松动的丝绸甲。

（4）用180号磨锉打磨丝绸甲后缘与自然甲连接处。

（5）用100号磨锉刻磨指甲，用塑料刷彻底除尘。

（6）在指甲表面涂贴片胶，让其干燥。

（7）在指甲中央滴反应液。

（8）粘贴丝绸，与指皮距离0.5~0.8毫米。

（9）塑料纸压膜，并且修剪丝绸。

（10）用贴片胶溶丝绸网。

（11）涂松脂胶，喷反应剂。

（12）用180号磨锉打磨指甲。

（13）在指皮上涂软化剂。

（14）上营养油，用丝绸甲抛光块抛光。

（15）涂指甲油。

第五节　光疗树脂甲

 光疗树脂甲

光疗树脂甲的主要产品有凝胶、凝胶灯、凝胶笔。凝胶的主要成分是环氧树脂，利用凝胶灯的紫外线光源，经过20秒到2分钟的照射，使凝胶固定成型。经过简单的修饰，晶莹的指甲便制作而成。光疗树脂甲无毒、无味、无粉尘、坚固、耐磨，能保持时间为2~3个月，抗光变。

二　凝胶产品使用

（1）凝胶（分透明、粉色、白色）成型后很坚固，塑型延长指尖，需照射3分钟。

（2）封层胶能保护指甲表面及彩绘艺术图案，增亮、加硬、防紫外线、防尘，需照射1分钟。

（3）底胶用于结合打底，需照射30秒。

（4）表面活性剂能够使照射后的胶面瞬间干燥，可用于清洗凝胶笔。

（5）凝胶笔是塑形的工具，必须远离凝胶灯光线，用后必须清洗。

（6）黑色海绵块为六角形，清笔用具，不可在UV灯下照射，可重复多次使用。

三 IBD凝胶甲的几种制作方法

（一）真甲修饰方法

（1）真甲表面清理、刻磨、消毒、修饰。

（2）取底胶在指甲表面涂较薄的一层。

（3）在UV灯下照射30秒，然后用棉球蘸取表面活性剂擦拭一下指甲表面。

（4）取水晶胶均匀涂在指甲表面。

（5）在UV灯下照射30秒，然后取表面活性剂擦拭指甲。

（6）重复一遍4、5步骤。

（7）涂封层胶。

（8）在UV灯下照射1分钟。

（9）用表面活性剂擦拭指甲表面。

（二）贴片凝胶甲制作方法

（1）真甲清理、刻磨、修形、消毒。

（2）用胶水粘贴甲片，剪出长短，修形，磨掉接痕。

（3）涂底胶在指甲表面，在UV灯下照射30秒，擦拭表面活性剂。

（4）涂粉色的凝胶在指甲上，在UV灯下照射3分钟，用表面活性剂擦拭（该步骤也可涂透明的凝胶）。

（5）涂封层胶在指甲表面，在UV灯下照射1分钟，擦拭表面活性剂。

（三）FORM凝胶甲纸托板制作方法

（1）真甲清理、刻磨、消毒、修形。

（2）上纸托板。

（3）取底胶涂于指甲，照射30秒，擦干。

（4）将粉色或透明凝胶涂在真甲表面，前缘重点修饰光滑，在UV灯下照射3分钟，用表面活性剂擦干。

（5）取白色凝胶在指甲前缘之前塑出指尖形状，在UV灯下照射3分钟，擦干，打磨。

（6）取封层胶涂在指甲表面，在UV灯下照射1分钟，擦干。

备注：桑珊美甲文化公司提供部分资料

第六节　美甲仪器

一　DELTA三角洲超声波卸甲机

（一）超声波卸甲机原理

超声波卸甲机是以高频率的振动波在液体中传导，以音波的物理方法加速药剂的化学作用产生乘数效果。由于音波是一种压缩纵波，起推动介质的作用，会使液体中的压力变化而产生无数微小真空气泡，造成空穴效应。当气泡受压爆破时，会产生强大的冲击力，可将附着在指甲表面的物体及缝隙间的污物打散剥离，达到彻底卸甲和清洗的效果。

（二）各部件名称及功能

（1）触摸双键电源开关，微电脑线路设计，5分钟自动定时停机。

（2）ABS材质（UL防火）外壳。

（3）不锈钢材质内槽。

（4）半透明PS塑料材质防尘盖。

（三）使用方法

（1）使用前向槽内注入卸甲液约1/3量，浸过指甲。

（2）将插头插入220伏电源插座。

（3）将指甲浸入卸甲液内，按下ON键，指示灯发亮，卸除即开始。卸除过程由微电脑控制，5分钟自动定时，停机后若需继续工作，再按ON键即可，中途需停止工作，按OFF键即可。

（4）贴片甲卸除需3分钟。

（5）水晶甲卸除需15分钟，每分钟需用100号指甲锉将表面软化部分挫掉。

（6）同时可用于清洗指甲表面及指芯的污渍。方法：加入40~50℃的温水，双手浸入，打开ON键，5分钟即可洗净。

（四）注意事项

（1）卸甲机在工作时应平放并保持四周干净，如有卸甲液溢出，应迅速擦拭干净。

（2）槽内剩有卸甲液时，不可将盖子盖紧，应将卸甲液取出后再盖紧。

（3）请勿用锐利工具、强酸、强碱清洗本机。

（4）为确保产品寿命，连续使用不要超过1小时。槽内无液体时不可使用。

（5）如遇机器表面需要清理，以湿布擦拭即可，避免用汽油、溶剂擦洗。

（6）本机没有加热功能，工作时皮肤感受的温度是超声波产生的物理热量，请放心使用。

二　自动感应冷暖吹甲机

（一）操作方法

（1）接210V/250V电源。

（2）按ON键时，指示灯亮。

(3) 如果需要热风，按"HEAT"键。

(4) 将手或脚放在该系统中的感应器上。

(5) 当系统感应到手或脚在该系统中时，风扇将立即运转。

(6) 当手或脚完全干后，移出，风扇将自动停止。

（二）注意事项

(1) 当不需要使用时应拔掉电源，放到一个安全的地方。

(2) 不要在水源附近或在水里使用该机，也不要将该机放在浴室或厨房里。

(3) 如果掉进水里，要立即拔掉电源。

(4) 如果本产品有部件受到损坏，请不要使用。

(5) 禁止通电后无人看管，并远离小孩。

(6) 在清理之前先拔掉电源。

(7) 拔掉电源后用一块湿布清洗，清洗时不要喷入或放入任何清洁剂。

(8) 仅仅在室内使用。

三 指甲打磨机

使用打磨机，能降低劳动强度，体现店面档次。而且熟练操作该机器，会使修磨成型的指甲更整齐美观。

（一）操作方法

(1) 把变压器的电源插头插到电源座上，指示灯亮即已接好电源。

(2) 把打磨机末端的插头插在变压器上。

(3) 选择适用的钻头，从打磨机前部的孔插入并推到底部，便会被打磨机的结构紧紧套着。

(4) 开动打磨机机身上的开关，打磨机便会进入备用状态（开动打磨机时，先把变压器上的速度调至最低速度）。

(5) 开动打磨机，利用变压器调至理想的速度。

(6) 更换钻头时，必须先把打磨机上的开关关闭，然后拉出钻头。

(7) 按钮用来调打磨机向前或向后的转速。

（二）注意事项

(1) 不可在浴室使用。

(2) 清洁美甲打磨机时，不可用水将打磨机沾湿。

(3) 不使用时，请立即关断主电流。

(4) 在没有成年人陪同时，不要让小孩单独操作。

四 指甲喷绘机

不同于普通的彩色喷绘机，指甲喷绘机喷制的画面精确度达到1200DPI以上。指甲喷绘机实际是一个完整的系统，它包括：压缩机、导线、喷枪、模板、喷绘颜料、清洗剂等。喷绘系统最重要的组成部分是喷枪，画面的精细、干净、完美都取决于它。喷绘的画面相对手工彩绘，色彩更丰富、细腻，色彩过渡更柔和，可制造出如诗如梦的意境。

五 国际标准美甲台

标准的美甲台包括良好的照明系统、良好的通风除尘系统、轻便牢固的转向系统、多功能用品搁置架、抗酸碱侵蚀的台面、皮质手垫、标准的高度和宽度（高80厘米，宽45厘米，长80~100厘米），操作时顾客的手腕搁置在台面的1/2处，前臂放在手垫上很自然地摆出轻松、舒适的姿势，使美甲师工作更轻松、方便。

第七节　指甲的彩绘

一　指甲彩绘的目的

指甲彩绘蕴含着丰富的文化内涵，是指在天然指甲或制作完成的人工指甲上进行艺术设计、艺术加工、艺术创作。从简单的涂指甲油到指甲艺术镶嵌、手工彩绘、喷绘或者立体雕塑，都属于指甲彩绘。通过指甲彩绘，可使指甲更加漂亮、完美，使人们感受美、传播美，得到充分的艺术享受。

二　指甲彩绘的类型

（一）涂甲油

（1）先将指甲油摇匀，然后将甲油瓶托在左手的手心，或放置在右手旁的操作台上，旋开瓶盖，用指甲油刷蘸取甲油，在瓶口处调节甲油用量。

（2）左手托住顾客手指，右手大拇指、食指、中指握住瓶刷，将刷子放置在距指甲后缘甲皮一条细线的距离（0.5~0.8毫米）。

（3）先涂中间，再涂左、右两侧，从指甲后缘涂到指甲前缘，要一笔到底，第一层薄而均匀，左右两侧与甲沟保持0.3~0.5毫米的距离，不能涂到指甲周围的皮肤上。第一层干透后再涂第二层，要求色泽饱满、均匀、不容易脱落。

（二）甲油不同颜色分区涂法

选择对比强烈的指甲油或同色系的指甲油分区涂在指甲上，方法简单、操作方便、效果美观。常用色彩搭配：红与白、红与金、黑与白、大红与浅粉、蓝与白黑等，干后涂亮油。

（三）点花

操作简单、方便，深受顾客喜爱。采用彩绘两用笔的笔尖在指甲表面点花，可以随意设计图案，通常颜色搭配：红地白花、红地黄花、红地金花、白地红花、白地蓝花、黑地白花、黑地红花等，干后涂亮油。

（四）魔幻式彩绘

色彩晕染柔和，色彩艳丽，与众不同。
（1）选择专业指甲油2~4瓶摇匀准备到位。
（2）选择其中一瓶甲油作为底色涂在指甲上。
（3）然后迅速将其他甲油随意点在指甲表面。
（4）用专业工具勾绘美丽的图案，只要改变色彩就会产生不同的图案，在勾绘艺术上下工夫，会变幻出各种意想不到的效果。

注意事项：
① 厚：涂底色时比正常指甲油涂得稍厚一些。
② 快：各步骤之间动作要连贯、迅速，不能停顿。

③匀：图案过渡用力均匀，不能深浅不一。

（五）粘贴法

可以选择多种饰物进行装饰，从而美化指甲。

1. 粘贴珠宝或水钻是将珠宝或水钻（多为人工水钻）粘贴在指甲上，在粘贴时，可将水钻若干枚依次粘贴，组成简单、漂亮的图案。

（1）清洗手指，用洗甲水去甲油。

（2）涂护甲底油。

（3）涂指甲油或将指甲彩绘。

（4）用镊子（或橘木棒）粘贴珠宝或小钻，装饰在指甲相应的位置上。

（5）涂亮油，对水钻、珠宝加以固定。

注意事项：

（1）贴水钻、珠宝的技术难度在于手不抖，准确地将水钻、珠宝粘贴在预定位置，并且不能将指甲油划破。

（2）粘贴时，位置要准确，因为粘贴后不易移动，一旦粘贴位置有偏差，则不易修改。

2. 粘贴指甲彩贴

是将各种花式的指甲彩粘贴在指甲上，组成各种亮丽的图案，分为水贴花和无水贴花两种，水贴花浸泡后粘贴，无水贴花直接粘贴。

粘贴指甲彩绘的方法：

（1）选择所需指甲彩贴，剪下后放入盛水的容器中浸泡约1分钟，取出图案。

（2）涂护甲底油。

（3）涂指甲油或将指甲彩绘。

（4）用镊子将指甲彩贴粘贴在指甲适当的位置上压定。

（5）用纸巾吸干水分。

（6）待干后在指甲表面涂亮油。

粘贴指甲彩贴的注意事项：

（1）选择、设计指甲彩贴图案以简洁为宜，不宜在同一指甲上粘贴过多（3个以上）的彩贴。

（2）粘贴时，应认真、细致，将指甲彩贴与指甲粘定。

（3）无水贴花在取放时易破损，取用粘贴时须小心、细致。

3. 粘贴金、银箔

粘贴金、银箔是将金箔或银箔捣碎，粘贴在指甲上，使指甲看上去高贵、华丽，特别适合新娘妆、节日盛装。

粘贴金、银箔的操作方法

（1）涂护甲底油。

（2）涂指甲油，趁甲油未干时用镊子夹住金、银箔碎粒放置在指甲适当的位置上，贴出形状。

（3）干后在指甲表面涂亮油。

粘贴金、银箔的注意事项：

（1）金、银箔一定要捣碎。

（2）在用金、银箔造型时，一定要认真、细致，使所做造型精美、准确。

（3）金、银箔极轻薄，故操作时呼吸要轻，以免吹散。

（六）钻孔镶饰物

用专业打孔器在指甲内侧钻小孔，可以镶挂各种款式的小吊饰，如小鱼、景泰蓝小球、珍珠球等，操作简单、方便，深受前卫一族的喜爱。

（七）晕染法

晕染法涂出的指甲，颜色深浅变化自然，可以营造出朦胧的意境，点缀一些小花、风景，美不胜收。

（1）涂护甲底油。

（2）选三瓶同色系指甲油，由深至浅，最浅的可以为白色。

（3）选颜色最深的甲油，在靠近指甲根部1/3处均匀涂抹。

（4）选颜色中深的甲油，在指甲中部1/3处均匀涂抹，与颜色最深的甲油交界，自然过渡，刷子擦干净，放回瓶内。

（5）选颜色最浅的甲油，在指甲前1/3处均匀涂抹，与中深的甲油交界，自然过渡。

（6）进行彩绘装饰，点缀一些图案。

（7）干后涂亮油。

（八）水晶浮雕甲和内雕甲

采用水晶液和各种时尚、流行的彩色甲粉，凹凸有致、立体感强，凸出甲面不超过2毫米，时尚、精典、突出特色，目前应用广泛，不影响日常工作和生活。

1. 浮雕甲

（1）在自然甲或制作完成后的人工指甲上进行制作。

（2）用特殊的立雕笔取彩色雕塑甲粉，在指甲上塑造浮凸的造型，以花卉、水果、动物题材为主。

（3）在整个指甲表面涂亮油。

2. 内雕甲

内雕甲需要首先在真指甲上塑好造型，用立雕笔塑造图案，然后在表面覆盖透明水晶甲粉，经过打磨抛光之后，清晰体现指甲立体感，而指甲表面光滑、平整，图案容易保持。

（九）喷绘

利用美甲专用喷绘仪中的专用喷枪，在指甲上喷雾状色彩、设计图案，喷绘图案丰富多变，更强调层次感及曲线，可以产生多变的图案。

（1）将纸模套在指甲上（或根据设计的图案造型，将选择好的印花模板的相应图案贴在指甲表面）。

（2）用喷枪喷绘。

（十）工笔彩绘

1. 用品、用具

彩绘笔、樱花水粉、小瓶子、水

2. 彩绘方法

采用彩绘笔和水粉进行彩绘，勾画各种图案与造型，首先涂指甲油，待指甲油表面干透后进行创作。具有一定的艺术性与创造性，美甲师可以勾画各种图案，如花草树木、卡通人物、各种动物昆虫等。

第二部分 脱毛

第一节 概述

一、脱毛的目的

化妆时,将鬓角多余的毳毛脱去,使妆型显得洁净。

将女士易裸露在外部过长、过于浓密的体毛脱除,使其达到更趋完美的目的。

二、人体毛发的分布与分类

人体的毛发除手掌、脚掌、指趾末节外遍布全身皮肤。其主要成分是角蛋白。

人体的毛发以长短粗细划分,可分为长毛、短毛、毳毛三种。长毛包括头发、腋毛、阴毛等;短毛包括眉毛、睫毛、鼻毛等;毳毛质地柔软、颜色较淡、短而纤细、广泛分布于除手掌、脚掌、指趾末节和长有长毛、短毛部位外的全身各处。毛发的30%在表皮外侧,70%埋在表皮内侧。

如果按毛发的软硬划分,人体的毛发又可分为软毛和硬毛两大类。软毛细软,毛色浅淡,一般毳毛属软毛;硬毛较粗硬,毛色较深,一般长毛、短毛属硬毛。

常用的脱毛方法可分为两类:永久性脱毛法和暂时性脱毛法。

三、暂时性脱毛

暂时性脱毛是暂时性将毛发脱去,但不久后还会长出新毛。暂时性脱毛又可分为化学性脱毛和物理性脱毛。

(一)化学性脱毛

化学性脱毛常用的化学脱毛剂主要有:脱毛膏、脱毛霜和脱毛液等。

（二）物理性脱毛

物理性脱毛主要有：

（1）蜡脱毛，又分为冻蜡脱毛和热蜡脱毛。

（2）线脱毛，即民间常说的"绞脸"，主要用于脱鬓角绒毛。

（3）刀削（刀刮），用剃刀刮毛。

（4）拔毛，用眉钳或小镊子拔毛。

四 不同脱毛用品的脱毛步骤与基本方法

（一）化学除毛剂脱毛

化学除毛剂包括脱毛液、脱毛膏及脱毛霜等。其中含有能够溶解毛发的化学成分，可溶化毛干，达到脱毛的目的。此种方法多用于脱细小的绒毛，经常使用可使新生毛发变稀变轻。

1. 操作方法与步骤

（1）将欲脱毛部位清洁。

（2）将脱毛膏（霜）顺毛发生长方向涂于需脱毛部位的皮肤上。

（3）10分钟后，用扁平刮板逆毛发生长方向将脱毛膏（霜）及汗毛刮下，或用潮棉片逆毛发生长的方向将脱毛膏及汗毛一同擦下。

（4）用温水清洗局部皮肤。

（5）涂护肤霜。

2. 注意事项

（1）化学性除毛剂对皮肤刺激性较大，过敏性皮肤不宜使用。

（2）不同脱毛膏（霜）的效力强度不同，所以涂在皮肤上等待的时间也不同，使用前应注意先看说明。

（3）化学除毛剂长时间附着于皮肤上，会伤害皮肤，故在使用时，其附着于皮肤的时间不可过长，并应及时、彻底清洗干净。

（4）化学脱毛剂脱毛一般情况下仅适于脱细小的绒毛。

（二）脱毛蜡脱毛

脱毛蜡分冻蜡和热蜡。

1. 冻蜡及其使用方法

冻蜡的主要成分为多种树脂，黏着性强，可溶于水，呈胶状。使用时不用加热，可直接涂于脱毛处皮肤，并与皮肤紧密黏着，无不适感，适用于敏感部位皮肤脱毛。

操作步骤与方法：

（1）清洁脱毛部位局部皮肤。于皮肤上，蜡膜不要过厚。

（2）将需脱毛部位薄薄地涂一层爽身粉，吸去油脂，起到隔离蜡与皮肤的保护作用。

（3）用扁平的刮板取出适量的冻蜡，然后将冻蜡顺毛发生长方向薄而均匀地涂于皮肤上，蜡膜不要过厚。

（4）将纤维纸平铺于蜡面上，并轻轻按压，使纤维纸、脱毛蜡与皮肤粘紧。

（5）一手按住皮肤，另一手执纤维纸边，逆毛发生长的方向快速揭下，毛发会随纸一起脱下。

（6）将局部清洗干净，涂护肤霜。

2. 热蜡及其使用方法

热蜡由蜂蜡与树脂混合而成，一般呈固体状态，使用前需加热熔化，待温度降到适宜皮肤时，方可涂在皮肤上。

操作步骤与方法：

（1）用熔蜡器将蜡块加热熔化。

（2）将欲脱毛处的皮肤清洁干净。

（3）在欲脱毛处均匀地涂一层爽身粉。

（4）待蜡降到适宜的温度时，用刮板将蜡顺毛发生长的方向薄而均匀地涂于脱毛处。

（5）将纤维纸平铺于蜡面上，按实。

（6）一手按住皮肤，另一手持纤维纸边，逆毛发生长的方向快速揭下。

（7）将局部清洗干净，涂护肤霜。

3. 冻蜡与热蜡的主要特点

冻蜡使用方便，广泛适用于多种皮肤，但成本较高。热蜡成本较低，用过的蜡经过消毒、加热（高温加热20分钟）、滤去毛发后可重复使用（但一般不提倡）。但操作较麻烦，且应熟练准确地掌握蜡的温度，以免过热灼伤顾客或因过凉影响脱毛效果。

五 不同部位脱毛的步骤、方法

（一）四肢脱毛（用热蜡脱毛为例）

1. 主要用品用具为脱毛蜡、扁平刮板、纤维纸、爽身粉、粉扑、熔蜡器。

2. 准备工作

（1）使用热蜡时，必须先用熔蜡器将蜡块熔化，备用。

（2）清洁欲脱毛处皮肤。

（3）用粉扑将爽身粉薄而均匀地涂于四肢需脱毛处的皮肤上（见图4-2-1）。

3. 操作步骤与方法

（1）用扁平刮板刮取少量脱毛蜡，与皮肤约呈45°角将其顺着毛发生长方向薄而均匀地涂开（见图4-2-1）。

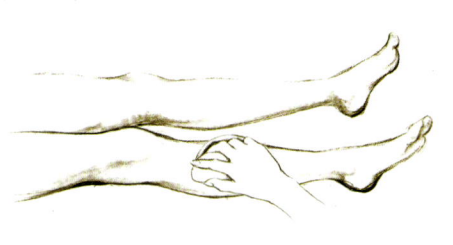
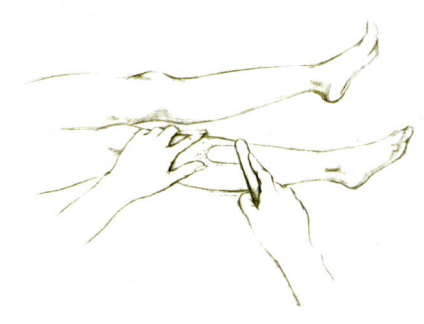
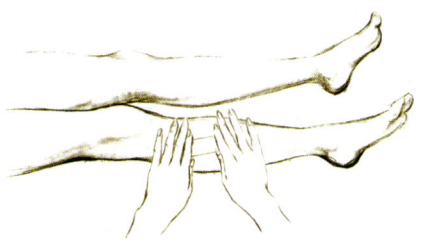
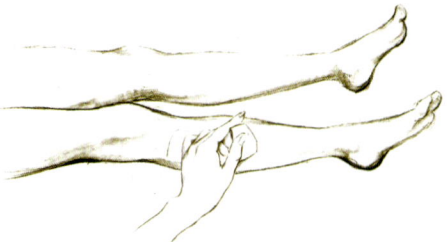

图4-2-1

（2）将纤维纸铺在蜡面上，轻按压实（见图4-2-1）。一手按住皮肤，另一手将纤维纸逆毛发生长的方向快速揭下（见图4-2-1）。继续对其余部位脱毛。

（3）清洗干净后涂护肤霜。

4. 注意事项

（1）涂脱毛蜡一定要顺着毛发生长方向，揭纸时要逆毛发生长方向。

（2）揭纤维纸动作要快，否则会感觉疼痛。

（3）脱毛要彻底，脱毛部位不能有残余毛发。

（4）用热蜡时，温度不要过高，一般在40~55℃为宜，避免烫伤皮肤。

（5）用热蜡时，动作要快，以免因蜡冷却凝固而影响脱毛效果。

（二）脱腋毛

因为人体腋下神经丰富，很敏感，故一般采用冻蜡脱腋毛。

1. 主要用品用具为剪刀和其他四肢脱毛用品用具。

2. 准备工作

（1）将腋毛剪短，留约1厘米长即可，以方便涂蜡，并增加蜡的附着力。

（2）将局部清洁。

（3）涂爽身粉。

3. 操作程序同四肢脱毛方法。

4. 注意事项：

（1）修剪腋毛要长短适中，不要太长或太短，否则会影响脱毛效果。

（2）腋部皮肤较敏感，每一次脱毛面积要小，逐步进行，直到完全脱净为止。

（三）脱唇毛、鬓角绒毛

可以用脱毛蜡脱毛，也可以用脱毛膏脱毛。

1. 主要用品用具为脱毛蜡或脱毛膏以及其他四肢脱毛用品用具。

2. 准备工作（以用脱毛蜡脱毛为例）

（1）加热熔化蜡块。

（2）局部清洁，涂爽身粉。

3. 操作步骤与方法同四肢脱毛。

4. 注意事项：

（1）上唇左右两侧毛发生长的方向不同，在脱毛过程中应注意观察，分别进行。

（2）唇部皮肤较敏感，用蜡脱毛时，要一小片一小片地脱。

（3）唇毛细而柔软，采用化学脱毛剂脱毛具有不易疼痛的特点，其效果更佳。但脱毛后应及时用清水清洗干净，以免刺激皮肤。

第二节 光子脱毛仪

女性体毛过长或过于浓密会影响美观。长期以来，人们一直在使用各种方法去除身体各部位不雅的多余毛发，如刮除、蜡脱和电针治疗等，但这些方法要么效果不持久，要么太痛苦或太麻烦，总不能令人十分满意。

一、光子脱毛的原理

采用光热治疗技术，该技术是对激光、强光脱毛所采用的选择性光吸收与原理的最新改进。应用所发射的特殊谱段脉冲光可穿透皮肤直达毛囊根部，所发射的热能可经由毛干截面传导至毛囊深部，从而使毛囊温度迅速升高直至凝固、坏死，达到永久性去除毛发的效果，这一治疗过程对皮肤和毛囊周围组织不会造成任何损伤。

二、光子脱毛操作步骤、方法

（1）刮掉治疗区的毛发。
（2）清洁治疗部位。
（3）将冷凝胶涂于皮肤上。
（4）将导光体与冷凝胶贴于皮肤表面进行操作。
（5）先做1~3个测试光斑，然后进行皮肤即刻反应的观察，正常是皮肤微红或毛根部微红，可伴有焦糊味。
（6）当需要调整能量密度时，递增不超过2毫焦。
（7）对于皮肤较敏感者，24~28小时皮肤出现延迟反应较常见，不能因为即刻反应不太明显而随意提高能量密度。
（8）治疗后，冷敷（不是冰敷，不低于4℃）10~20分钟，术后1~3天不可使用有刺激的或功效性的护肤品。一个月内使用防晒霜（防晒指数为SPF15），严防日晒，皮肤无不良反应的情况下可以化妆。

三、脱毛后皮肤的反应及处理

永久性脱毛后，多数人无异常反应。少数皮肤较敏感者会出现局部皮肤微红、红、甚至轻度红肿。一般情况，若操作方法正确，无皮肤损伤，均属正常情况，可不做处理。一般在半小时后，异常情况便自动消失。对于轻度红肿者，可略做冷敷，其症状会在一段时间内消失。

四、永久性脱毛的技术要求与注意事项

（1）根据仪器使用说明，严格按照操作规程接通电源、打开开关。
（2）首次接受光子脱毛治疗时，只能去除正处于生长期的毛发。3~4周后，再次接受治疗。经过3次治疗后，萎缩的毛囊将丧失再生功能。
（3）切不可忽略脱毛局部的清洁。

第三部分/ 烫睫毛

一 电烫眼睫毛的目的

（1）使睫毛自然、弯曲，增加睫毛的长度，使睫毛翘立。

（2）使睫毛自然、弯曲，使眼睛光彩、妩媚、有精神。

（3）一次电烫眼睫毛，一般可以维持1~3个月，省去了顾客每日夹睫毛的麻烦。

二 电烫眼睫毛的基本原理

电烫眼睫毛的原理与烫发相同。即利用特制的卷芯、药水，使眼睫毛卷起，固定弯度，使睫毛在一段时期内保持翘立弯曲。

三 主要用品、用具

（1）电烫眼睫毛药膏（水），药水中所含的刺激成分低于烫发水，效力持久，不需加热。一套电烫的睫毛膏（水）中包括：冷烫（液）膏、护眼液、定型液、洗眼水。使用前看说明书。

（2）卷芯，卷芯分粗、中、细三个型号，在使用时，根据顾客眼睫毛的长短进行适当的选择。

（3）特制胶水、拔棒或小镊子、棉块、棉签、纸巾、保鲜膜、毛巾、睫毛梳、睫毛膏。

四 烫眼睫毛的步骤、方法

（1）彻底清洁眼部。

（2）依照顾客睫毛的长短，选择适当的卷芯，剪成适当的长度紧贴于上眼睑的睫毛根部。

（3）用特制胶水涂在卷芯上，将睫毛竖直向上，卷贴在卷芯上。

（4）用浸过护眼液的湿棉片放在眼睑外，保护眼睛。

（5）将冷烫膏均匀地涂在睫毛根部，等待10~15分钟，为减少药效的挥发，盖保鲜膜后再加盖毛巾。

（6）用棉签蘸洗眼水将冷烫膏擦洗干净。

（7）均匀涂抹定型水，等待10~15分钟，为减少药效的挥发盖保鲜膜后再加盖毛巾。

（8）用棉签蘸洗眼水，轻轻地将卷芯卸下。

（9）清洗眼睫毛。

（10）梳理眼睫毛，涂睫毛膏。

五 电烫眼睫毛的技术要求与注意事项

（1）眼部红肿，患有其他眼睛疾病者，暂不宜电烫眼睫毛。

（2）上卷芯时，卷芯一定要粘贴牢固，避免内、外眼角外翘立。

（3）在粘贴睫毛时，将睫毛按照竖直向上的方向，一根根理顺卷在卷芯上，避免睫毛出现杂乱现象，切忌将下眼睫毛卷在卷芯上。

（4）电烫眼睫毛的药水，不要流入顾客眼中。

（5）在电烫眼睫毛操作中，药水需要保留的时间请参照说明书。

（6）取卷芯时，力度要轻，不可将顾客的睫毛扯掉。

（7）在电烫眼睫毛操作中，不需照灯或加热。

第四部分/
植假眼睫毛

植假眼睫毛是用特定的胶水将一束一束假睫毛根据眼形和睫毛稀疏的需要粘在眼睫毛根部,增添眼睛的魅力。如果睫毛较稀,粘假睫毛可以使睫毛又密又长,使眼睛更具光泽、妩媚,并且粘假睫毛能使小眼睛显大,具有生动、自然、逼真的效果。这种种植的睫毛一般可维持两个星期左右,因为这种胶水的黏性较强,需用配套的药水才能卸除。

一 用品用具的准备

1. 用品
假睫毛(短、中、长)、专用胶水、洗睫液、洗面奶、消炎药膏、75%酒精。

2. 用具
眉镊、棉棒、棉片、牙签。

二 假睫毛的选择与应用

1. 短型号睫毛
适合眼睛小、睫毛较短、稀淡及想达到自然效果的人。

2. 中型号睫毛
适合眼睛大小适中、睫毛密度适中的人。

3. 长型号睫毛
适合大眼睛、睫毛密度适中、睫毛较长、修饰效果明显的人。

三 操作步骤和方法

1. 植假眼睫毛
(1)消毒美容师双手和用具。
(2)清洁顾客眼部皮肤。
(3)根据眼形和睫毛的稀疏程度选择假睫毛的型号(短、中、长)。
(4)在假睫毛的根部涂抹专用胶水,将它紧紧粘贴在顾客睫毛根部稀疏处的睫毛上(不要粘贴在眼皮上),然后用眉镊将真假睫毛夹紧。
(5)上眼睑的外眼角可以粘长一点的睫毛,靠近内眼角粘贴短一点的睫毛。下睫毛比上睫毛细点,每两束假睫毛距离1.5~2毫米。

2. 去除睫毛

（1）消毒美容师双手及用具。

（2）清洁顾客眼部皮肤。

（3）左手持眉镊夹住假睫毛，右手用棉棒蘸取洗睫液，轻轻推擦将假睫毛洗下来。

（4）涂抹消炎药膏在睫毛根部皮肤。

四 植假眼睫毛要求及注意事项

（1）根据顾客睫毛长短、浓密、眼形选择假睫毛。

（2）植假睫毛操作时，胶水取放适量。

（3）拆卸假睫毛时，力度要轻，以免将真睫毛扯掉。

（4）植好的假睫毛一般能保持两个星期左右，如有掉假睫毛现象，顾客应到美容院补植假睫毛。

第五篇 芳香理疗

- 本篇内容主要介绍了芳香疗法的主要原料，
- 精油的特有性状。
- 对植物精油进行了细致的讲解与剖析。
- 并针对植物精油的应用
- 介绍了淋巴引流按摩手法。

课题概况

课题名称：芳香理疗

课题内容：芳香疗法的主要原料、芳香疗法、淋巴引流按摩

课题时间：56课时

教学方式：本课题以理论教学、实际演示教学与PPT演示结合。

1. 指导教师进行芳香精油基础知识的讲解，使学生了解芳香精油的主要原料及相关知识。
2. 实际操作演示淋巴引流按摩技术。

教学要求：结合理论知识，引导学生正确地使用芳香精油产品，并熟练掌握配合芳香精油进行的淋巴引流按摩手法。

训练目的：指导学生进行芳香精油实用技术的训练。

作业要求：收集芳香精油的相关知识。

芳·香·理·疗

第一部分/
芳香疗法的主要原料

芳香疗法是一个人们所熟悉的身心护理方法，也已逐渐被人们认识。早在数千年以前，古代的埃及人、罗马人及希腊人就发现了植物精油的妙用。在历史悠久的中国，神农氏尝百草，利用植物的花、草、根、茎、叶、树皮为人治病，明代大医药家李时珍在所著的《本草纲目》一书中也记载了植物的广泛应用。而现代科学家则以先进的科学技术不断研究，肯定与证明了植物精油确实对人体有益。

一 精油

植物精油是以各种高香度的鲜花、香草、树干、果实及树脂为原料配合现代高科技提炼出来的。优质的植物精油是芳香疗法发挥极佳疗效的主要因素。而精油的品质与植物的种植、选择、采集、气候、地域及提炼有很大的关系。

提炼精油的常用方法有：蒸馏法、萃取法、压榨法。

（一）蒸馏法

首先是将植物体置于蒸馏槽内并将高温的蒸汽通入其中，精油便随着水及其他物质蒸发出来。将蒸馏液冷却后，由于精油不溶于水，因此，便可将精油与纯露分开。蒸馏法是提炼精油使用最多的方法。

（二）萃取法

由高挥发性的溶剂萃取出来。萃取又分有机溶剂萃取法、渗浸法、挥发性溶剂法、二氧化碳萃取法等。

（三）压榨法

主要是针对柑橘类，先将果皮与果肉分离，再将果皮榨出汁液，可用手工或机械来完成。

二 用来制造香料的物质与香精

（一）用来制造香料的物质

大自然是香料物质的第一生产基地，常用的制造香料物质的植物有：

1. 花

玫瑰、茉莉、木兰、橘花、紫丁香等。

2. 种子

葛缕子、杏仁等。

3. 树皮

肉桂等。

4. 叶子

月桂树、白里香等。

5. 树木

檀香木、花梨木、香柏等。

6. 果实

柠檬、桃子、草莓等。

7. 香料

豆蔻、丁香等。

（二）香精

水杨酸是常用来治疗青春痘的产品，由路蹄子草的叶子、西洋薯草的花和叶子以及桦树的树皮提炼制成，是一种消毒剂，可以溶解皮肤表面的死细胞。

叶绿素能使植物产生光合作用，可用来治疗皮肤损伤，有减轻皮肤肿胀、化脓的功能，同时还可以做除臭剂。

随着科学技术的不断发展，科学家能够在实验室中以人工合成的方式来制造人工香料。但是，因为有些人对这些物质会产生皮肤过敏现象，所以在使用时均应十分小心。护肤品中所使用的香料以天然物质为最佳。

三 精油的特点与性质

（一）精油的特点

植物精油是高浓度的，比重轻于水，大部分精油的状态相似于水和酒精，不油腻。有些精油呈黏滞状，有些精油在低温下呈半凝固状态。尽管精油不溶于水，但只要把水温调高些便可溶解精油，以作沐浴、洁肤和洗发之用。

由于各种精油提炼自各种不同的植物，所以功效也不同，但浓度都甚高，因此使用多以"滴"来计算，并且必须稀释后才可搽在皮肤上。

（二）精油的性质

1. 渗透力强

植物精油分子体积非常小，比其他动物油更能迅速地渗入人体皮肤最底层及血液循环中，不会浮于皮肤表面，导致毛孔堵塞。

2. 杀菌力强

所有植物精油都有杀菌、抗菌的功效，只是程度不同而已。有些还有助于治疗病毒感染，其抗病毒感染的能力是其他常规药物都不及的。

3. 激发细胞的再生力

许多植物精油都有可能激发健康细胞的更新和生长，调整和恢复身心的平衡，还能消除紧张、疲劳，增强记忆能力，促进血液循环和新陈代谢。

由于精油具有以上性质，所以精油对精神调理具有明显的疗效，各种不同的植物精油对情绪都有不同程度的调理作用。这些作用包括兴奋、激动、放松或令人愉快等。

四 精油芳香疗法的途径

精油产生的疗效主要是通过两条途径进入人体并产生作用的，即嗅觉系统和皮肤。

（一）嗅觉系统

人们吸入香气后，精油微粒子直达嗅觉系统接受细胞所在位置，并通过嗅觉系统将香味信息传递到大脑中枢，这些香味强烈地刺激神经及周围细胞。由于精油的种类、作用不同，其功效也不同，如镇静、放松、兴奋或愉快。还有一部分香味信息传递到身体的其他部位，以体外形式表现出来。也有部分香精分子通过鼻腔传到肺部，然后扩散到血管、淋巴，一旦进入血管和体液就会产生疗效了。

（二）皮肤

将稀释后的精油涂擦在皮肤上，细小的精油分子能渗透进皮肤并通过细胞间隙、毛孔和毛囊，到达细微的毛细血管或淋巴，遍布全身并且渗透至细胞和体液中，黏膜就能吸收精油并产生疗效了。

五 芳香疗法与美容

运用于美容的芳香疗法是通过特殊的按摩技巧或吸入方式所采用的护理方法。这种美容护肤保养的形式称为芳香美容法，也称为芳香疗法。

美容与身体健康分不开。首先，芳香疗法具有令人愉悦、兴奋、镇静或振奋精神等效果，可以影响人们的心理状态，改善人们的情绪。而精神放松与宁静是保持身心健康的必要条件。用于沐浴、外敷、按摩或嗅吸香味时都具有促进新陈代谢、增加免疫能力、改进整体健康状况的功效。此外，芳香疗法可直接作用于皮肤，使皮肤光滑、红润、细嫩、富有弹性、充满活力，达到疗肤、养肤的作用。

芳香疗法使用香料主要有两种方式：一种是在面霜、洗剂、喷剂、按摩剂、沐浴油中加入香料；另一种则将香料用喷雾器直接喷到脸部或身上。

六 香氛与心理

芳香疗法同时可以影响人们的心理状态，并且可以改变人们的情绪。而精神放松、心情宁静是延缓衰老的心理状态。

现代芳香疗法，在继承了古代香料艺术的基础上，还具有积极的心理治疗作用，而且在美容院中被用来营造轻松的气氛。

在古代，人们曾利用香味来影响人的心理，他们发现香料涂在身上或散布在室内可以对人的思想及情绪产生非常大的影响。

现代科学对人类心理的研究表明：人的心理常被五种知觉——视觉、触觉、听觉、味觉和嗅觉所控制，而经有关科学家研究、试验认为：嗅觉的感知能力最强。人们对有味道的东西马上就会有反应，令人讨厌的味道会使人的身体产生不适；而令人愉快的味道却可以使人精神振奋，消除沮丧及怠倦的感觉。不论是令人讨厌或是令人愉快的味道都会改变人的情绪。

七 芳香疗法的主要功效

（一）调节、平衡神经系统

利用芳香精油的气味，刺激嗅觉，能产生镇静或兴奋神经的效果。当空气中芳香精油的微小分子被吸入鼻腔，粘着于鼻黏膜上时，便会迅速进入血管及神经系统，调节中枢神经，平衡全身的神经系统。

（二）促进人体生理调节

当精油渗透到表皮下时，可达到放松肌肤、去毒、激发细胞活力、促进人体生理调节的作用。

（三）护肤、养肤，调节、改善问题皮肤

不同的精油，分别具有杀菌、修复、滋润皮肤、促进细胞再生等功效，并具有避免或减少疤痕的产生、治疗痤疮、调节问题皮肤、护肤、养肤等功效。

八 精油的存放与储藏

因为光、热、温度及空气都会使精油的有效成分产生变化，破坏蕴藏在其中的效力或缩短其有效期，所以精油必须紧密封盖，而且放置于避光、阴凉、干燥的地方。

为了避免紫外线和含化学成分的塑胶类容器破坏精油的有效成分，必须使用茶色或深色的玻璃器皿盛装精油。

芳·香·理·疗

第二部分/
芳香疗法

芳香疗法由法语AROMA（芳香）和THERAPY（疗法）两名词衍生而成的，全名即为AROMATHERAPY（芳香疗法或香氛疗法）。

芳香疗法即是将高香度植物的鲜花瓣、枝叶、根茎、果实及树脂，经过现代高科技方法提炼出高浓度及高香气的芳香精油，利用人体的嗅觉器官或其他方法（如嗅吸、按摩、外敷、浸泡等）渗入皮下深层甚至直达血液、淋巴液，进而调理身心健康，舒缓精神紧张、排除压力、镇静或振奋精神，缓解肌肉酸痛，促进新陈代谢，增强身体的免疫能力，促进活细胞再生，调节人体各部位神经系统、血液循环、肌肉组织、内分泌系统、消化及排泄系统等，以此来达到心灵、身体与肌肤的舒畅、健康。因为芳香疗法属于自然疗法，可以让人们的生活充满喜悦、健康与生命力。

 相关知识

（一）常见的植物精油介绍

1. 罗勒精油

罗勒精油可与天竺葵、牛膝草、佛手柑等多种天然精华素混合使用，是一种刺激神经系统的植物油。不但能加强精神集中力，还能消除精神上的疲劳，使头脑恢复清醒。罗勒精油运用于皮肤护理上，具有紧实抗衰老的作用，可畅通阻塞的皮肤，也可发挥其刺激作用，滋润皮肤，使皮肤恢复弹性。此外，还有防止蚊虫叮咬的功效。女性怀孕期间最好避免使用罗勒精油。

2. 佛手柑精油

一种振奋精神的柑橘类香剂，可镇静神经，消除因紧张而引起的情绪低落。对处理各种常见的皮肤问题，如湿疹、痤疮、牛皮癣等均可发挥有效的杀菌功效。佛手柑精油可以增加皮肤的感光性，因而会使皮肤晒黑。

3. 玉树油精油

具有杀菌的成效，对护理痤疮及湿疹等问题皮肤，均有一定的疗效。

4. 甘菊精油

具有很好的消炎、抗菌、促进伤口愈合、舒缓及镇定作用。有助于缓解因痛经、更年期等引起的情绪不安、精神低落。将甘菊加按摩油后，可对肌肉疼痛、关节肿痛的顾客进行按摩，并对敏感、红肿、干性、痤疮、湿疹、脱皮、斑痕等皮肤问题具有较显著的疗效，是非常优良的皮肤净化保养品。

5. 乳香精油

产于北非的一种树脂，具有镇定神经的作用。乳香应用于皮肤护理中，具有延缓皮肤衰老、促进细胞再生、有助于伤口愈合、减少皮肤皱纹的功效。还能治疗哮喘及呼吸系统疾病，有镇定作用。

6. 天竺葵精油

一种能刺激神经的香剂，具有平衡性激素分泌、缓和更年期引起的不安情绪等功能，还能促进助肝、肾排毒；刺激淋巴系统、强化循环系统，具有利尿特性。在皮肤护理过程中，天竺葵精油适用于各种皮肤，具有清洁、杀菌、收缩毛孔及使衰老皮肤恢复弹性的功效。不宜用于灼伤的皮肤。

7. 杜松果精油

一种刺激及松弛神经的滋补性植物油。可作血液精华剂，刺激血液循环，并具有消毒及收缩血管的功能。应用于皮肤护理的按摩中，可防止多余水分累积，同时对医治风湿病、关节炎等痛症有较好的疗效。

8. 薰衣草精油

最有效以及用途最广的芳香精油。其功用主要包括止痛、镇静及杀菌（可直接用于灼伤的皮肤）。主治失眠、情绪低落、神经系统及心理障碍。可直接使用，亦可以用于泡浴或按摩。应用于皮肤护理中，具有消炎、愈合伤口、解除肌肉疼痛、放松精神的功能，并适合于任何类型的皮肤护理。薰衣草精油有增进皮肤细胞再生、使皮肤恢复青春的功效。

9. 柠檬精油

一种用做提神的香剂及泡浴油。具有一定的刺激作用，可治疗伤风感冒、胃气胀、消除疲劳、虫咬肿痛及各种皮肤病，可帮助人体恢复和增强体力。适用于油性皮肤。另外柠檬精油可能刺激敏感性皮肤，不宜直接接触肌肤及涂抹皮肤后暴露阳光下。

10. 橙花精油

从橙树的花瓣中提取出来，具有帮助神经系统消除紧张的功效。橙花油在皮肤护理中，可刺激新细胞的健康生长，并适用于多种皮肤，对干性及敏感性皮肤，功效尤为显著。

11. 香橙精油

一种美味甘甜的香剂，含丰富的维生素C，具有镇静、使人心情开朗的作用。也有治疗失眠、腹泻及喉部不适的功效。在皮肤护理中能改善皮肤缺水、毛孔收缩的问题，还可以祛斑。也可作为美容院的空气清新剂。

12. 茶树精油

一种清新甘甜的香剂，可以使身体对病毒产生免疫力，杀菌消炎，治疗口腔溃烂、灼伤、晒伤、癣及香港脚。应用于皮肤上，适用于油性暗疮皮肤，能收缩及畅通毛孔、改善分泌、抗菌、抗病毒。

13. 胡椒薄荷精油

一种可降低身体体温及冷静心绪的植物油。应用于皮肤护理中，可治疗粉刺及痤疮等皮肤失调症状。

14. 蔷薇植物精油

具有杀菌、止痛、消除神经紧张、抗御情绪低落等功效。应用于皮肤护理中，适用于皮肤红肿、发炎、干燥、敏感等不同皮肤。

15. 迷迭香精油

具有促进血液循环、抑制情绪的作用。应用于皮肤护理的按摩中，可减肥、缓解各种痛症，并可滋润皮肤及表皮组织，改善肿胀皮肤、眼袋及蜂窝状组织，减少头皮屑的出现。

16. 檀香木精油

檀香木是一种鲜甜的木质香剂，能营造出令人冥思的气氛，与多种檀物精油混合后使用，可起到镇静神经的作用。应用于皮肤护理中，可消除粉刺、痤疮，对敏感、发炎、干燥的皮肤具有良好的疗效，也可软化皮肤。

17. 肉桂精油

肉桂带有浓烈的香草味，具有抗菌、收敛、止血、通经、改善肠胃的功能。应用于皮肤护理中，能使松弛的皮肤组织变得结实，有助减肥、收紧肌肤，并可治疗疣类皮肤问题。

18. 茴香精油

一种含有雌激素成分的精油，能刺激皮肤细胞的新陈代谢，使皮肤恢复弹性，因此在抗皱方面有一定的功效。

19. 杜松精油

一种具有消除疲劳和治疗湿疹、皮肤炎和牛皮癣作用的精油。应用于皮肤护理中，能起到抗菌、收敛的作用，因而对油性皮肤和痤疮症状有显著的疗效。

20. 玫瑰精油

具有香甜宜人的气味，可以平抚情绪、舒缓神经紧张与压力，增加信心，还可以调节内分泌。应用于皮肤护理中，适合干性、敏感、缺水皮肤，具有除皱紧肤、去除黑斑的作用。

21. 茉莉精油

可安抚神经，使人恢复精力，重现活力。应用于皮肤护理中，防止皮肤老化，保湿、滋润肌肤，最适合干性及敏感皮肤，具有平衡性激素的功效。

22. 广藿香精油

具有镇静、刺激的作用，可改善毛发光泽及治疗头皮问题。应用于皮肤护理中，可促进细胞再生，改善皮肤干燥、发炎的症状。

23. 尤加力精油

可以促进血液循环，使呼吸顺畅，对有瑕疵的皮肤有一定的恢复作用。

24. 依兰精油

具有镇静、提振信心的作用。应用于皮肤护理中，可平衡油脂分泌，解除阻塞的油性肌肤，具有抗感染的特性。

二、几种常用的基础油（媒介油）

大部分的精油都因为浓度过高，性能过强，而不适合直接应用在皮肤上。因此，需要以基础油（或称媒介油）来加以稀释。芳香疗法专用的基础油是以冷压萃取的100%的纯植物油，保存植物本身的维生素与脂肪酸，主要功能是将100%的纯精油稀释，使精油经由皮肤进入血液、淋巴循环及身体组织器官中。

（一）甜杏仁油

淡黄色液体，具有独特的味道，质地轻柔、润滑、清爽，是最不油腻的基础油，可与所有植物精华素混合使用，因此也是使用最广泛的基础油，富含维生素A、维生素B_1、维生素E、脂肪酸等，具有良好的亲肤性，多应用于按摩治疗上，适合老化、干燥及敏感性皮肤使用。

（二）桃仁油（杏核油）

内含丰富的维生素A、维生素C、维生素E和天然营养油脂，质地细致，颜色呈淡黄色，具有良好的滋润皮肤的功效，适合老化、干燥皮肤使用。

（三）鳄梨油

从鳄梨中萃取出的多脂油，富含蛋白质和维生素A、维生素B及卵磷脂，具有极佳的修复功能，很容易被皮肤吸收，用于按摩干性、衰老及敏感皮肤，具有良好的效果。

（四）葡萄籽油

萃取自葡萄种子，具有良好的渗透性。富含维生素F、矿物质、蛋白质、叶绿素，能增强保湿效果，葡萄籽油多用于按摩治疗，尤其适用于按摩皮肤，可润泽、柔软皮肤。适用于所有肤质及面疱、粉刺肌肤，也可滋润、柔软肌肤。质地清爽不油腻，易被皮肤吸收。

（五）棕榈油

棕榈油渗透力极佳，适用于按摩皮肤。

（六）小麦胚芽油

取自冷压的小麦胚芽，含丰富的维生素E、维生素B、蛋白质等，又称皮肤的维生素。具有抗自由基的特性，可延缓皮肤老化，滋润性强，可淡化细纹疤痕，对斑点及减肥也有一定的疗效。适合干性和老化皮肤。

（七）荷荷葩油

渗透力最强的基础油，清爽滋润，与人体的皮脂组织分子相似。含高滋养的胶原蛋白、矿物质。可改善油性皮肤、降低皮脂腺分泌、收敛毛孔，同时也是最佳的保湿油。适用于任何肤质，是用于皮肤按摩最佳的天然植物油。

（八）维生素E油

维生素E油为抗氧化物质，对疤痕及斑点皮肤有一定的功效。将维生素E油与其他适合的油混合在一起，是很好的按摩油。

（九）红花籽油

含有丰富的铁、蛋白质和维生素E，用于面部不油腻，保湿性能较好。

 植物精油的几种常见使用方法

（一）芳香泡浴

在注满水的浴盆中加5~10滴精油，搅动，使精油均匀分布后洗浴。芳香泡浴最佳的效果是在38℃的热水中泡上10~15分钟。浸泡后有一层精油薄膜浮在皮肤表层，令人有一种自然清新、柔滑如丝的感觉。

（二）手帕或面巾纸

将3滴精油滴在面巾纸或手帕上，掩鼻轻吸。

（三）芳香按摩

将单方植物精油溶解在基础油中或直接使用复方按摩精油，应用于按摩治疗、皮肤护理及化妆等方面。涂抹时，不要将油直接滴于皮肤上，必须将油放于手掌心揉搓后，使按摩油产生与人体相近的温度，再均匀涂抹在肌肤上。这样既可避免芳香精油滴在肌肤上给顾客造成精神紧张，又可以加速肌肤对精油的迅速吸收。将精油调入适当的基础油或底霜中，调和的比例是5毫升的基础油或底霜中滴入1~3滴精油，适用于各种皮肤和身体护理。

（四）芳香蒸熏

熏蒸法是一种环境美学，直接影响四周环境的气氛及个人情绪的释放、稳定及升华，每滴植物精油在空气中挥发出来，都可刺激嗅觉神经，传送至大脑细胞，使人的心理和生理状况在一定条件下得到改善。其方法有：

1. 香薰炉蒸熏法

把蒸馏水倒进香薰炉的盛水器中，再加入5~6滴植物精油。点燃蜡烛放置在香薰炉内，待热力使水中精华油慢慢释放出来。调配不同的植物精油滴入香薰炉中，便可得到不同的效果，有助于制造不同的气氛。

2. 加湿机蒸熏法

在加湿机的水箱中直接加入5~8滴精华油，使植物精油随加湿机的水雾散发到空气中。

3. 暖气机蒸熏法

将棉花球蘸上植物精油，放在暖气管散发热力的地方，使植物精油随暖气散发到空气中。

4. 蒸汽瓶蒸熏法

把若干滴植物精油倒入蒸汽瓶中，使精油缓缓地蒸发，喷到空气中或通过喷雾喷到顾客脸上。

（五）热敷及冷敷（芳香敷压）

将数滴精油滴入冷水（冷敷）或热水（热敷）中，搅匀之后，将一条毛巾浸入水中渗透，然后拧至半干，敷于肌肤或患处，同时轻轻按压，使含精油的水分渗透到皮肤里，重复5遍以上。热敷通常用于镇痛、舒缓痉挛、缓解风湿关节炎等症状。冷敷则用于消肿、解热、缓解扭伤和头痛等症状。

（六）涂抹法

各种外伤、虫咬伤、止痒、头痛、香港脚、湿疹、干癣脓肿等。用10毫升基础油加5~8滴精油的比例调和，将调好的精油直接涂抹于患处。

（七）香薰漱口法

将2~3滴精油滴入一杯水中搅匀，漱喉10秒钟，然后吐出，重复至整杯水用完，每天香薰漱口，可保持口气清晰，保护牙齿，减少喉炎。常用精油有：茶树精油、薰衣草精油、薄荷精油。牙痛时，直接用棉签蘸一滴未经稀释的肉桂精油，点在牙痛部位，即可缓解牙痛。

（八）洗发护发

洗发时，将2滴精油加入洗发液，均匀涂抹于头发上，轻轻按摩3~5分钟，再以清水洗净；护发时，将基础油与精油以10:1比例调和，轻轻按摩头皮使吸收，以毛巾包住约15分钟，再以洗发液洗即可。

去除头皮屑的精油疗法：将佛手柑2滴和茶树1滴与洗发精混在一起洗头，具有杀菌、平衡、舒缓的效果。

在使用香氛美容疗法时，首先应准确掌握常用精油的性能、特点、疗效，并熟练掌握其使用方法。

四 不同皮肤状况使用精油的配制

做面部一般用基础油30毫升加精油一种一滴。

（1）中性皮肤：选任何一种基础油30毫升，配合天竺葵、薰衣草等精油各一滴。

（2）油性皮肤：选任何一种基础油30毫升，配合佛手柑、香水树等精油各一滴。

（3）干性敏感皮肤：选任何一种基础油30毫升，配合甘菊、乳香、茉莉花等精油各一滴。

（4）发炎的皮肤：选任何一种基础油30毫升，配合薰衣草、茶树等精油各一滴。

（5）痤疮皮肤：选用红花籽油30毫升，配合桃金娘、檀香木、柠檬等精油各一滴。

（6）湿疹皮肤（干性湿疹）：选任何一种基础油30毫升，配合天竺葵、薰衣草等精油各一滴。

湿疹皮肤（湿性湿疹）：选任何一种基础油30毫升，配合甘菊精油一滴。

（7）混合皮肤：选任何一种基础油30毫升，配合天竺葵、香水树等精油各一滴。

（8）青春痘的皮肤：选任何一种基础油30毫升，配合柠檬、薰衣草、茶树等精油各一滴。对个别青春痘不要挤破，可直接用棉签蘸茶树精油擦。

（9）瘙痒皮肤：选任何一种基础油30毫升，配合甘菊、薰衣草等精油各一滴。

（10）黑头粉刺皮肤：选任何一种基础油30毫升，配合薰衣草、松树等精油各一滴。

（11）成熟衰老皮肤：选鳄梨油或小麦胚芽油3毫升，配合乳香、棕榈、广藿香等精油各一滴。

（12）微血管扩张的皮肤：选任何一种基础油30毫升，配合玫瑰、薰衣草等精油各一滴。

（13）缺水性皮肤：选任何一种基础油30毫升，配合天竺葵、香水树等精油各一滴。

（14）扁平疣皮肤：选任何一种基础油30毫升，配合茶树精油一滴。还可以每天早起用棉花棒蘸茶树精油点在扁平疣上，点之后用透气贴布盖起来。

（15）毛孔粗大的皮肤：选任何一种基础油30毫升，配合柏树精油一滴。也可在100毫升纯净水中滴入3~4滴柏树精质油，当化妆水用。

五 芳香疗法的方法、步骤

（1）将适量精油滴入奥桑蒸汽仪的水杯中（根据顾客皮肤状态及需要，选择适合的芳香精油），接通仪器电源，打开蒸汽开关。

（2）清洁面部皮肤。

（3）分析皮肤状况，判断皮肤类型。

（4）必要时用去死皮膏（水）脱屑。

（5）用潮湿的棉片盖上双眼，用奥桑仪的蒸汽蒸面3~10分钟（视皮肤状态而定）后，将奥桑喷雾的喷口推向旁侧，不关机，使其继续将溶有精油的蒸汽喷出。

（6）用阴阳电离子仪将精华素导入皮肤。

（7）用稀释（注意稀释比例）后的精油（根据顾客皮肤状态及需要，选择芳香精油）代替按摩膏做面部皮肤按摩15分钟左右。

（8）做营养面膜。

（9）将奥桑机开关关闭，喷滋润液。

（10）涂营养霜。

六 注意事项

（1）根据顾客的皮肤状态、精神状态及需要，正确选用精油。

（2）不使用不了解的精油。

（3）不可擅自指导顾客内服精油。

（4）有癫痫症状的人，禁止使用任何芳香疗法，因为有可能引致癫痫病的发作。

（5）严格遵守产品说明书中的精油使用剂量和方法，尤其是对孕妇和小孩。因为各类精油具有不同特性，尤其是含毒性的精油，不宜使用或要小心使用，分量不要过多。

（6）眼睛不得接触精油，严禁小孩接触精油。万一眼睛接触到精油或稀释后的精油溅入眼睛，要马上用大量水清洗眼睛。

（7）不使用未经稀释的精油，以免误用。如甘菊类的精油对紫外线有感光性，有可能引起皮肤反应。在搽上甘菊类精油后要避开太阳光（或其他紫外线光源）至少4小时。否则容易刺激皮肤内层的黑色素细胞迅速生长，产生雀斑或日晒斑。

（8）在第一次使用精油之前先进行过敏试验，滴一滴基础油或基础液在胸骨上或耳朵后面，保持12小时，如果没有不良反应，再将1滴精油稀释在半茶匙的基础油或基础液中，搅匀后抹在胸骨上或耳朵后，等待12个小时后观察是否有不良反应。

芳·香·理·疗

第三部分 / 淋巴引流按摩

一 淋巴系统功能

淋巴在淋巴管道里流动，途经淋巴组织和淋巴器官，最后汇入到静脉。淋巴组织和淋巴器官具有产生淋巴细胞、过滤异物和产生抗体等功能。所以淋巴系统不仅协助静脉引导体液回流入心，而且也是人体重要的防御结构（见图5-3-1）。

二 淋巴引流的功效

促进淋巴循环、加速淋巴的新陈代谢、帮助废物的排泄，消除全身的肿胀，改善因生活压力产生的任何不适，解除压力。

三 淋巴结的主要聚集区

进行淋巴引流指压前，必须熟知淋巴液的流向及淋巴结的位置，操作时将淋巴液引导至淋巴结聚集区附近后，手放开，不可来回反推，而要朝单一的方向进行。淋巴结的群状位置如下（见图5-3-2）：

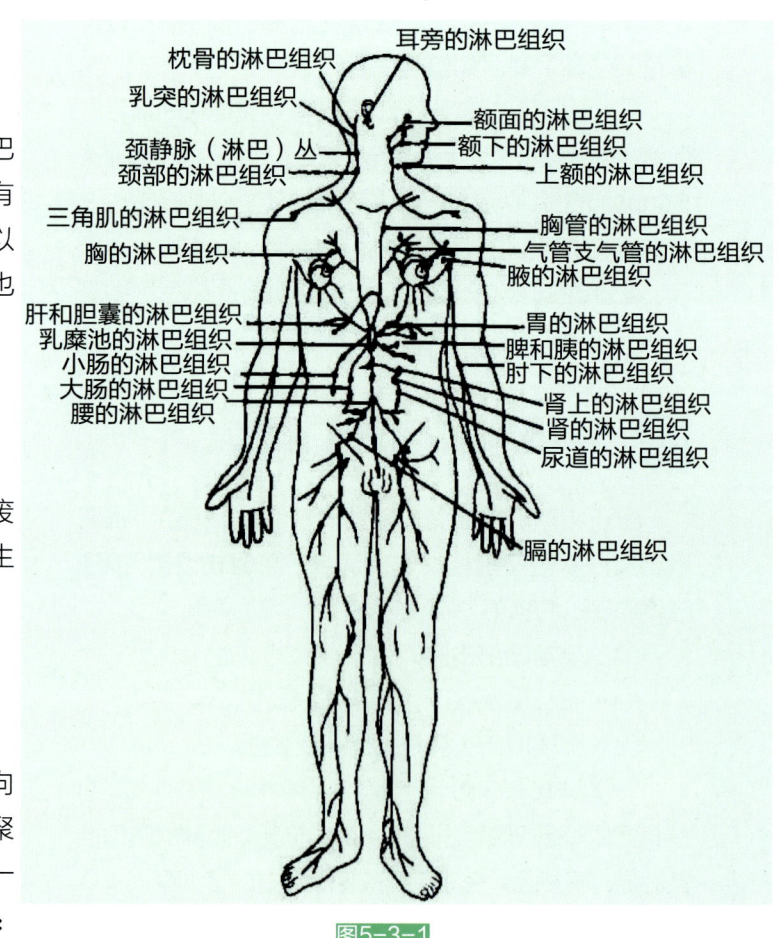

图5-3-1

1. 头颈部的淋巴结群（见图5-3-3）

下颌下淋巴结：位于下颌下腺周围，收纳颜面和口腔的淋巴，其输出管注入颈外侧浅淋巴结及颈外侧深淋巴结。

颏下淋巴结：位于颏下部，收纳颏部、下唇中部和舌尖等处的淋巴，其输出管注入下颌下淋巴结。

乳突淋巴结：位于耳廓的后方，收纳耳后部及颅顶的淋巴，其输出管注入颈外侧浅淋巴结。

颈前淋巴结：位于颈部前方，收纳喉、甲状腺和气管颈部的淋巴，其输出管注入颈外侧深淋巴结。

颈外侧浅淋巴结：位于胸锁乳突肌浅面，沿颈外静脉排列，收纳颈部淋巴管和乳突淋巴结的输出管，其输出管注入颈外侧深淋巴结。

颈外侧深淋巴结：是一条沿颈内静脉排列的纵行淋巴结链，其上端的部分淋巴结位于咽鼻部的后方，又称咽后淋巴结。近颈根部的淋巴结，除位于颈内静脉下段的周围外，还沿锁骨下动脉和臂丛排列，这一部分淋巴结又称锁骨上淋巴结。颈外侧深淋巴结直接或间接接受头颈部诸淋巴结的输出管以及胸壁上部等处来的淋巴，其输出管合成颈干，左侧的注入胸导管，右侧的注入右淋巴导管。

2. 上肢的淋巴结群

腋淋巴结：位于腋窝内。收纳上肢、胸前外侧壁、乳房和肩背部的淋巴，其输出管组成锁骨下干，左侧的注入胸导管，右侧的注入右淋巴导管。

肘淋巴结：又叫滑车上淋巴结，位于肱骨内上髁的上方，收纳手尺侧半与前臂尺侧半的部分淋巴，其输出管注入腋淋巴结。

3. 胸部的淋巴结群

胸骨旁淋巴结：沿胸廓内动脉排列，收纳胸前壁、腹前壁上部、膈和肝上面的淋巴，其输出管注入支气管纵隔干。

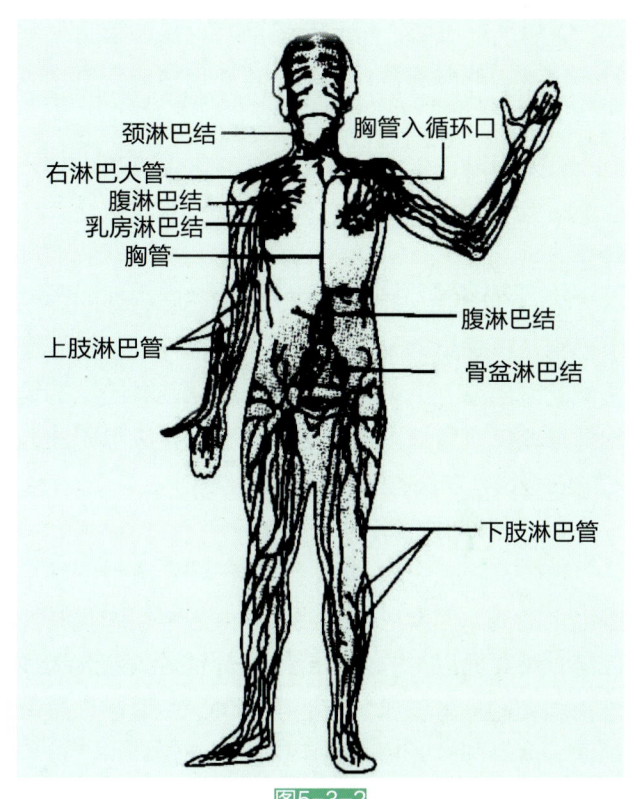

图5-3-2

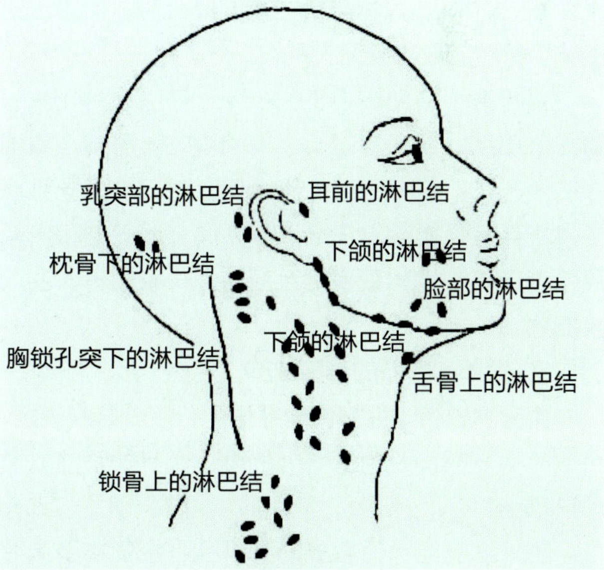

图5-3-3

纵隔前淋巴结：位于心包前方，收纳胸腺及部分心包与心的淋巴管，其输出管参与组成支气管纵隔干。

纵隔后淋巴结：位于食管及主动脉胸部前方，收纳食管及主动脉胸部的淋巴，输出管直接注入胸导管。

肺门淋巴结：肺的淋巴流入位于肺门处的肺门淋巴结，其输出的淋巴依次经过气管杈周围和气管两侧的淋巴结，后者的输出管与纵隔前淋巴结的输出管形成支气管纵隔干。右侧的支气管纵隔干注入右淋巴导管，左侧的注入胸导管。

4. 腹部的淋巴结群

腹壁及腹腔内成对脏器的淋巴结：腹前壁脐平面以上的浅、深淋巴分别注入腋淋巴结和胸骨旁淋巴结；脐平面以下的浅、深淋巴分别注入腹股沟浅淋巴结和髂外淋巴结。腹后壁的淋巴主要注入腰淋巴结，腰淋巴结除接受腹后壁的淋巴管外，还接受来自腹腔内成对脏器（如肾、肾上腺、卵巢或睾丸及附睾）的淋巴以及髂总淋巴结的输出管。腰淋巴结的输出管形成左右腰干。

腹腔内不成对脏器的淋巴结：有腹腔淋巴结、胃左淋巴结、胃右淋巴结、胃网膜左淋巴结、胃网膜右淋巴结、脾淋巴结、肠系膜上淋巴结、肠系膜下淋巴结等。腹腔淋巴结、肠系膜上淋巴结和肠系膜下淋巴结的输出管多相互汇合为一条肠干，注入乳糜池。

5. 盆部和下肢的淋巴结群

髂内淋巴结：沿髂内动脉排列，接受盆腔脏器、会阴、大腿后面及臀部等处的淋巴，其输管注入髂总淋巴结。

髂外淋巴结：沿髂外动脉排列，主要接受腹股沟浅、深淋巴结的输出管、腹前壁下部的深淋巴管及膀胱、前列腺或子宫颈、阴道上段的部分淋巴管，其输出管注入髂总淋巴结。

髂总淋巴结：位于髂总动脉的周围，接受髂内、髂外淋巴结的输出管，其输出管注入腰淋巴结。

腘淋巴结：位于腘窝内腘血管附近，收纳足外侧缘及小腿后外侧的浅淋巴管、足和小腿的深淋巴管，其输出管注入腹股沟深淋巴结。

腹股沟浅淋巴结：收纳腹前壁下部、臀部、会阴部、外生殖器以及除足外侧缘和小腿后外侧部以外的整个下肢的浅淋巴管，其输出管主要注入腹股沟深淋巴结。

腹股沟深淋巴结：收纳腹股沟浅淋巴结的输出管以及下肢深淋巴管，其输出管注入髂外淋巴结。

四 淋巴引流的护理技巧和手法

（1）配合淋巴液的流动方向，因此淋巴引流的动作都朝一个方向进行，没有来回的动作。

（2）护理时，动作频率要缓慢，不可太快。

（3）操作的手法用力不可过重，因为皮肤内有浅层淋巴管分布，动作轻柔就可以帮助淋巴液的流动。

（一）肩背部按摩动作：

（1）双手掌从臀部沿脊椎向上推按颈部，然后沿肩胛骨向下拉抚至臀部（见图5-3-4）。

（2）以双手拇指丘在脊椎两侧，由中央向身体两侧，由下向上轻推，动作要缓慢（见图5-3-5）。

（3）双手呈扇形分别交替由臀部向上推按至肩胛骨后轻滑下（见图5-3-6）。

（4）双手两拇指相对沿脊椎两侧推至颈椎按压3次。动作缓慢，重复3遍（见图5-3-7）。

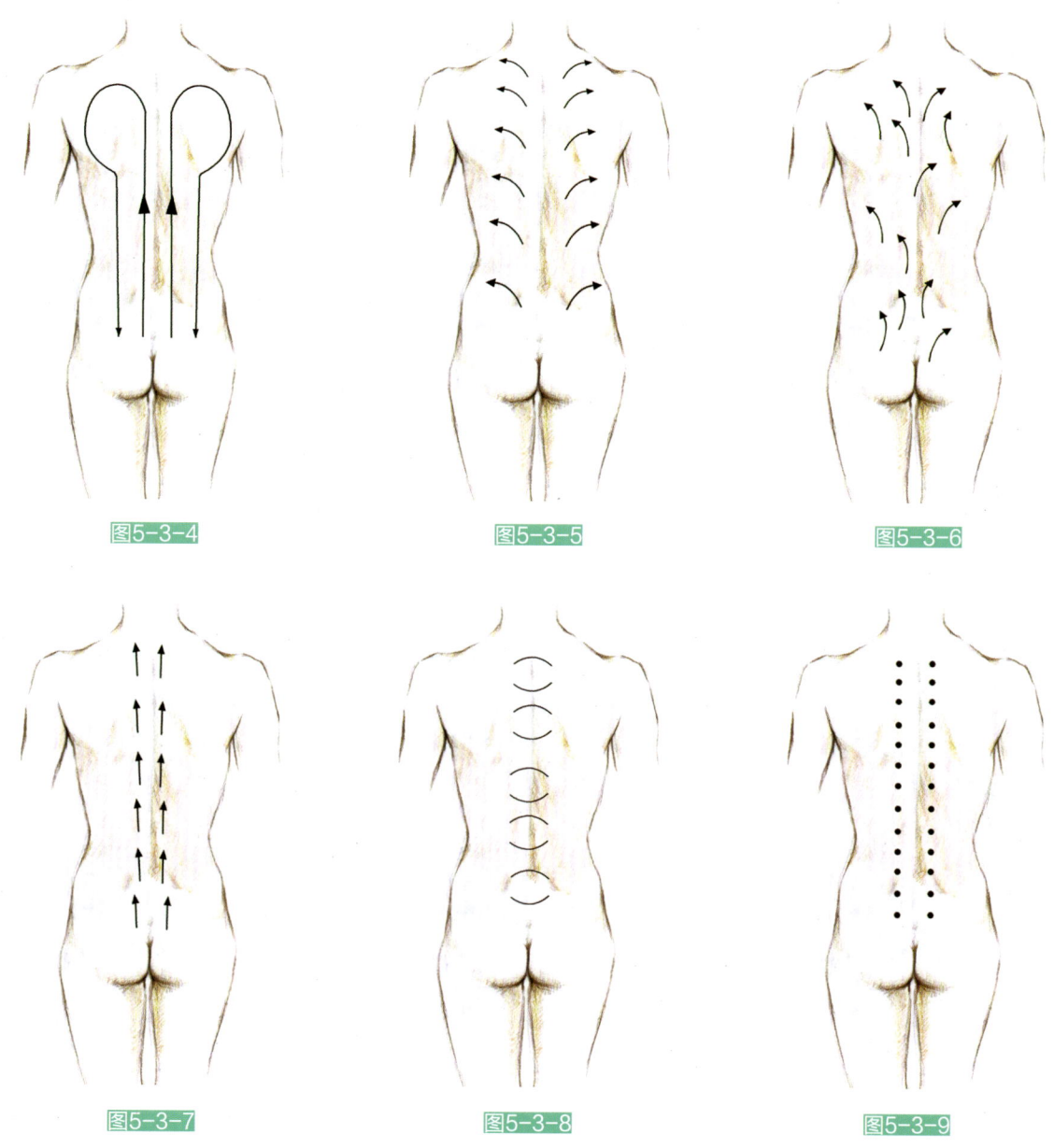

图5-3-4　　　　　　　　图5-3-5　　　　　　　　图5-3-6

图5-3-7　　　　　　　　图5-3-8　　　　　　　　图5-3-9

（5）双手掌像捧水状，从臀部至颈部做捧水动作，双手捧起皮肤后再打开（见图5-3-8）。

（6）双手拇指同时从尾椎沿着脊椎两侧点按（见图5-3-9）。

（7）双手掌由背部及肩部由里向腋下淋巴结及腰部由里向两侧推（见图5-3-10）。做完一侧再做另一侧。

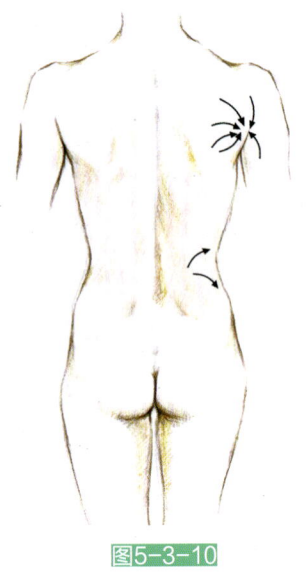 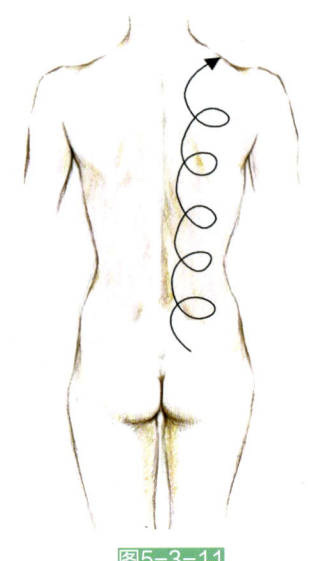 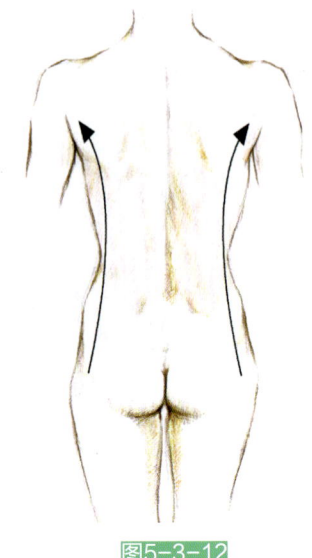

图5-3-10　　　　　　　　图5-3-11　　　　　　　　图5-3-12

（8）双手掌重叠分别由臀部向上由里向外打圈至双肩部。做完一侧再做另一侧（见图5-3-11）。

（9）两手以虎口在身体两侧由下向上推至腋下，放开，重复3遍（见图5-3-12）。

（10）双手掌按抚整个背部，同第一节动作。

（二）臀部按摩动作：

（1）双手大拇指在尾椎处由里向外打圈至腰部。

（2）双手大拇指在臀部从尾椎处推至腰部后滑向两侧。

（3）双手在臀部做大按抚。

（三）腿部按摩动作：

（1）手掌紧贴皮肤由脚踝向上轻抚至大腿根部，然后双手沿大腿根两侧轻滑至足尖（见图5-3-13）。

（2）手呈扇形交替，沿足跟紧贴皮肤向上按抚至腘窝，再沿腿两侧滑下至足尖（见图5-3-14）。

（3）双手拇指分沿腓肠肌正中及内外侧往上推按至大腿跟，再沿腿两侧滑下（见图5-3-15）。

（4）双手掌心按顾客脚掌心20次。

（5）双手掌放至腘窝5次。

（6）双手拇指推至成府穴5次。

（7）双手拇指交替沿腓肠肌正中及内外侧往上推移至大腿根部后沿腿两侧轻滑下（见图5-3-16）。

（8）双手拇指按脚踝处5次（在内踝用拇指按揉5次，外踝按揉5次）（见图5-3-17）。

（9）双手掌或拇指沿脚踝由下向上打圈至大腿根后沿腿两侧滑下（见图5-3-18）。

（10）双手掌在大腿根部由外向内推（见图5-3-19）。

（11）双手掌同时从脚踝部轻抚至膝腘按揉，再推至承扶穴按压（见图5-3-20）。

（12）双手拇指分别在脚跟、脚心、脚掌由里向外打圈揉捏。再在足踝内侧、外侧打圈揉捏，两侧再一起打圈揉捏。

（13）双手掌在脚掌按抚20次。

（四）面部按摩动作：

（1）将精油由里向外涂抹面部及颈部后，美容师将左手横放于额头，右手放于顾客双乳沟处，调整呼吸（见图5-3-21）。

（2）双手拇指交替在额中由下向上拉抹至前发际（见图5-3-22）。

（3）双手大拇指依次从眼下、眉弓骨、眉上方额

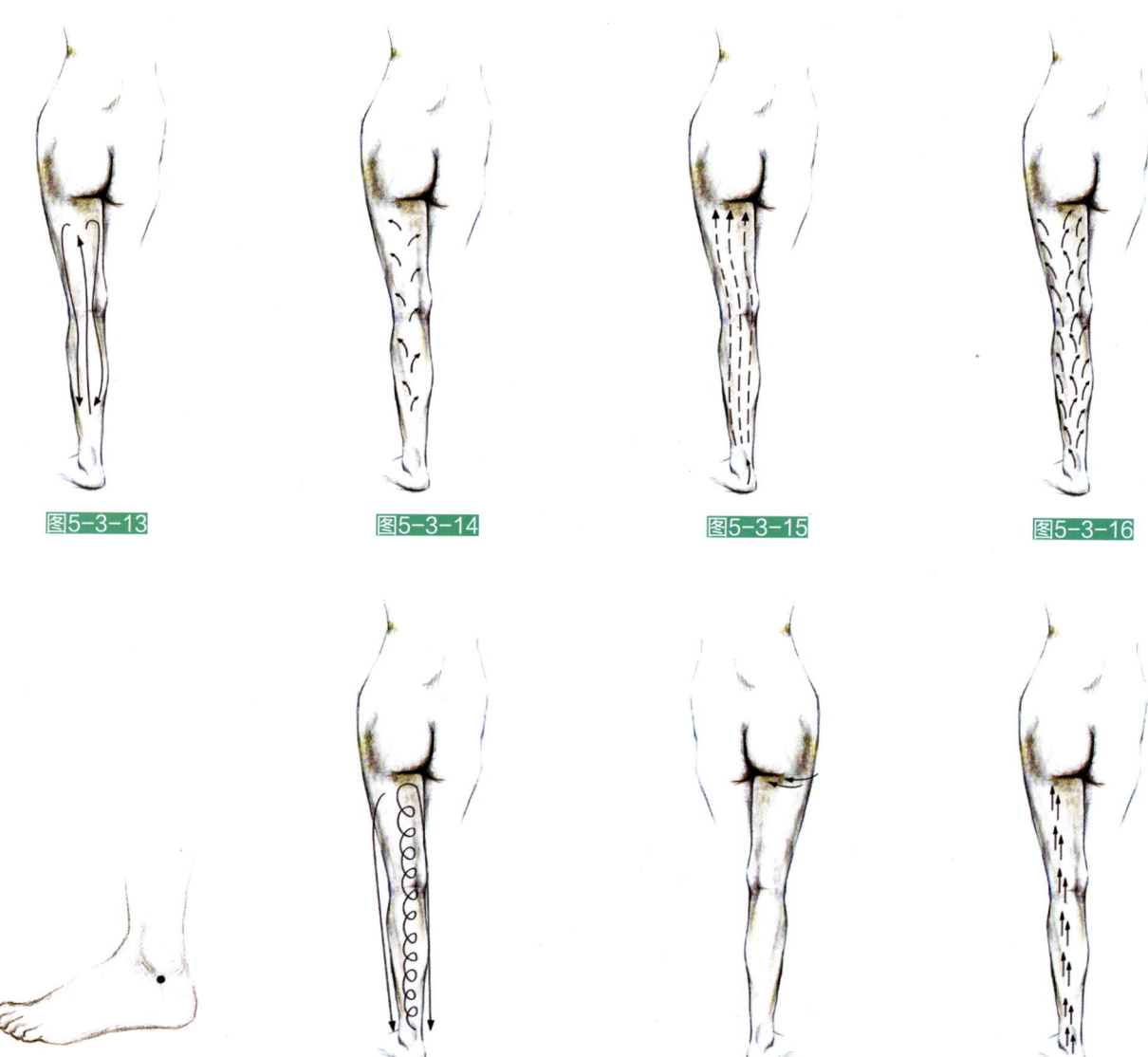

图5-3-13　　图5-3-14　　图5-3-15　　图5-3-16

图5-3-17　　图5-3-18　　图5-3-19　　图5-3-20

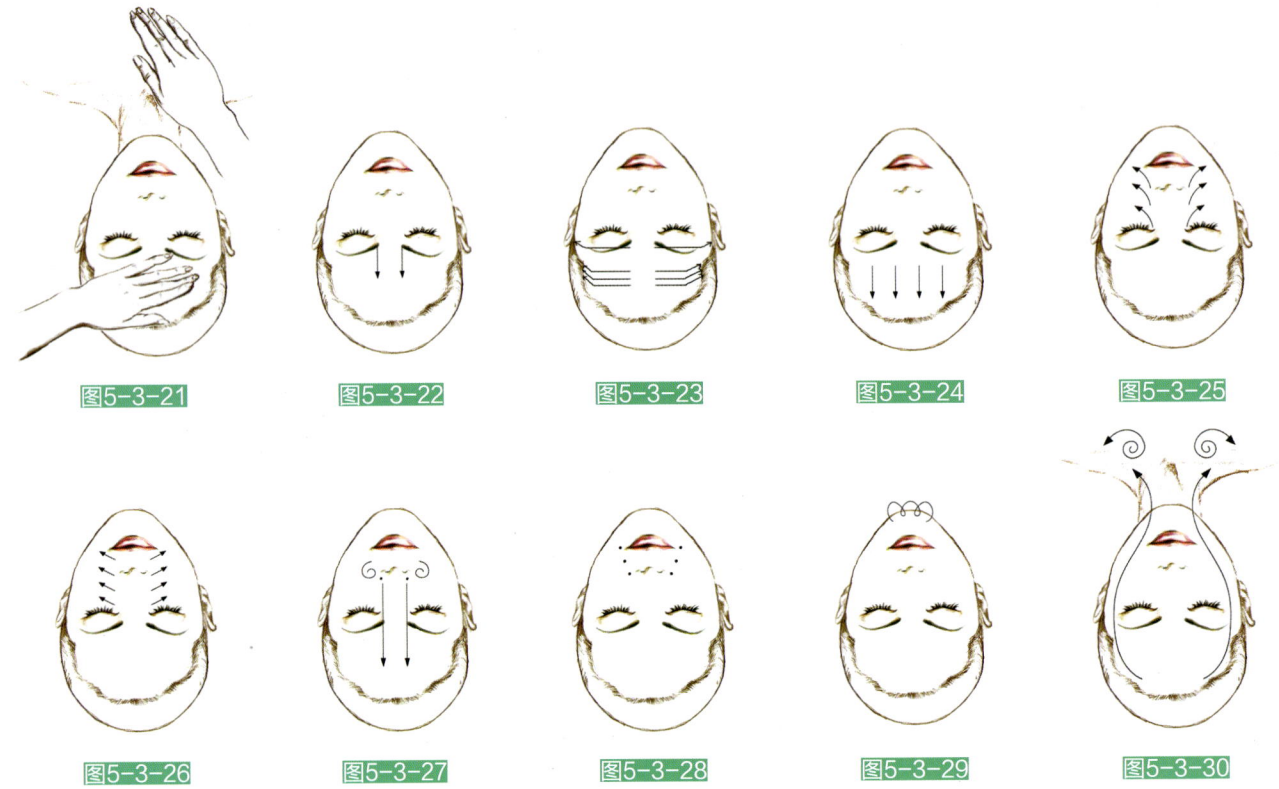

图5-3-21　图5-3-22　图5-3-23　图5-3-24　图5-3-25

图5-3-26　图5-3-27　图5-3-28　图5-3-29　图5-3-30

部、发际线由里向外拉抹至太阳穴滑下，力度要轻柔（见图5-3-23）。

（4）双手掌在额部做由下向上的按抚，然后中指点按攒竹穴（见图5-3-24）。

（5）在面部按淋巴腺走向依次由上至下、先用拇指再用四指各推一遍，顺行轻推（见图5-3-25）。

（6）双手四指沿颧骨由里向外向两边拉抹（见图5-3-26）。

（7）双手中指在鼻翼处向下打数圈后点按迎香穴，然后沿鼻梁拉至前发际（见图5-3-27）。

（8）双手食指、中指、无名指按住鼻唇沟停5秒钟后松开（见图5-3-28）。

（9）双手拇指在下颌淋巴结处向下打圈（见图5-3-29）。

（10）双手用鱼际由额头中间，向两侧太阳穴轻推，然后双手四指于下巴向淋巴处轻推（见图5-3-30）。

（11）双手大鱼际由额头轻推至太阳穴后直推到锁骨下，然后四指在锁骨凹陷处向下打圈，双手再用大小鱼际沿颈肩推下，拉起（见图5-3-31）。

（12）双手四指在肩膀处做游泳动作向下打圈揉捏。

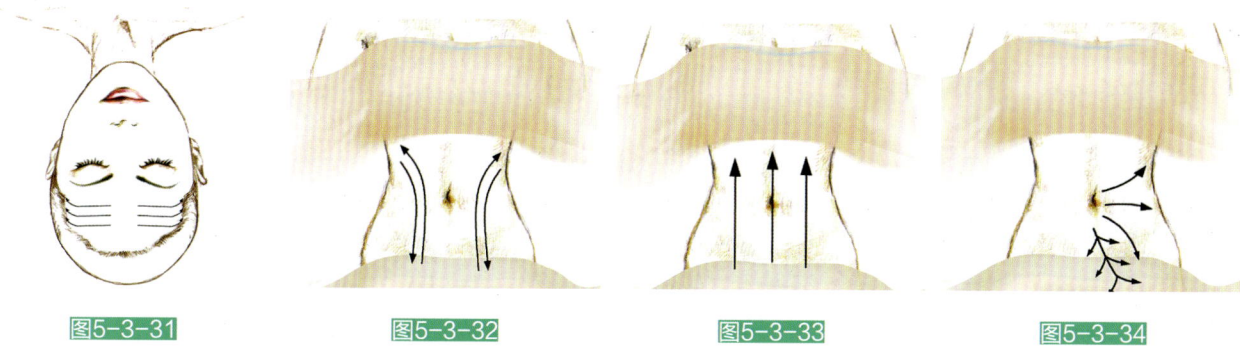

图5-3-31　　　　图5-3-32　　　　图5-3-33　　　　图5-3-34

（13）双手在肩部三角肌处由外向内打圈揉捏。

（14）双手食指、中指夹住耳部往向上拉抹。

（五）腹部按摩动作：

（1）在腹部涂上精油，以按抚动作由小腹下部开始往上推，再由腰两侧拉回（见图5-3-32）。

（2）用右手手掌操作，左手叠在右手上，在腹部中间由下往上轻推（见图5-3-33）。

（3）双手拇指在腹部中间由里向两侧腰部轻推，做完一侧再做另一侧（见图5-3-34）。

（4）双手掌在腹部做淋巴引流，由腹中向上下两侧腰部轻推（见图5-3-35）。

（5）双手掌交替，顺时针围肚脐打圈（见图5-3-36）。

（6）重复第一节动作。

（7）双手拇指交替由肚脐中向上轻推（见图5-3-37）。

（8）重复第一节动作后，双手掌在两侧腰间做推拉的动作，推的动作力度强，拉的动作轻一些（见图5-3-38）。

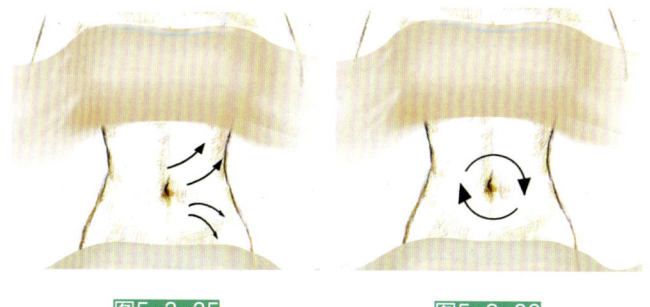

图5-3-35　　　　图5-3-36

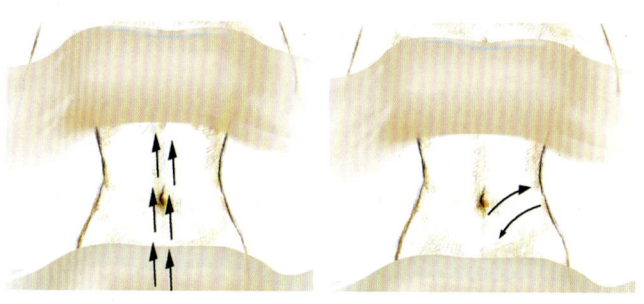

图5-3-37　　　　图5-3-38

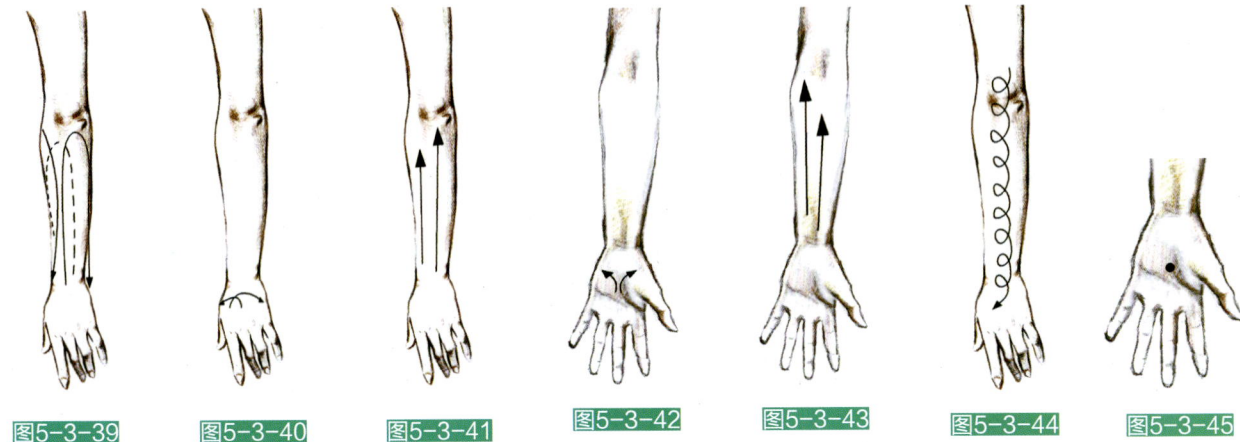

图5-3-39　　图5-3-40　　图5-3-41　　图5-3-42　　图5-3-43　　图5-3-44　　图5-3-45

（六）手部按摩动作：

（1）用双手掌涂抹精油按抚整个手臂，均匀而彻底（见图5-3-39）。

（2）美容师双手拇指在顾客手背处由中间往外推（见图5-3-40）。

（3）双手虎口作用在下手臂内外两侧，双手交替由手腕推至肘关节（见图5-3-41）。

（4）将顾客的手翻过来，美容师以拇指在顾客手心上往两侧推（见图5-3-42）。

（5）同第3节的动作，由手腕处推至肘关节（见图5-3-43）。

（6）用拇指由肩关节揉按，由里向外打圈至腕关节（见图5-3-44）。

（7）点按劳宫穴（见图5-3-45）。

（8）重复第一节动作。

（七）前腿部按摩动作：

（1）涂精油于腿部，由下往上涂匀。不要往下拉。

（2）双手掌放于脚掌按20次，足踝按5次，膝盖按5次。

（3）双手大拇指交替从脚趾缝处向上推，由大脚趾至小脚趾，再由小脚趾至大脚趾。

（4）双手拇指在脚背处由里向外打圈。

（5）双手拇指与食指、中指在足踝处打圈后推至膝盖。

五　淋巴按摩后的禁忌

（1）按摩后帮顾客盖好被子保暖15分钟，给顾客喝一杯温水。

（2）因精油在身体内可停留6~8小时，因此，按摩后的6~8小时内不能喝酒、洗浴、泡浴、蒸桑拿浴等。

凝胶白色法式甲

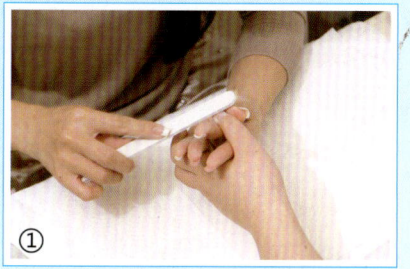
①

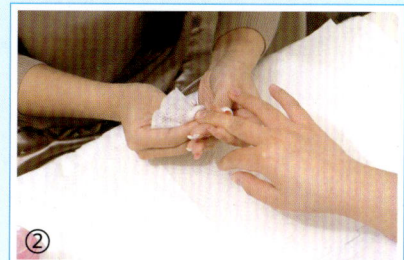
②

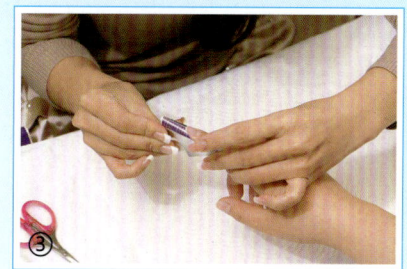
③

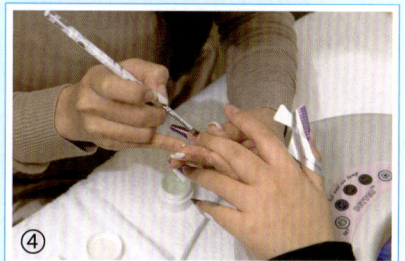
④

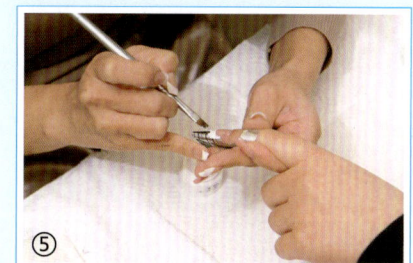
⑤

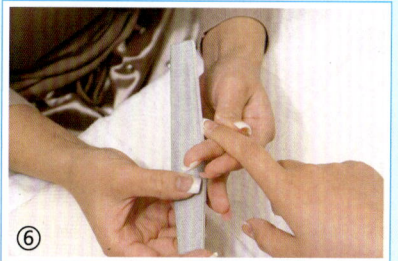
⑥

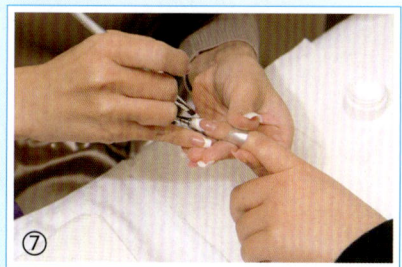
⑦

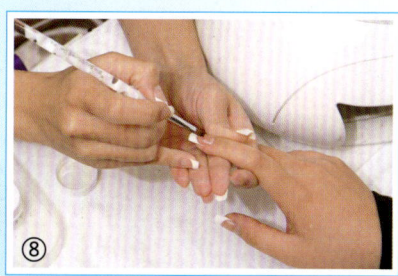
⑧

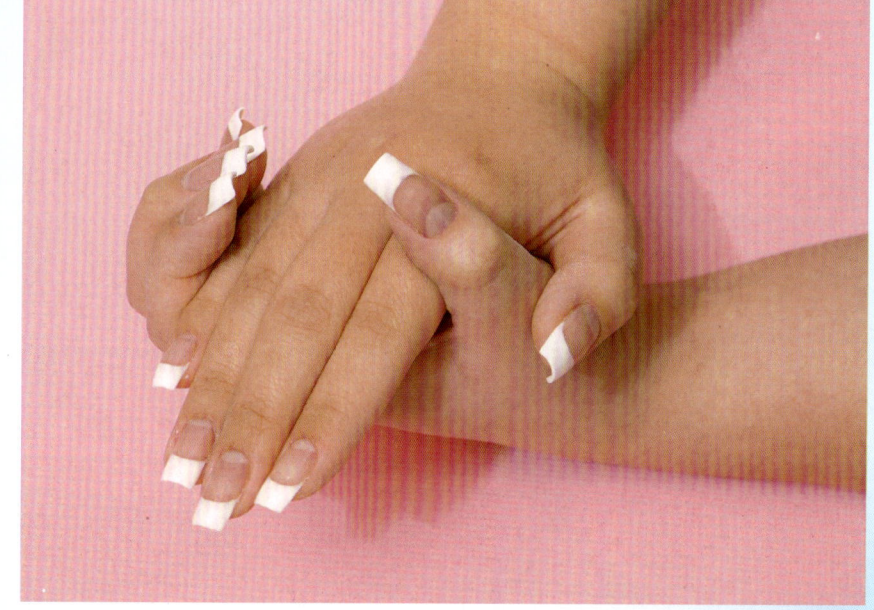

凝胶格子图案

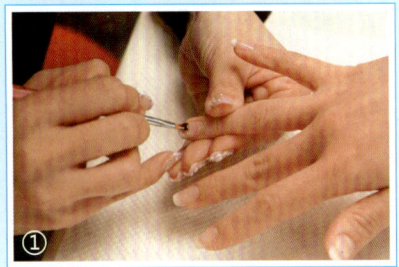
①

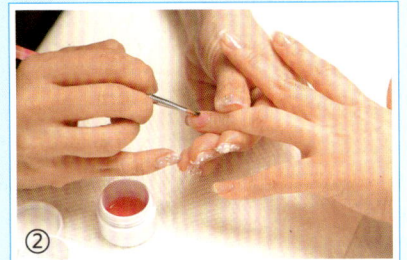
②

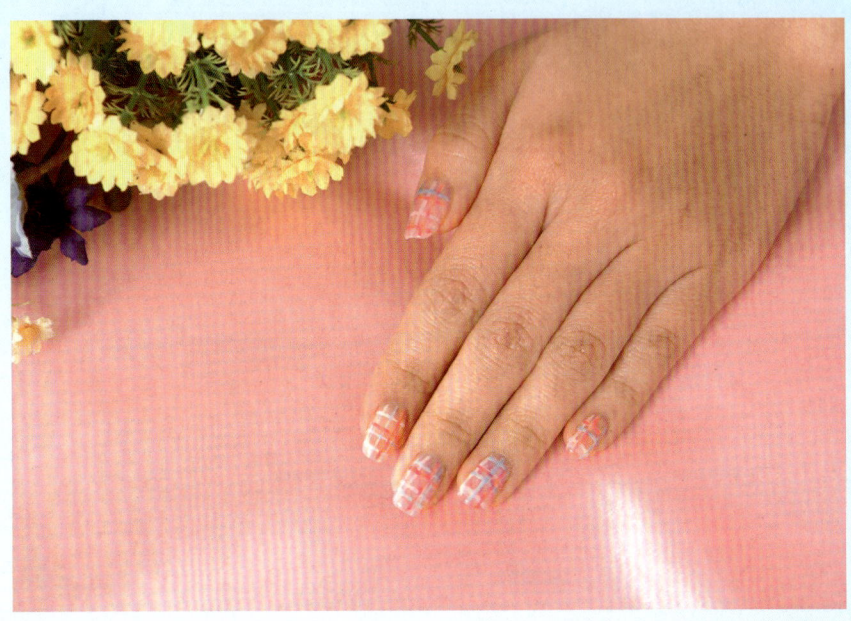

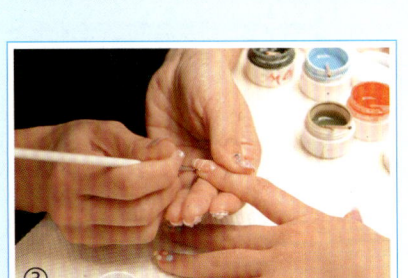
③

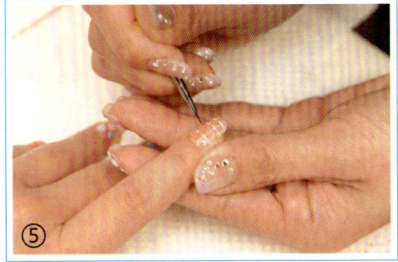
⑤

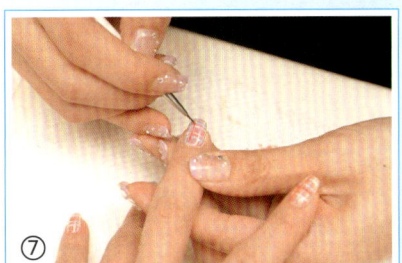
⑦

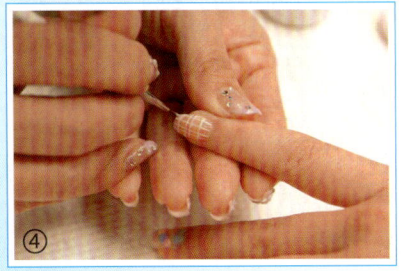
④

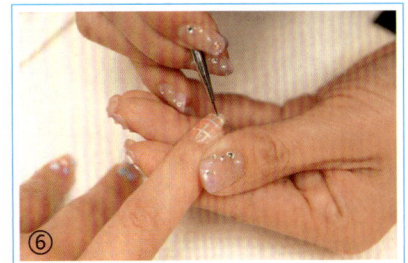
⑥

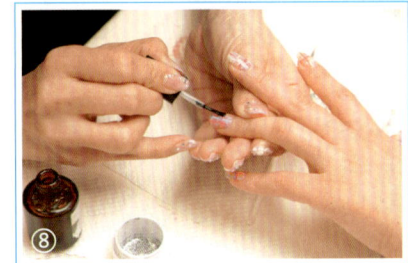
⑧

凝胶浅绿色小花图案美甲

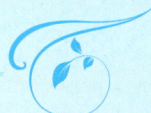

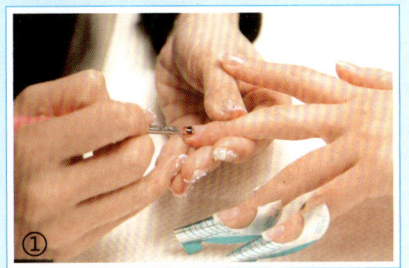
①

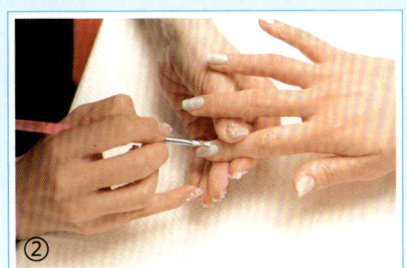
②

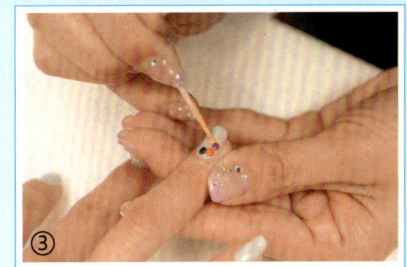
③

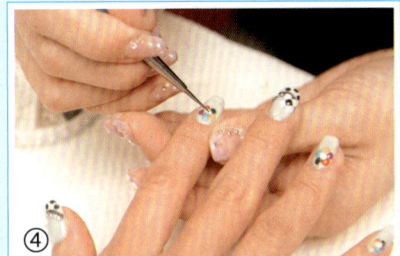
④

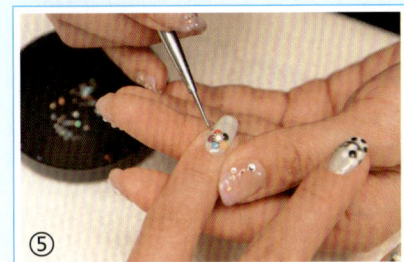
⑤

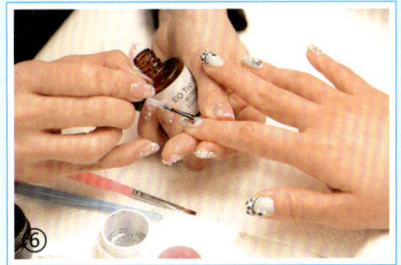
⑥

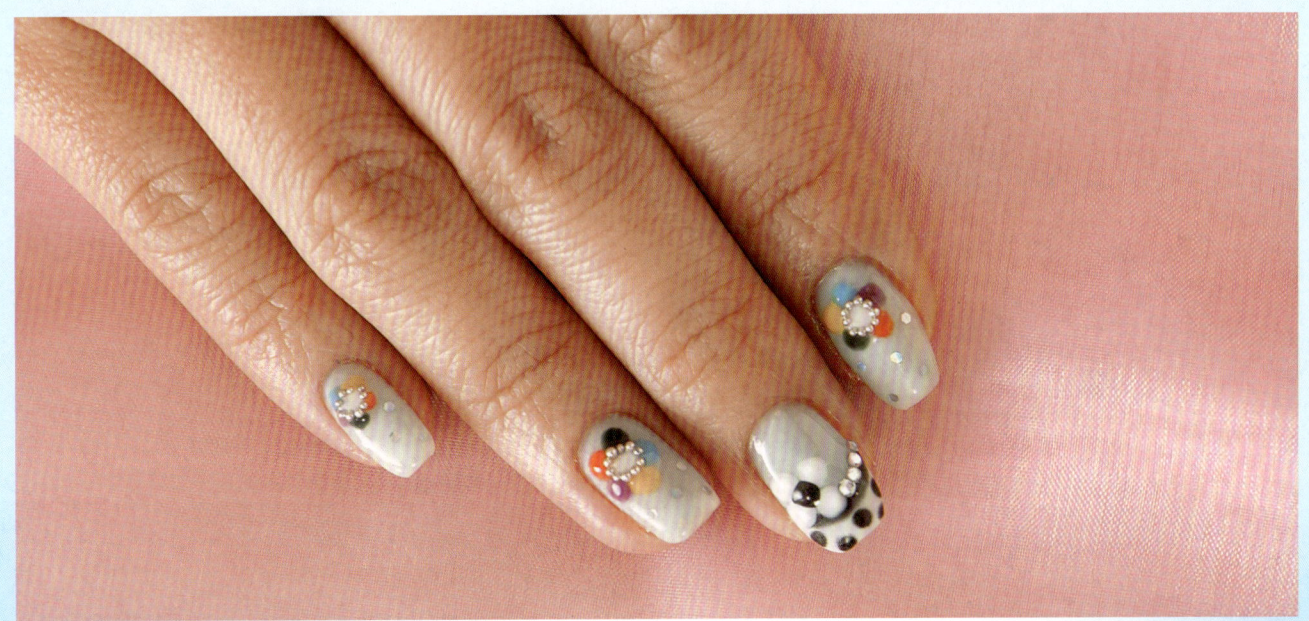

凝胶彩色花图案甲

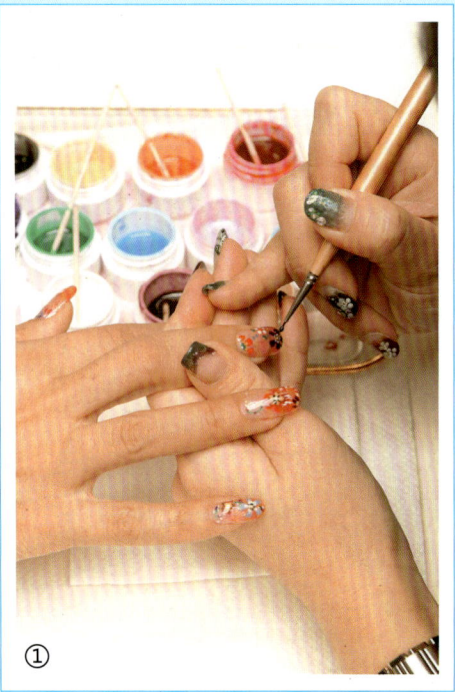

①

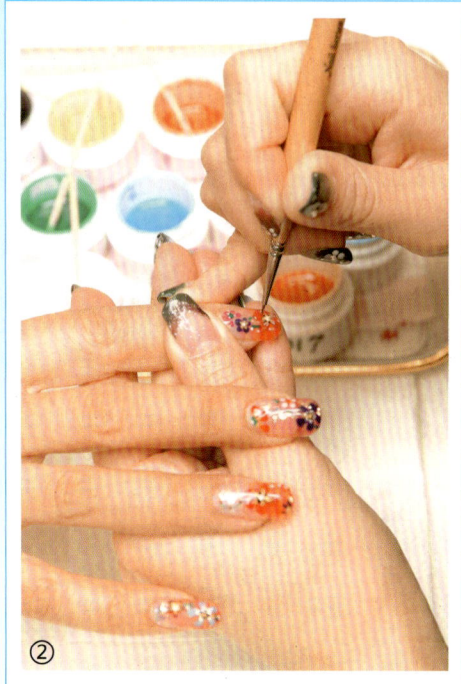

②

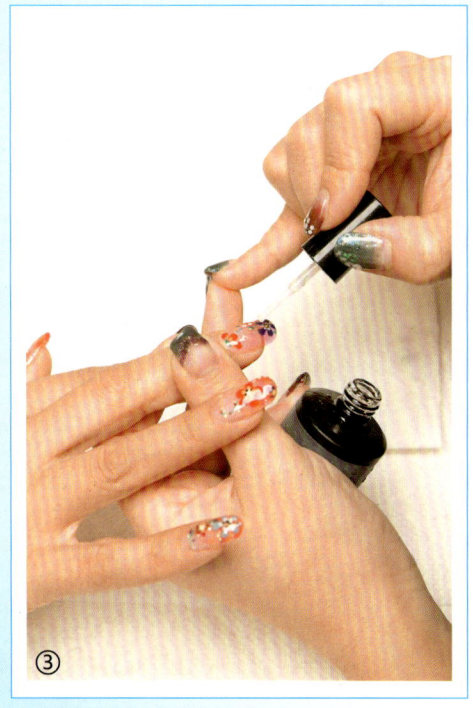

③

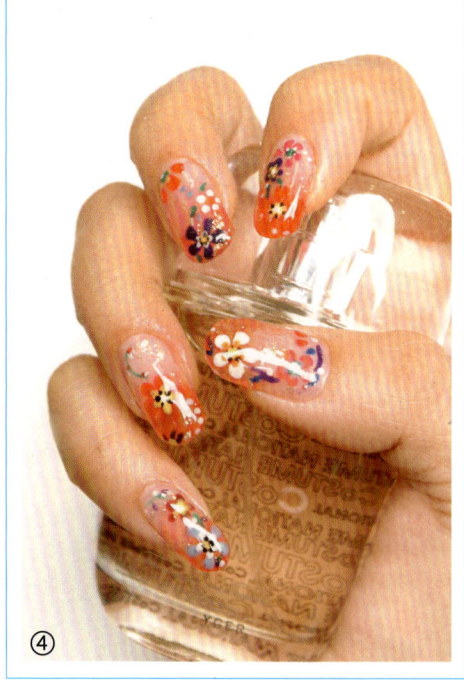

④

LED凝胶甲卸甲过程及基础套装

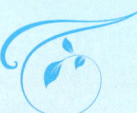

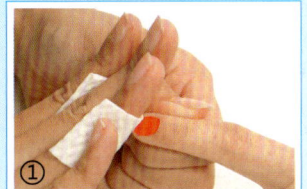
①

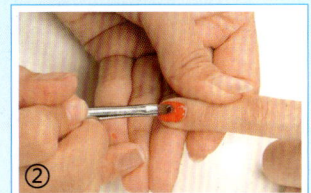
②

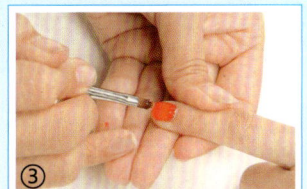
③

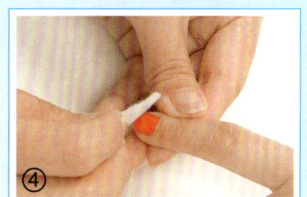
④

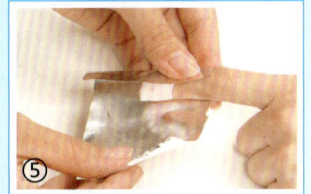
⑤

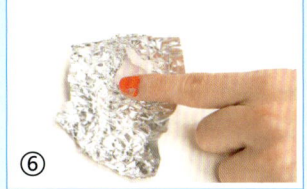
⑥

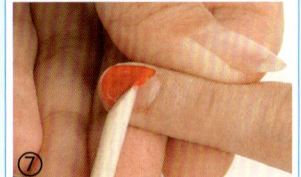
⑦

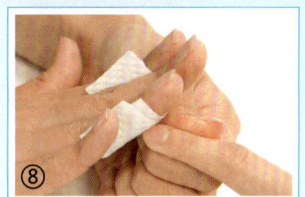
⑧

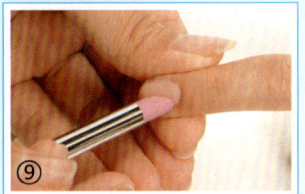
⑨

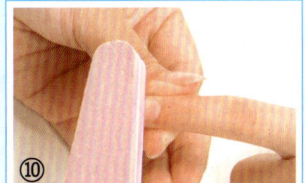
⑩

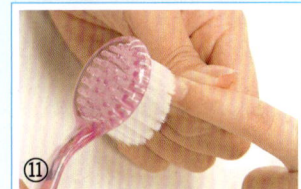
⑪

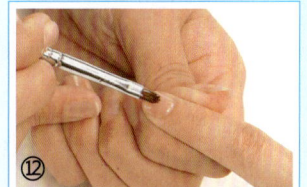
⑫

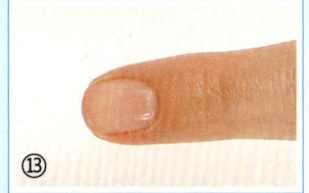
⑬

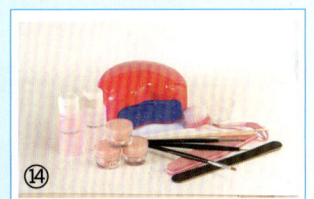
⑭

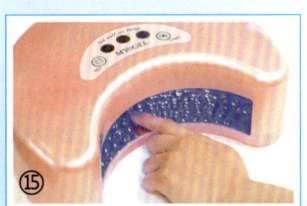
⑮

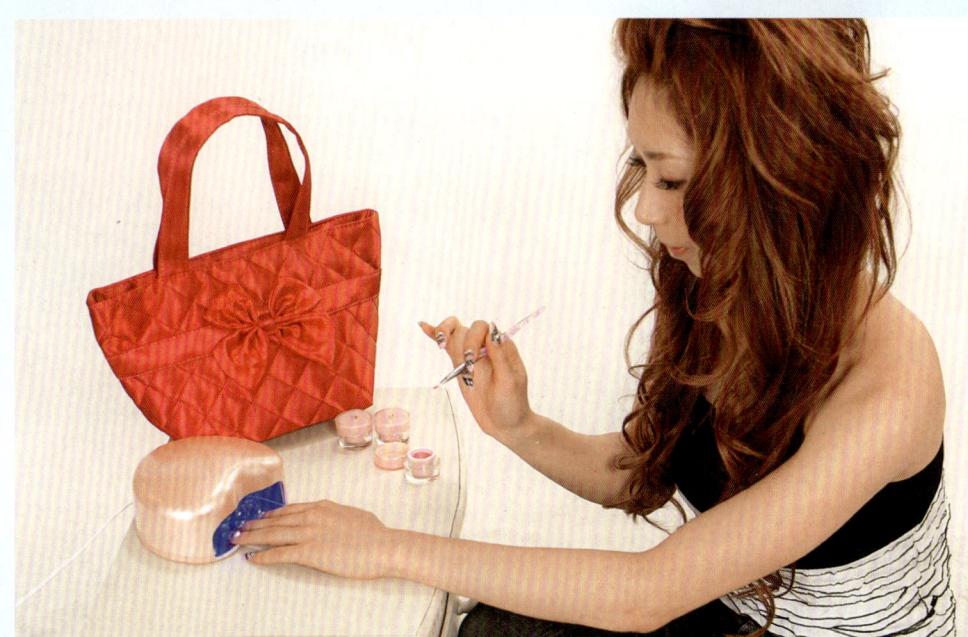

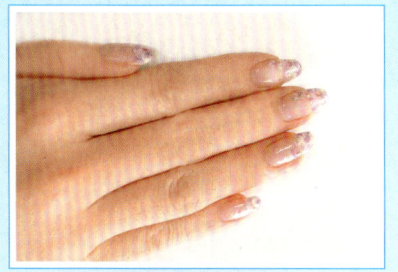
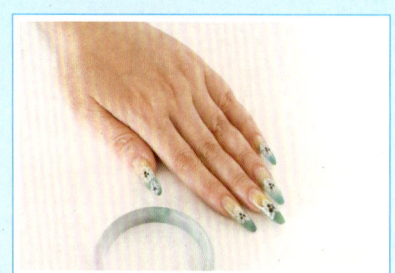
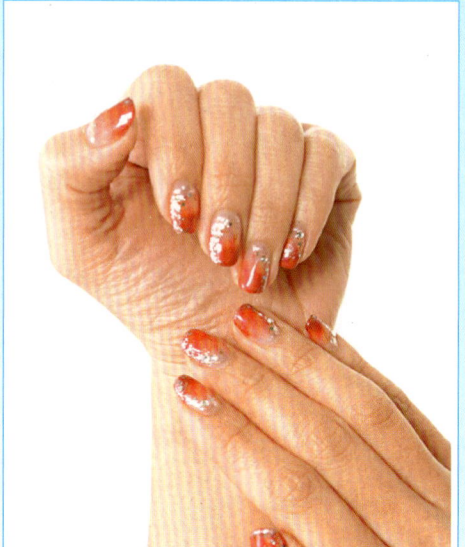
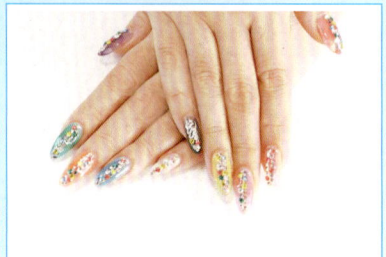
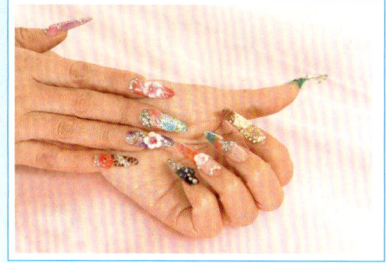
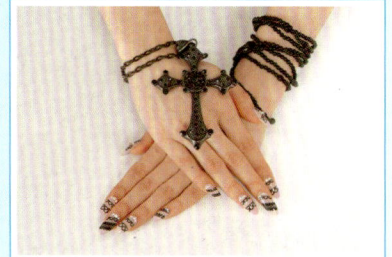
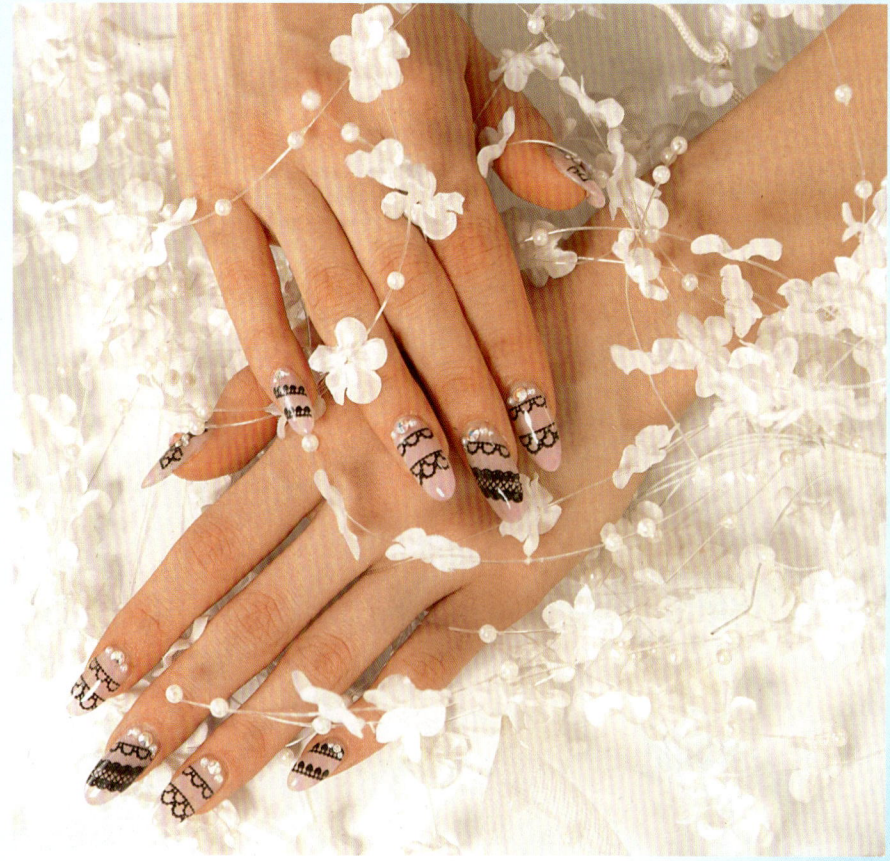
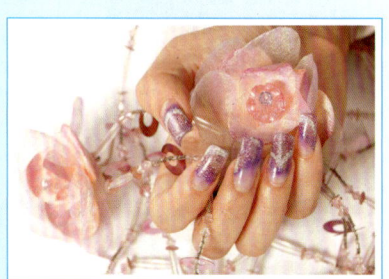
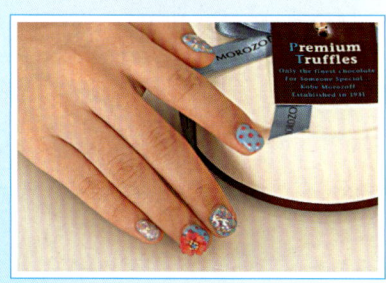

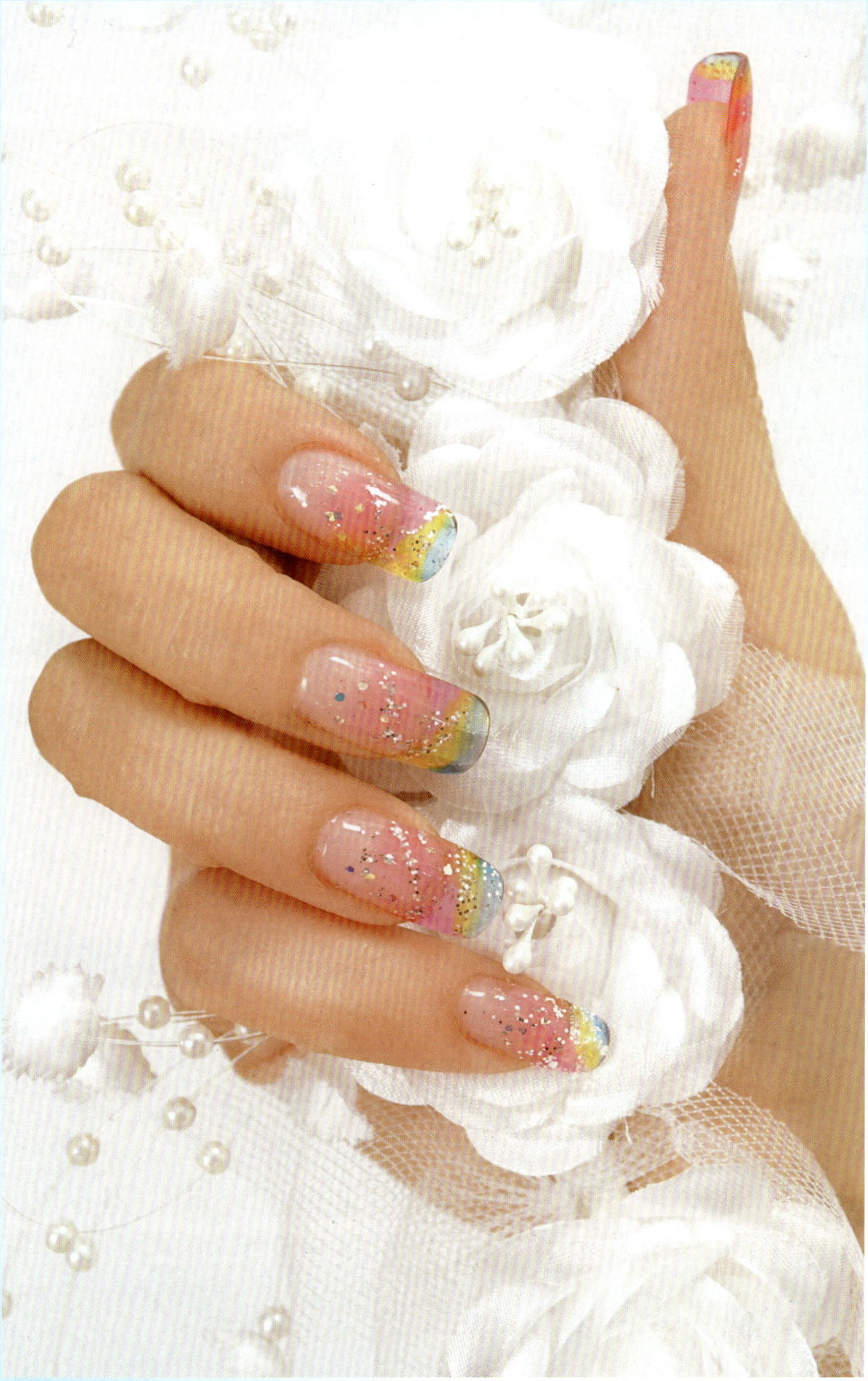

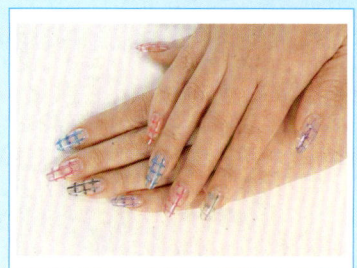
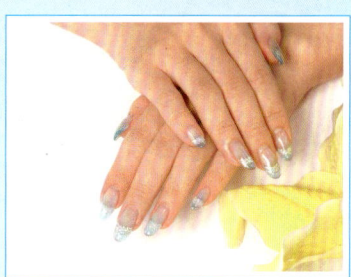
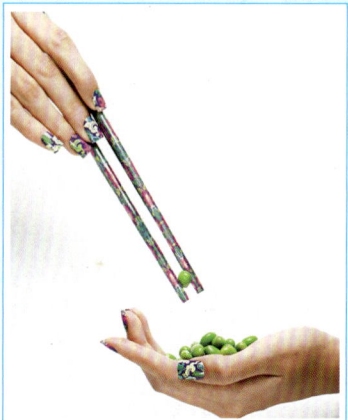

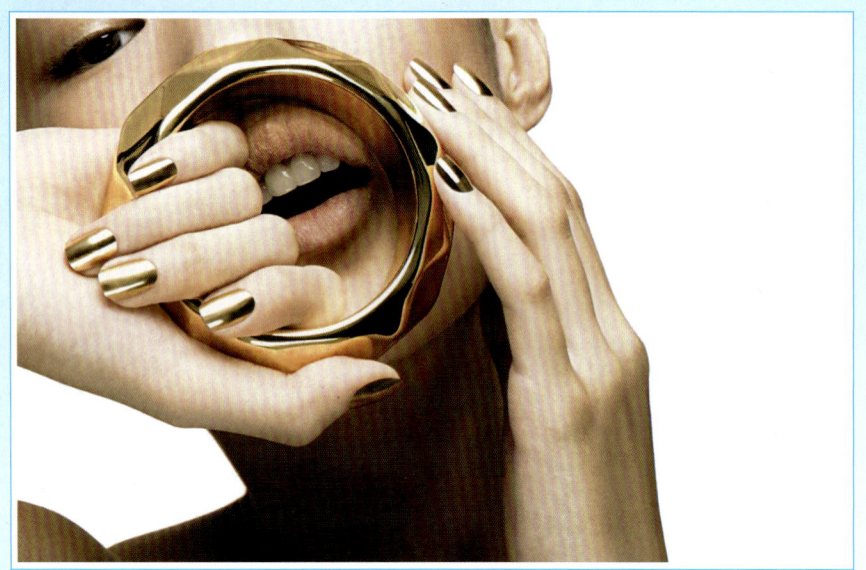
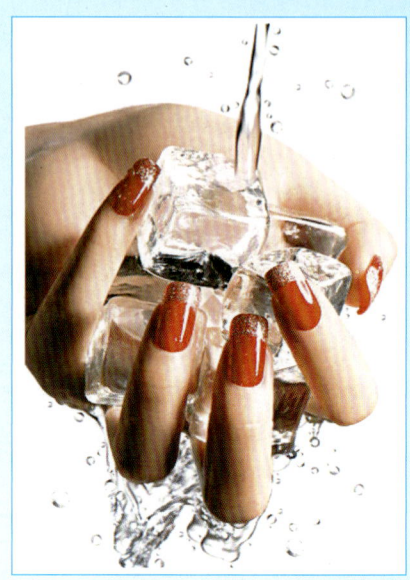
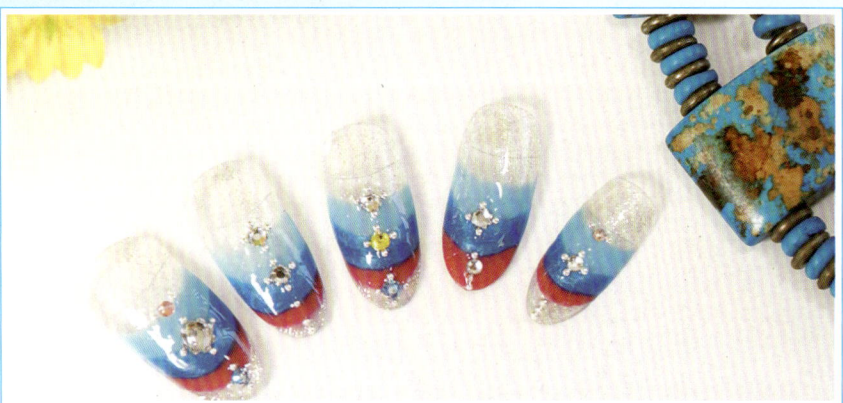
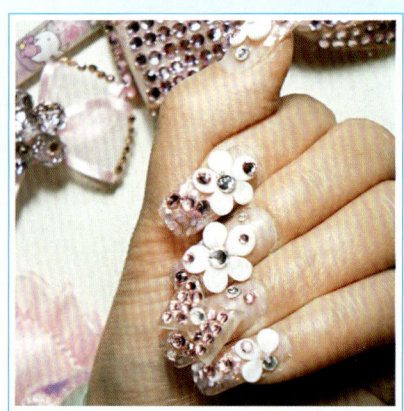
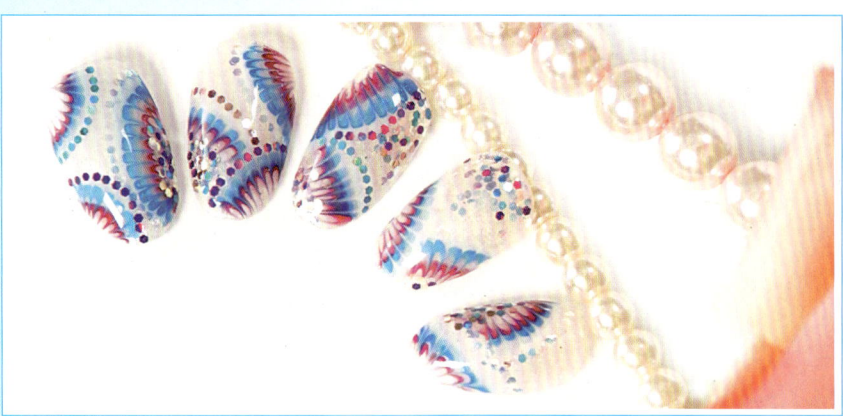
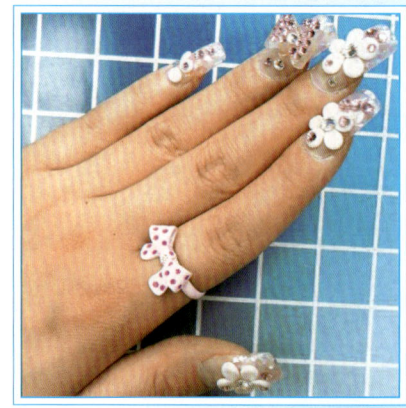

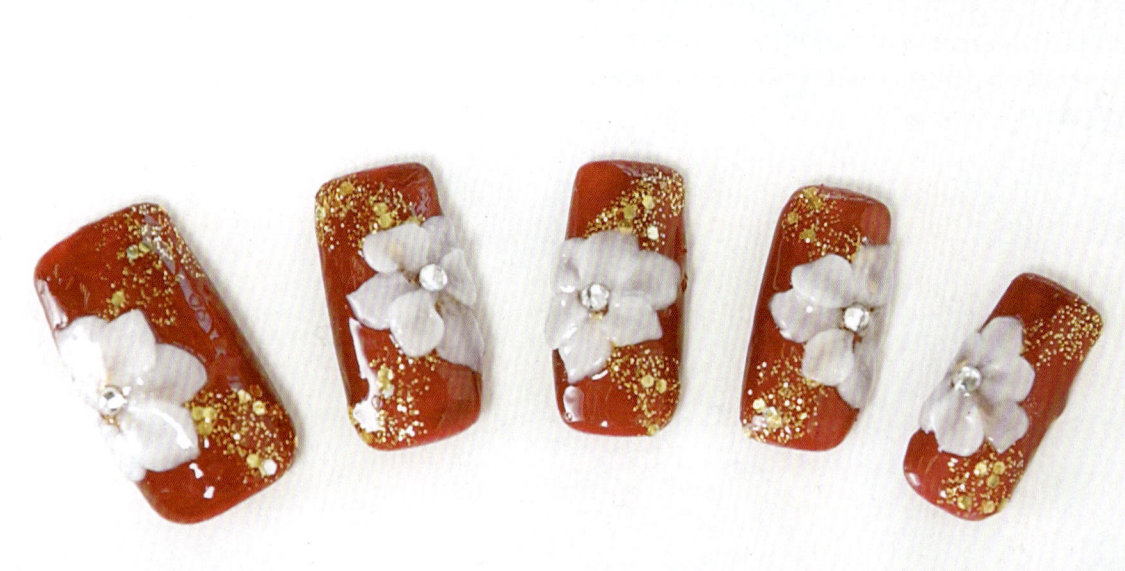
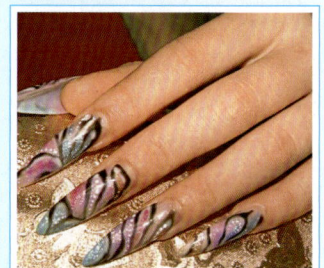
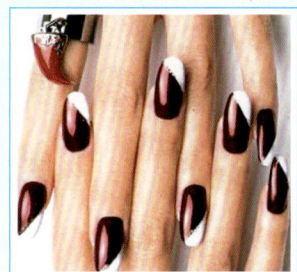
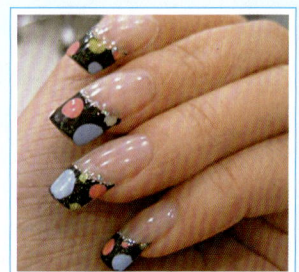
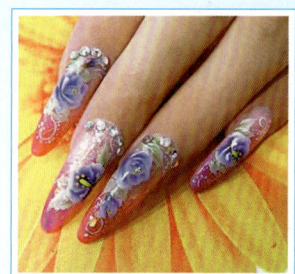
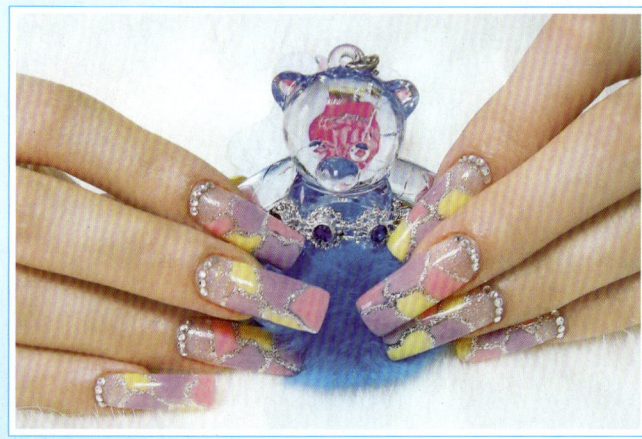
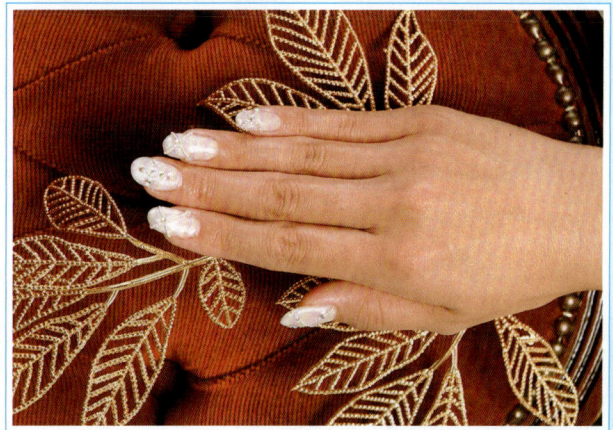

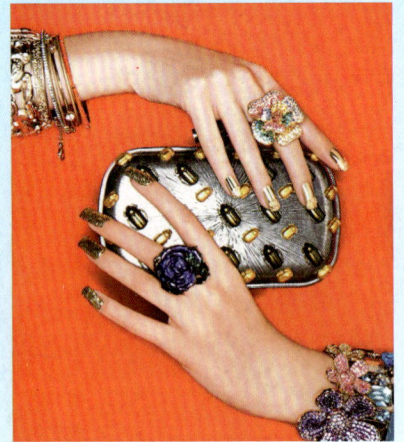
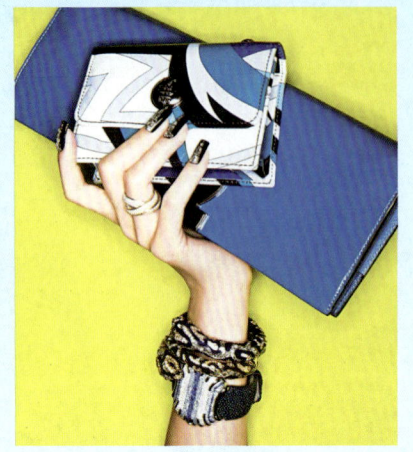
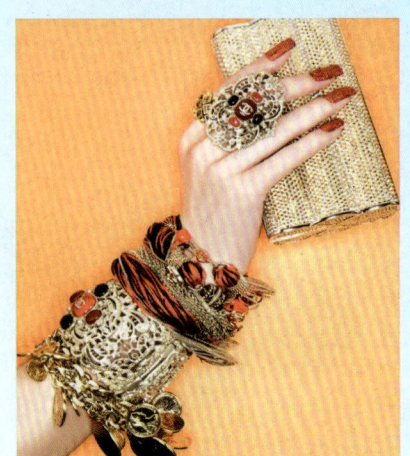
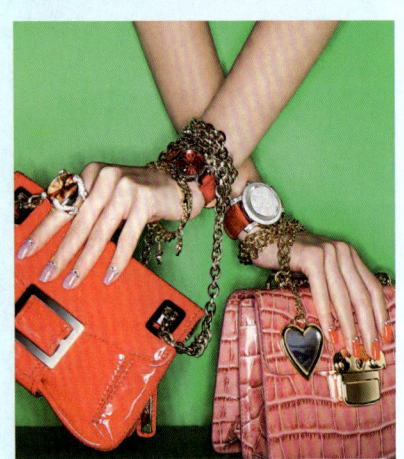
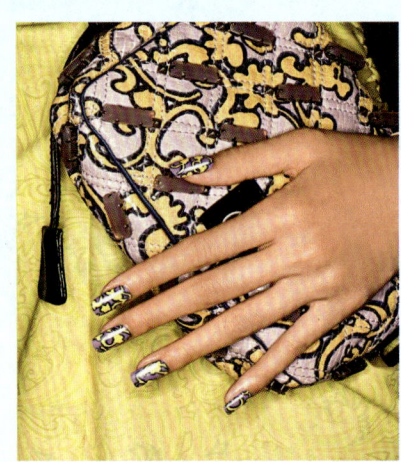
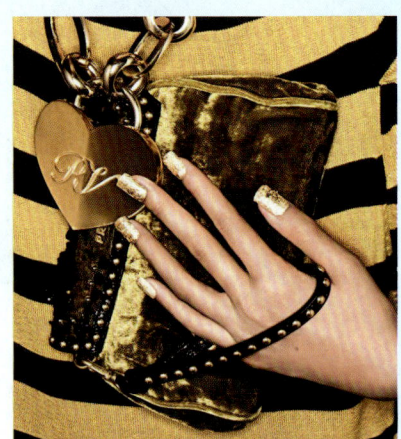
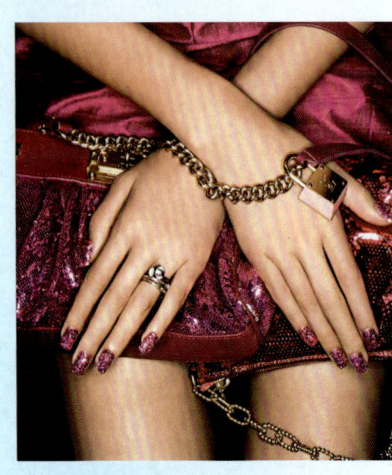
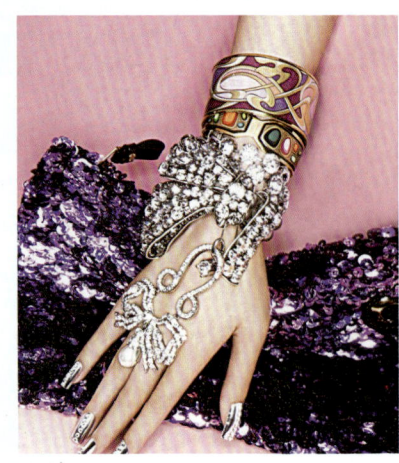
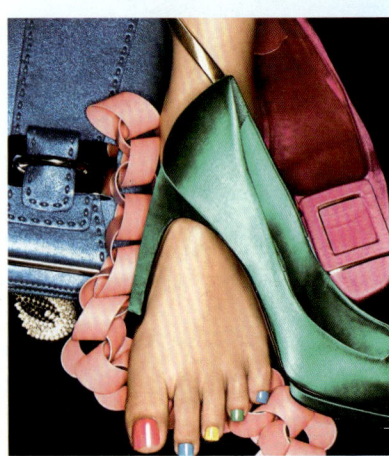